Mon GRAND GUIDE 2024

# IFSI

## pour entrer en école d'**infirmier**

RÉUSSIR LA PROCÉDURE **PARCOURSUP**

FONDAMENTAUX • REMISE À NIVEAU

**F. De Donno**
**C. Pelletier**
**M.-P. Petit**
**Y. Renaud**
**C. Rousseau**
**P. Troglia**
**C. Vassas**



DUNOD
La référence pour entrer dans le paramédical

Direction artistique : Élisabeth Hébert

Conception graphique : Pierre-André Gualino

Photo de couverture : © Africa Studio – Shutterstock

Mise en page : Belle Page




11 rue Paul Bert, 92240 Malakoff
www.dunod.com
ISBN 978-2-10-085493-6

# Votre Guide IFSI 2024

## Ce qui a changé en 2019

Deux réformes importantes ont eu lieu concernant la formation en IFSI. Tout d'abord, la création de Parcoursup en janvier 2018 (remplaçant l'ancien dispositif APB d'inscription dans le supérieur), puis l'annonce à l'été 2018 de l'intégration du recrutement des IFSI dans le processus Parcoursup.

La première conséquence a été la suppression de fait du concours d'entrée en IFSI qui était le mode de sélection historique. La seconde est un changement radical de l'esprit selon lequel se fait la sélection des futurs étudiants infirmiers.

## Qui est concerné ?

En premier lieu, les lycéens en classes de Terminales qui vont passer le Baccalauréat au printemps 2020 ; mais aussi les bacheliers des années précédentes ou titulaires d'un diplôme équivalent, ainsi que les étudiants en reconversion.

Les aides-soignants et les auxiliaires de puériculture avec au moins trois ans d'expérience professionnelle, ainsi que les professionnels du secteur sanitaire et social avec trois ans d'expérience professionnelle relèvent de la formation professionnelle continue et d'une autre voie d'accès (qui reste, elle, un concours).

## Ce que cela change ?

Plus de concours, donc aucune épreuve écrite ou orale. Pour être clair, il n'y a ni épreuve de tests psychotechniques ou question sur un texte d'actualité sanitaire et sociale, ni exposé ou entretien devant un jury.

**La sélection repose désormais sur votre dossier**. Celui-ci est constitué de vos résultats scolaires (vos notes du lycée, les résultats des épreuves anticipées du Bac), des appréciations de vos enseignants de Terminale sur vos choix d'orientation, de votre CV et de votre lettre de motivation. La constitution de votre dossier, votre parcours scolaire et personnel, la réflexion sur votre orientation et votre projet professionnel sont au cœur du processus Parcoursup.

## Comment utiliser votre guide ?

Le Grand Guide IFSI est conçu pour vous accompagner tout au long de cette année :

- Affiner votre connaissance de la profession d'infirmier et votre motivation.
- Franchir une à une toutes les étapes de la procédure Parcoursup : choix de vos vœux, création de votre profil, mise en valeur de vos « Atouts/Centres d'intérêt » et de votre lettre de motivation.
- Approfondir vos connaissances dans les matières fondamentales pour la sélection et, au-delà, réussir votre première année : biologie, mathématiques, culture générale sanitaire et sociale, communication écrite et orale, anglais médical.

# Table des matières

# Parcoursup

Partie 1

# 1 Comment fonctionne Parcoursup

Parcoursup est la plateforme qui gère vos demandes d'inscription en fonction des places disponibles dans les instituts de formation.

## 1 Le calendrier de Parcoursup pour 2024

Parcoursup comporte plusieurs phases :

1. De janvier à avril : inscription des candidats, saisie des voeux (fin mars) et des pièces complémentaires des dossiers (début avril).
2. De début avril à fin mai : examen des dossiers par les commissions d'admission des différents établissements du supérieur.
3. À partir de fin mai et jusqu'à fin juillet : réponses des établissements aux candidats et acceptation ou non de celles-ci.

## 2 Quelques conseils préalables

- Vous avez beaucoup de tâches à accomplir et elles vous prendront du temps. Soyez prévoyants, organisez-vous.
- Trop d'élèves abandonnent des vœux au dernier moment parce qu'il est trop tard pour y faire face ! Faites une liste de ce qui vous attend, et en particulier du nombre de lettres (« projet de formation motivé ») que vous avez à écrire, de questionnaires à remplir, etc. Il est certain que vous y consacrerez un certain nombre de soirées et de week-ends.
- Pour pouvoir prendre une décision sans affolement, nous vous conseillons d'établir en amont un classement de vos vœux selon vos préférences. Gardez votre classement pour vous y référer au fur et à mesure.

# S'inscrire sur Parcoursup 2

Tout logiquement, la première étape est de procéder à votre inscription administrative avant de saisir vos vœux. Vous verrez, c'est moins difficile que ce qu'on imagine. Il faut répondre panneau après panneau et rester méthodique.

Pour commencer, munissez-vous de deux numéros :

- Le numéro INE (Identifiant national d'étudiant) qui figure, la plupart du temps, sur votre relevé de notes des épreuves anticipées du Baccalauréat. Jusqu'en 2018, il était composé de 10 chiffres et une lettre, mais certains élèves ont reçu un nouvel INE avec 9 chiffres et deux lettres.

**Conseil** Les élèves des établissements hors contrat doivent demander à leur chef d'établissement de leur fournir ce numéro. Ne tardez pas, car il faut parfois un certain délai pour l'obtenir.

- Le numéro « Océan », qui ne s'appelle pas ainsi sur votre relevé de notes anticipées, mais numéro d'inscription.

Une fois équipé, entrez sur le site Parcoursup : https://www.parcoursup.fr.

## 1 Répondez aux premières demandes du site

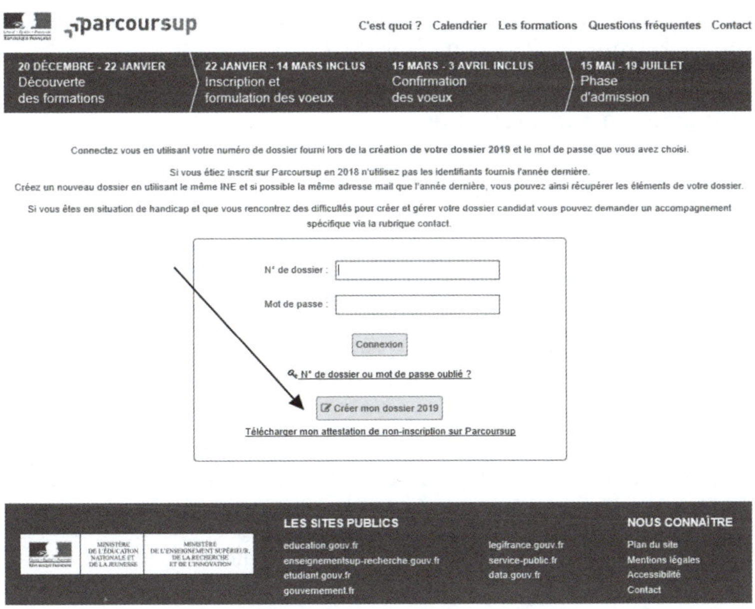
parcoursup
C'est quoi ? Calendrier Les formations Questions fréquentes Contact
20 DÉCEMBRE - 22 JANVIER Découverte des formations
22 JANVIER - 14 MARS INCLUS Inscription et formulation des voeux
15 MARS - 3 AVRIL INCLUS Confirmation des voeux
15 MAI - 19 JUILLET Phase d'admission
Connectez vous en utilisant votre numéro de dossier fourni lors de la création de votre dossier 2019 et le mot de passe que vous avez choisi.
Si vous étiez inscrit sur Parcoursup en 2018 n'utilisez pas les identifiants fournis l'année dernière.
Créez un nouveau dossier en utilisant le même INE et si possible la même adresse mail que l'année dernière, vous pouvez ainsi récupérer les éléments de votre dossier.
Si vous êtes en situation de handicap et que vous rencontrez des difficultés pour créer et gérer votre dossier candidat vous pouvez demander un accompagnement spécifique via la rubrique contact.
N° de dossier :
Mot de passe :
Connexion
N° de dossier ou mot de passe oublié ?
Créer mon dossier 2019
Télécharger mon attestation de non-inscription sur Parcoursup
LES SITES PUBLICS
education.gouv.fr
enseignementsup-recherche.gouv.fr
etudiant.gouv.fr
gouvernement.fr
legifrance.gouv.fr
service-public.fr
data.gouv.fr
NOUS CONNAÎTRE
Plan du site
Mentions légales
Accessibilité
Contact

### 1.1 Les premières pages vérifient votre identité

Nom – prénom – date de naissance – n° INE.

Grâce à ces renseignements, si vous êtes en classe de Terminale, Parcoursup vous retrouve, classe et lycée compris.

Si vous êtes déjà bachelier, vous devrez commencer par détailler ce que vous avez fait depuis votre Baccalauréat : tous les cas de figure sont prévus.

### 1.2 Parcoursup vous soumet ensuite sa charte

Vos droits – vos devoirs.

Lisez-les puis acceptez la charte pour avancer.

## 2 L'onglet « Inscription »

Beaucoup de rubriques sont pré-remplies par le lycée.

Vérifiez tout, car les renseignements ne sont pas toujours à jour, et il peut arriver, par exemple, que seul l'un des parents soit identifié.

### 2.1 Renseignements d'état civil

#### *a. Coordonnées*

**Il n'y a pas de sectorisation pour les vœux sélectifs**. C'est votre dossier qui vous permettra d'entrer dans la formation que vous avez sélectionnée.

Cela vous permet d'obtenir :

- Un numéro de dossier qui sera votre référence officielle. Il est composé de 6 chiffres si vous êtes en Terminale, 7 si vous êtes déjà bachelier.
- Un mot de passe, que vous créerez, qui sera votre propriété et que vous ne donnerez jamais aux établissements pressentis.

#### *b. Validation d'une adresse e-mail*

Il faut donner une adresse valide, régulièrement consultée. Si vous ne regardez vraiment pas vos e-mails, demandez à l'un de vos parents son adresse e-mail – de toute façon, on vous demandera d'en fournir une.

De la même manière, pour être sûr(e) d'être prévenu(e) d'un changement de statut de votre dossier – en particulier, d'une réponse à partir de fin mai, il est recommandé de vous inscrire à l'application Parcoursup (icône en haut à droite).

Cela se passe de la façon suivante :

- vous renseignez l'adresse e-mail que vous utiliserez sur le site Parcoursup ;
- le site vous envoie un e-mail qui contient un code de validation ;
- vous récupérez le code dans l'e-mail et vous le copiez sur le site, dans la case indiquée ;
- vous validez le code.

### *c. Coordonnées de vos parents*

Pensez à donner leur numéro de téléphone portable et leur adresse e-mail.

## 3 L'onglet « Scolarité »

Il s'agit cette fois de vérifier et de compléter les renseignements sur votre parcours scolaire.

Vos établissements ont fait remonter, pour la plupart, les informations qui vous concernent.

### 3.1 Scolarité – Baccalauréat

Relisez soigneusement.

> **Détails**
>
> **Options de la classe** : « sans option », sauf si c'est une classe internationale. Ne cherchez pas de rapport avec vos options au Baccalauréat, il n'y en a pas.
>
> **Spécialité** : il s'agit des deux spécialités que vous avez choisies au Baccalauréat.
>
> **Langues** : ce sont les deux langues obligatoires que vous étudiez en filière générale ou technologique, une seule pour les Baccalauréats professionnels.
>
> **Options** : il peut s'agir d'une troisième langue, des langues anciennes, des maths expertes.
>
> **Type d'établissement** : lycée professionnel ou lycée général et technologique.
>
> **Attention à l'onglet « Baccalauréat »** : l'ordre dans lequel on vous demande vos notes aux épreuves anticipées n'est pas forcément celui de votre relevé officiel.

### 3.2 Bulletins scolaires

Si la grande majorité des lycées transfère aujourd'hui directement vos bulletins sur Parcoursup, il en reste un petit nombre qui n'a pas informatisé cette opération.

Il vous faudra, en ce cas, le faire vous-même en renseignant votre moyenne, la moyenne de la classe, la moyenne haute et la moyenne basse. C'est fastidieux, mais facile.

La demande se déclenchera lorsque vous entrerez un vœu. Vous reviendrez sur cet onglet pour remplir vos bulletins.

Étant donné qu'il faut communiquer le deuxième trimestre, vous ne pourrez probablement pas confirmer vos vœux avant la mi-mars, dans le meilleur des cas. Ce n'est pas grave.

### Petites astuces

Il arrive qu'un bulletin fourni par le lycée soit imcomplet et qu'il ne soit donc pas enregistré. Dans la plupart des cas, il manque seulement une note ou une appréciation sur votre bulletin.

Si la case correspondante du bulletin d'origine était bien vide, tapez un N.

Si vous étiez dispensé(e) de sport ce trimestre, tapez un D.

Si vous remplissez vous-même vos bulletins, prévoyez une plage horaire de 45 minutes environ. Préparez à l'avance vos bulletins de Première et de Terminale.

Faites attention. Contrairement à la plupart des bulletins scolaires, la moyenne haute par matière se trouve avant la moyenne basse.

Vous pouvez désormais lire sur l'écran que vous avez, pour le moment, « 0 vœu » sur votre liste.

Vous pouvez donc passer à l'étape suivante.

# Saisir ses vœux sur Parcoursup

# 3



Après les premières étapes administratives, vous entrez dans la phase principale. Vous allez enfin pouvoir émettre vos vœux !

Vous vous trouvez devant l'écran suivant :

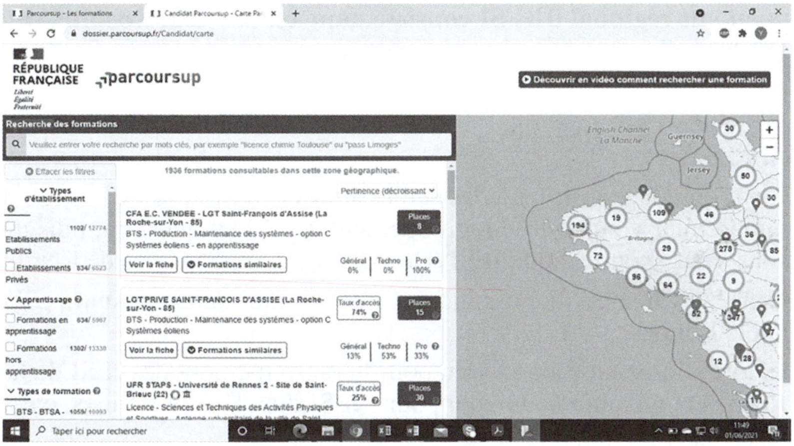


La carte à droite de l'écran est ciblée sur votre académie, mais vous pouvez élargir et choisir une zone géographique plus large ou différente.

À gauche de la carte se trouve la grille de recherche. Vous pouvez indiquer directement en haut la formation que vous cherchez, si vous en avez déjà une idée (nom de l'établissement, type de formation, ville, etc.).

Vous pouvez aussi utiliser les filtres qui se trouvent dessous. Ils vous aident à sélectionner les types de formation.

## 1 Vous disposez de 10 vœux

**Un vœu correspond à une candidature. Pour chaque vœu exprimé, vous avez le droit à un maximum de 10 sous-vœux, avec une limite de 20 cumulés sur l'ensemble de vos vœux.**

Ainsi, chaque candidature à une Licence à l'Université, par exemple, correspond à un vœu.

### Exemple : les formations Santé à l'Univeristé Paris 13

- L1 Sciences de la vie à l'Université Paris 13 = 1 vœu
- L1 Santé, Sciences sociales = 1 vœu
- L1 Staps = 1 vœu

Avec près de 300 IFSI en France, on voit bien que ce système épuiserait rapidement votre capacité de candidature.

Pour y remédier, certains vœux vont être considérés comme généraux et vont être ensuite déclinés dans une liste de candidatures plus précises, correspondant aux lieux d'enseignement que vous demandez. On parlera alors de « vœux » et de « sous-vœux ».

Les IFSI, ainsi que les BTS, les DUT ou encore les classes préparatoires, relèvent de ce type de cas.

**Les IFSI se sont donc regroupés sur des bases régionales. Candidater pour un regroupement régional d'IFSI consiste donc en un vœu. Ensuite, candidater pour un IFSI particulier au sein du regroupement constitue un premier sous-vœu.**

### Exemple

Si vous souhaitez postuler à des écoles situées en Île-de-France, vous formulez un premier vœu pour le regroupement d'IFSI en question, puis une série de sous-vœux pour chaque IFSI (Croix-Rouge, Diaconesses de Reuilly, etc.).

Vous avez également la possibilité d'aller étudier dans une autre région, par exemple Rennes.

Vous formulerez un second vœu pour le regroupement des IFSI de la région de Rennes et un autre sous-vœu pour l'IFSI du CHU de Rennes, etc.

Dans le cas d'un déménagement, pensez-bien à expliquer dans les rubriques du dossier que vous avez anticipé la question de votre logement.

Dans votre liste de vœux, tenez compte de ces possibilités. Répartissez vos vœux en fonction de vos souhaits et de vos capacités de mobilité dans d'autres régions.

**Conseils**

Ne mettez pas tous vos œufs dans le même panier : ne candidatez pas uniquement en IFSI ! La suppression du concours ne veut pas dire qu'il n'y a plus de sélection à l'entrée. Tous les candidats n'auront pas forcément une place et vous serez content d'avoir prévu une solution de repli dans une autre formation.

## 2 Recherchez une formation dans le répertoire

Vous pouvez brasser les propositions par types de formation, lieux et critères spécifiques.

Pour pouvoir sélectionner votre vœu, il faut en général au moins deux critères : le type de formation et une indication géographique.

### 2.1 Par type de formation

Si vous étirez la barre de propositions, vous pouvez sélectionner les types de formation : Licence, Classe préparatoire aux grandes écoles, BTS et donc IFSI.

### 2.2 Par lieu

Tout dépend de votre recherche. Si vous voulez voir les propositions existantes, vous pouvez brasser la recherche par région et vous aurez alors beaucoup de choix sous les yeux. C'est une opportunité pour vous donner des idées que vous n'auriez pas encore définies.

Si, en revanche, vous avez déjà identifié ce que vous cherchez, le critère de la ville vous fera gagner du temps.

## 3 Cliquez sur le vœu pour pouvoir le sélectionner

La fenêtre qui s'ouvre comporte plusieurs onglets que vous devez tous consulter. D'abord, parce qu'ils vous donnent des renseignements utiles sur la formation. Ensuite, parce que vous ne pouvez sélectionner votre vœu qu'après une ouverture générale et le cochage d'une case « J'ai pris connaissance… ».

- Onglet « Établissement » : il regroupe le nom de l'établissement, son adresse, un numéro de téléphone et son site Internet.
- Onglet « Formation » : renseignements sur les portes ouvertes, les matières complémentaires obligatoires, etc.
- Onglet « Caractéristiques » : il est important, car il vous donne la description du cursus proposé, et donc la liste des attendus nationaux et locaux. Vous pourrez ainsi valider la pertinence de votre choix, mais aussi engranger des données très utiles pour rédiger votre « Projet de Formation Motivé ».
- Onglet « Examen du dossier » : vous trouverez les critères de sélection de la formation.
- Onglet « Réussite / débouchés » : à côté des débouchés, vous trouverez le pourcentage de passage en deuxième année. C'est souvent un chiffre assez décourageant, qui doit vous permettre de vérifier l'état de vos forces. Sans le dramatiser, prenez-le en considération. Il vous permettra de mesurer l'effort à entreprendre.
- Onglet « Contexte et chiffres » : cet onglet est sans doute le plus décourageant. Il constate le manque de places de certaines structures. Depuis 2018, elles sont départagées par la qualité de votre dossier. Vous trouverez donc : le nombre de places disponibles cette année ; le nombre de places disponibles l'année précédente, ce qui mesure l'évolution de la formation ; le nombre de vœux exprimés l'année précédente, le taux de boursiers.
- Onglet « Frais » : vous verrez ainsi combien vous devrez payer pour une année scolaire.

# 4 Décrypter les « attendus » des IFSI

Sur le site Parcoursup, dans le descriptif de chaque formation en IFSI, figurent dans la rubrique « Pour postuler » les « attendus nationaux » qui décrivent le profil du candidat idéal, éventuellement complétés par des « attendus locaux » définis individuellement par chaque école.

## 1 Les attendus nationaux à l'entrée des IFSI

L'arrêté organisant l'admission en IFSI définit les attendus comme **les compétences et aptitudes nécessaires aux futurs étudiants pour être admis dans la formation en soins infirmiers *via* Parcoursup. L'examen du dossier de chaque candidat repose sur ces attendus. Les jurys les valorisent selon un barème établi au plan national**. Les attendus communs à l'ensemble des IFSI ont été ainsi définis :

- **Intérêt pour les questions sanitaires et sociales** : connaissances dans le domaine sanitaire, médico-social et social, connaissance du métier, sens de l'intérêt général.
- **Qualités humaines et capacités relationnelles** : aptitude à faire preuve d'attention à l'autre, aptitude à collaborer et à travailler en équipe, aptitude à échanger et communiquer avec autrui, pratique des outils numériques, capacité à se documenter et à communiquer dans une langue étrangère.
- **Compétences en matière d'expression orale et écrite** : bonne maîtrise de la langue française, à l'écrit et à l'oral.
- **Aptitudes à la démarche scientifique et maîtrise des bases de l'arithmétique** : aptitude à rechercher, sélectionner, organiser et restituer de l'information scientifique, aptitude à produire un raisonnement logique, maîtrise des bases de l'arithmétique.
- **Compétences organisationnelles et savoir-être** : rigueur, méthode, assiduité, capacité à s'organiser, à prioriser les tâches, autonomie dans le travail, créativité.

Vous pourrez compléter ou expliciter ces « attendus nationaux » en prenant connaissance des « attendus locaux » de chaque IFSI demandé sur Parcoursup et/ou en allant étudier son site ou sa plaquette.

## 2 Le décryptage des attendus nationaux

L'énumération proposée peut être déroutante, car elle mêle des connaissances, des pratiques et des traits de personnalité. Il est cependant possible de la réorganiser selon le plan suivant :

- Faire preuve d'un **intérêt particulier pour des matières** que vous avez étudiées au lycée et sur lesquelles s'appuie la formation de vos spécialités de Baccalauréat : mathématiques (en particulier arithmétique), sciences de la vie, physique-chimie, sciences sociales, sciences et techniques sanitaires et sociales, biologie et physiopathologie humaines, biochimie.

- Des **pratiques à expliciter**. La connaissance pratique du métier d'infirmier et des domaines sanitaire et social est à démontrer par des stages, des emplois ou du volontariat. Le sens de l'intérêt général se prouve par des engagements associatifs, du volontariat ou encore l'implication dans le fonctionnement du lycée. Il est possible d'ajouter le récit d'expériences scolaires ou extra-scolaires qui ont fait appel aux compétences suivantes : expression écrite ou orale, documentation et expression en langue étrangère, démarche scientifique, outils numériques.
- Des **traits de personnalité à démontrer** par des expériences personnelles :
  - en matière de **méthode** : organisation, rigueur, sens des priorités ;
  - en matière de **relations sociales** : collaboration et travail en équipe, échange et communication ;
  - en matière d'**investissement personnel** : assiduité, autonomie ;
  - en matière d'**ouverture d'esprit** : ouverture au métier d'infirmier, aux questions sanitaires, médico-sociales et sociales, créativité.

## 3 La synthèse des attendus

Afin de prendre en compte les attendus spécifiques des différents IFSI que vous demandez, mais également de vos autres vœux, nous vous encourageons à synthétiser l'ensemble des attendus de vos vœux dans le tableau suivant :

<table>
<tr><th colspan="2">Attendus<br>des formations demandées</th><th>IFSI<br>(lieu)</th></tr>
<tr><td colspan="2">Matières privilégiées</td><td>Mathématiques (en particulier arithmétique) – Sciences de la vie – Physique-chimie – Sciences sociales – Sciences et techniques sanitaires et sociales – Biologie et physiopathologie humaines, biochimie</td></tr>
<tr><td rowspan="4">Pratiques à expliciter</td><td>Langues étrangères</td><td>Anglais ou autre :<br>expériences de pratique écrite et orale</td></tr>
<tr><td>Informatique</td><td>Systèmes d'exploitation, logiciels maîtrisés</td></tr>
<tr><td>Expression/ Communication</td><td>Expériences de pratiques orales et écrites</td></tr>
<tr><td>Autres</td><td>Stages ; emplois ou volontariats au contact du métier d'infirmier ; engagements associatifs, civiques ou lycéens ; expériences faisant appel à la démarche scientifique</td></tr>
<tr><td rowspan="4">Traits de personnalité à démontrer</td><td>Méthode</td><td>Organisation ; rigueur ; sens des priorités</td></tr>
<tr><td>Relations sociales</td><td>Écoute et attention ; travail en équipe ou collaboratif ; communication</td></tr>
<tr><td>Investissement personnel</td><td>Assiduité ; autonomie</td></tr>
<tr><td>Ouverture</td><td>Métier d'infirmier ; questions sanitaires et sociales ; créativité</td></tr>
</table>

# 5 Mettre en valeur ses « Activités/Centres d'intérêt »

Il vous faut maintenant montrer en quoi votre profil correspond aux « attendus » de vos vœux. Parcoursup vous propose de compléter votre profil avec un onglet « Activités/Centres d'intérêt ».

Lorsque vous ouvrez cet onglet, un message vous invite à en faire part aux formations afin qu'elles puissent le prendre en compte lors de l'examen de vos vœux. Il vous incite à indiquer les diplômes, attestations et certifications obtenus mais à condition de pouvoir, sur demande, les justifier. Les activités doivent être décrites dans quatre cadres de 1 500 caractères maximum chacun :

- expériences d'**encadrement ou animation** ;
- **engagement citoyen** (*via* un service civique ou dans la vie lycéenne) ou bénévole (dans une association ou un autre cadre) ;
- **expériences professionnelles ou stages** ;
- **pratiques sportives et culturelles** (y compris les langues étrangères non étudiées au lycée et les séjours à l'étranger).

Il ne s'agit pas d'établir une simple liste d'activités mais de présenter, au travers de ces quatre cadres, une photographie de vos atouts. Vous allez donc devoir valoriser les éléments de votre parcours personnel qui seront autant d'arguments pour répondre aux attentes des diverses formations. Pour cela, afin de ne rien oublier, repérez les éléments intéressants de ce parcours dans vos différents cadres d'activité.

## 1 Repérer les éléments intéressants de son parcours personnel

L'idée est de raccrocher toutes vos expériences et activités personnelles intéressantes pour les formations auxquelles vous postulez. Cela passe par une recherche au sein des trois domaines : « scolarité », « activités sportives, culturelles, associatives » et « monde professionnel ». La **fiche 1 – Bilan des atouts**, insérée en fin de chapitre, vous propose des cadres et des tableaux qui vous permettront de faire un point personnel à chaque stade de l'inventaire.

### 1.1 Dans son parcours scolaire

#### *a. Choix de spécialités, thèmes d'études privilégiés par les formations souhaitées*

Vos choix de **spécialités** en Seconde, Première et Terminale peuvent être révélateurs de votre projet. Relevez également les sujets que vous avez pu approfondir, études spécifiques ou **exposés**, et qui sont en relation avec les études d'infirmier.

**Julie**

En Première, j'ai réalisé un exposé qui portait sur l'audition, ses pathologies et les solutions à y apporter ; il justifie donc d'un intérêt pour la santé.

### *b. Participation à la vie de l'établissement*

Avoir été élu délégué de classe plusieurs années démontre votre capacité à échanger et à communiquer dans la relation élèves-professeurs.

Les clubs et associations divers de votre établissement ont pu vous donner l'occasion d'**expérimenter une démarche scientifique**, d'apprendre à vous **exprimer** sur une scène, à **organiser** un spectacle ou une manifestation caritative en groupe. Précisez bien votre rôle.

**Julie**

En Seconde, j'ai participé au concours d'éloquence organisé par le lycée. J'y ai gagné de l'assurance à l'oral.

« Tutorer » un élève plus jeune, c'est encadrer et apprendre à **s'adapter** à quelqu'un qui ne mémorise pas ou ne comprend pas toujours comme nous, donc instaurer une relation de confiance avec lui.

## 1.2 Dans ses activités sportives, culturelles et associatives

### *a. Quelles activités retenir ?*

Exercer une activité **bénévole** au sein d'une association ou simplement dans son entourage démontre une capacité à établir des relations de confiance avec les bénéficiaires et les autres participants. Attention à ne pas citer le nom de l'association s'il marque une tendance religieuse, politique ou syndicale. Avoir préparé et/ou obtenu un **brevet de secourisme** mérite d'être signalé.

Au-delà, les activités qui se pratiquent en **équipe** (vous vivrez professionnellement au sein d'une équipe médicale) justifient de compétences relationnelles : parmi les sports d'équipe, certains (le rugby, par exemple) véhiculent plus l'aspect « collectif » que d'autres. Pour les autres, spécifiez le poste occupé. Certains sports « *a priori* individuels » se déclinent aussi en équipe (tennis, escrime, etc.) Participer à un orchestre ou à un groupe musical, occuper un poste à responsabilités dans une association sont aussi les preuves d'une capacité à **collaborer** au sein d'un ensemble.

**Certains sports, certaines activités** : les sports à risque pour la sécurité et l'**attention à l'autre**, le scoutisme évoquent la vie en communauté, la solidarité ; attention ici aussi à ne pas préciser le nom du mouvement qui peut avoir une connotation religieuse. Encadrer une équipe ou former les plus jeunes en dit long sur vos aptitudes à l'**écoute**, au **respect**, et votre **capacité à communiquer** dans la gestion de conflits.

Les **séjours à l'étranger** sont une **ouverture** sur une autre culture, surtout s'il s'agit d'une immersion en famille, voire scolaire. De même, le fait d'être issu d'une culture différente est un gage d'**adaptation** et de capacité à comprendre que chacun aborde le monde de façon différente.

**Conseil** Pratiquer de nombreuses activités est une forme d'ouverture d'esprit. Veillez cependant à ce qu'elles aient des thèmes communs au risque de faire preuve d'éparpillement !

### *b. Comment les présenter ?*

Ne retenez que les activités pratiquées un minimum de temps et qui explicitent une pratique ou démontrent un trait de personnalité figurant dans votre tableau. Ce qui signifie qu'il faut se poser la question suivante pour chacune : « Quel est l'intérêt de cette activité pour mes interlocuteurs ? ». Il n'est par contre pas conseillé de leur préciser celui-ci.

Placez en début de phrase le plus bel atout de l'activité en question.

Introduisez au besoin les **mots-clés associés aux compétences** que vous voulez mettre en valeur : équipe, groupe, organisation de, en parallèle de, bénévole, etc.

La formulation doit cependant s'en tenir aux faits.

## 1.3 Dans son approche du monde professionnel

Compte tenu de votre âge et du contexte économique qui ne favorise guère les emplois saisonniers pour les jeunes, les formations ne s'attendent évidemment pas à ce que vous ayez une « expérience professionnelle » conséquente. Il est par contre intéressant de parler des contacts que vous avez pu avoir avec les métiers de la santé et avec le secteur social.

### *a. Les stages*

Le stage de « fin de collège, début de lycée » et tout autre stage méritent d'être mentionnés **s'ils vous raccrochent à ce projet d'études** : entreprise ou établissement du secteur concerné, rencontre de professionnels en cours de stage. Ne vous limitez pas aux seuls aspects techniques : le travail en équipe, les méthodes d'organisation, vos acquis relationnels sont tout aussi intéressants.

> **Julie**
>
> Ce stage en pharmacie ? Trop commercial pour moi. Mais j'ai bien aimé la relation avec les patients…
>
> Allez en page 17 pour voir comment Julie a mis en valeur son stage.

Si ce stage, dans un autre domaine d'activité, vous a permis de revoir vos projets, vous pouvez aussi en parler : ainsi un stage dans un collège ou un lycée a-t-il pu vous permettre de découvrir les missions d'une infirmière scolaire.

### *b. Les jobs*

Recherchez, dans vos emplois d'été ou occasionnels, ce qui peut être formateur, tant sur le plan de la découverte des métiers de la santé que des relations sociales.

**Même si vous n'avez jamais travaillé**, certaines activités associatives sont « quasi-professionnelles » : relations avec des personnes en difficulté, représentation d'une association à but social. Si tel est le cas, présentez l'expérience à ce titre, engagement bénévole en sus.

> **Exemple**
>
> Travailler dans la **restauration** ou dans la **vente**, c'est être en charge des relations avec la clientèle, parfois même en horaires décalés.
>
> Un **employé administratif** peut être chargé d'accueil physique ou téléphonique. Il doit pratiquer l'écoute.
>
> Un **animateur** de centres de loisirs ou de vacances organise des activités et peut être amené à gérer des conflits, donc à faire preuve de distanciation et d'écoute.
>
> **Garder des enfants**, c'est en avoir la responsabilité : préciser le nombre, l'âge, la fréquence.

> **Julie**
>
> J'ai encadré plusieurs camps de vacances d'adolescents et je suis en formation pour devenir animatrice.

Si ces jobs ont un **caractère régulier**, par exemple le soir en semaine, les week-ends ou les vacances scolaires, précisez-le : cela démontrera votre capacité à gérer plusieurs choses en parallèle. Si une même structure vous reprend régulièrement, c'est que vous avez su vous faire apprécier.

## 2 Présenter ses atouts dans les rubriques de l'onglet « Activités/Centres d'intérêt »

### 2.1 Comment procéder ?

Il vous suffit maintenant de reporter les informations collectées en les reclassant dans les cadres appropriés. Certaines expériences pourront figurer à plusieurs titres, comme une activité sportive dans laquelle vous avez des responsabilités, ou une activité à caractère professionnel exercée bénévolement.

#### *a. Expériences d'encadrement ou animation*

Outre les activités officielles d'animateur, à justifier par le BAFA, vous pouvez indiquer les responsabilités qui ont pu vous être confiées dans un cadre sportif ou associatif, ou encore dans celui du lycée, comme un tutorat. Parlez aussi des fonctions d'animation ou d'encadrement que vous avez pu assurer dans le cadre d'une mission professionnelle ou familiale, comme la garde de jeunes enfants.

#### *b. Engagement citoyen ou bénévole*

Reprenez ici vos états de service de délégué de classe ou d'élu au Conseil de la Vie Lycéenne (votre établissement peut sans doute vous établir une attestation), et le service civique que vous avez pu assurer.

Décrivez vos activités bénévoles, qu'elles soient dans le cadre du lycée, d'une association ou dans votre entourage.

#### c. Expériences professionnelles ou stages

Reprenez ce que vous avez sélectionné dans votre tableau d'expériences du monde professionnel en prenant garde à placer en tête de ligne ce qui intéressera vos interlocuteurs : entreprise, poste occupé, mission confiée selon les cas. Précisez les coordonnées de l'entreprise et faites figurer le type de contrat.

#### d. Pratiques sportives et culturelles (y compris les langues étrangères non étudiées au lycée et les séjours à l'étranger)

Faites un paragraphe pour les pratiques culturelles et un autre pour les pratiques sportives, en commençant par celles qui vous valoriseront le plus. Pour chacune, faites apparaître les expériences vécues dans le cadre extra-scolaire (à partir du tableau de vos activités élaboré précédemment) mais aussi dans le cadre scolaire : thèmes d'étude, renforcement et voyages linguistiques, pratiques sportives ou culturelles. Soyez vigilant sur la façon de présenter chaque activité pour valoriser ce qu'elle a pu vous apporter et listez les éventuelles certifications ou attestations.

### 2.2 Comment rédiger ?

#### a. Restez objectif

Cette rubrique présente une personne au travers de ses activités : elle ne doit donc proposer **aucune appréciation** comme « bon niveau ». De même, **les compétences qui relèvent des traits de personnalité doivent être évoquées** au travers des activités mais pas inscrites en regard : Julie ne précise pas que son action bénévole prouve sa capacité à s'engager !

#### b. Soyez concis

Vous n'avez que 1 500 caractères, soit une vingtaine de lignes par cadre : limitez-vous à des mots essentiels et éliminez tout ce qui n'est pas indispensable. Pas de bla-bla !

#### c. Respectez votre interlocuteur

Rédiger avec des **fautes d'orthographe** est considéré comme un manque de respect envers son interlocuteur : vous avez la possibilité de vous relire ou de vous faire relire.

> **La rubrique « Activités/Centres d'intérêt » de Julie**
>
> Son profil est justifié par la filière suivie et son stage dans le milieu de la santé. Ses activités scolaires montrent ses capacités d'expression et sa démarche scientifique. Ses centres d'intérêt révèlent son ouverture sociale et son esprit d'équipe.

Vous pourrez vous inspirer de ses formulations mais votre rubrique doit être le **reflet de votre propre parcours** : c'est vous qu'on doit voir en la lisant, pas n'importe quel élève !

### *Décrivez ici vos expériences d'encadrement ou d'animation (1 500 caractères max.)*

- BAFA (en cours) : stage formation générale (2021), stage pratique (été 2022) et stage d'approfondissement (décembre 2022)
- Depuis 2021, animatrice de camps de vacances d'adolescents en Isère (été) et en Suisse (hiver)

### *Décrivez ici votre engagement citoyen (via un contrat de service civique ou au titre de la vie lycéenne) ou bénévole dans une association ou un autre cadre (1 500 caractères max.)*

- Encadrante bénévole pour un mouvement de scoutisme depuis 2 ans
- Brevet de secourisme (2022)

### *Décrivez ici vos expériences professionnelles ou les stages que vous avez effectués (1 500 caractères max.)*

- Stage de découverte d'un métier de la santé : pharmacie du centre, Libourne (33) en février 2020

### *Décrivez ici vos pratiques sportives et culturelles. Il peut également s'agir de la pratique d'une langue étrangère non étudiée au lycée, de séjours à l'étranger (1 500 caractères max.)*

Pratiques culturelles :

- Exposé en classe de Première sur l'audition, ses pathologies et les solutions à y apporter
- Participation au concours d'éloquence du lycée en 2021
- Voyage linguistique aux USA en 2019 (3 semaines)
- 10 années de scoutisme

Pratiques sportives :

- 5 ans de rugby en club et 3 ans en compétition
- Escalade

# Fiche 1 – Bilan des atouts

## 1. Les atouts de mon parcours scolaire

- Mes choix de spécialités, d'options et thèmes d'études à valoriser

- Mes expériences de renforcement linguistiques et culturelles

- Ma participation à la vie de l'établissement

| Ma participation à la vie des établissements d'enseignement | Pratique explicitée ou trait de personnalité valorisé |
|---|---|
| | |

- Les apports de mes activités sportives, culturelles ou associatives

| Activité sportive, culturelle ou associative | Pratique explicitée ou trait de personnalité valorisé | Formulation objective |
|---|---|---|
| | | |

- Mon approche du monde professionnel

| Expérience du monde professionnel | Éléments à valoriser | Formulation objective |
|---|---|---|
| | | |

# Rédiger ses « Projets de Formation Motivés » 6

**Pour chaque vœu saisi sur Parcoursup**, donc pour chaque regroupement régional d'IFSI, vous devrez motiver votre choix de formation.

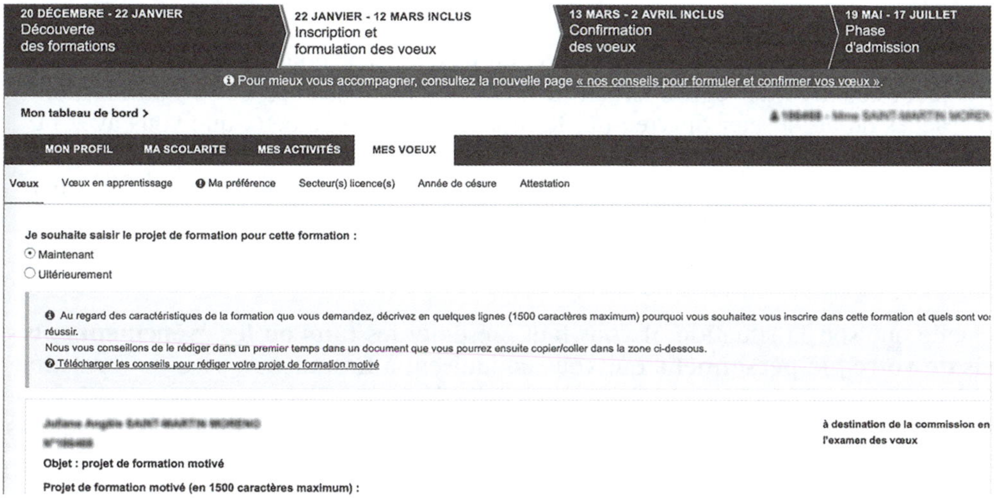
20 DÉCEMBRE - 22 JANVIER
Découverte des formations
22 JANVIER - 12 MARS INCLUS
Inscription et formulation des voeux
13 MARS - 2 AVRIL INCLUS
Confirmation des voeux
19 MAI - 17 JUILLET
Phase d'admission

Pour mieux vous accompagner, consultez la nouvelle page « nos conseils pour formuler et confirmer vos vœux ».

Mon tableau de bord >

MON PROFIL | MA SCOLARITE | MES ACTIVITÉS | MES VOEUX

Vœux | Vœux en apprentissage | Ma préférence | Secteur(s) licence(s) | Année de césure | Attestation

Je souhaite saisir le projet de formation pour cette formation :
Maintenant
Ultérieurement

Au regard des caractéristiques de la formation que vous demandez, décrivez en quelques lignes (1500 caractères maximum) pourquoi vous souhaitez vous inscrire dans cette formation et quels sont vo
réussir.
Nous vous conseillons de le rédiger dans un premier temps dans un document que vous pourrez ensuite copier/coller dans la zone ci-dessous.
Télécharger les conseils pour rédiger votre projet de formation motivé

à destination de la commission en
l'examen des vœux

Objet : projet de formation motivé

Projet de formation motivé (en 1500 caractères maximum) :

Ce « Projet de Formation Motivé », que nous appellerons PFM et qui consiste en une lettre de motivation, est automatiquement transmis par Parcoursup à la Commission d'examen des vœux. **Est prise en compte dès l'étude du dossier** la « capacité du candidat à expliciter sa démarche d'orientation sur le projet de formation motivé et à retracer, le cas échéant, les expériences pratiques en lien avec le métier d'infirmier (stages de découverte d'initiative personnelle, expériences professionnelles ou stages dans le champ de la santé, etc.) ». Il importe donc de proposer pour chaque regroupement régional d'IFSI, un PFM personnel et adapté. Pour cela, il faut être en mesure de montrer sa motivation pour le métier et pour la formation.

## 1 Faire preuve de motivation pour le métier d'infirmier et la formation en IFSI

Nombreux sont les exemples de courrier de motivation qui insistent sur le sérieux, le dynamisme du candidat et vantent un établissement pour sa réputation : c'est exactement ce qu'il ne faut pas faire ! « **La motivation ne s'énonce pas, elle se démontre**. »

Vos interlocuteurs attendent, plutôt que vous expliquiez comment vous avez été amené à vous intéresser à ce métier, les raisons qui vous ont amené à choisir ce centre de formation plutôt qu'un autre, et quels sont vos atouts pour y réussir. La **fiche 2 – Argumentaire personnel pour un vœu**, insérée en fin de chapitre, vous propose des cadres et des tableaux afin de mettre au point, pour chaque vœu, un argumentaire distinct. Si vous ne l'avez pas déjà fait pour la rubrique « Activités/Centres d'intérêt », remplissez également au préalable la fiche 1 à l'aide des explications figurant au chapitre 5.

## 1.1 Comment me suis-je intéressé à cette formation ?

### *a. L'intérêt pour un métier auquel mène la formation*

Si vous souhaitez intégrer un IFSI, vous avez déjà une idée précise du métier que vous souhaitez exercer : présentez des expériences personnelles qui vous ont conduit à ce métier. Il peut s'agir de contacts avec des professionnels mais aussi de l'expérience vécue en tant que patient.

> **Remarque**
>
> Vous ferez ou non d'autres vœux qu'en IFSI, et sans doute des vœux pour plusieurs centres de regroupement d'IFSI. Les responsables de formation n'ont accès qu'au dossier du vœu qui les concerne, et non à ceux que vous avez pu constituer pour d'autres formations : vous pouvez donc, selon les PFM, avoir des discours différents. En revanche, vous ne pouvez rédiger qu'un PFM par centre de regroupement d'IFSI, quel que soit le nombre de sous-vœux, donc d'IFSI demandés dans ce regroupement : vous pouvez privilégier l'IFSI que vous souhaitez, ou rester plus « régional ».

Quelle que soit la situation, il vous faut présenter les **faits ou les événements précis de votre vie personnelle** qui vous conduisent à formuler ce vœu de formation. N'hésitez pas à évoquer vos recherches, vos déplacements en journées portes ouvertes, vos rencontres avec des professionnels, des anciens élèves ou des étudiants en cours de formation.

## 1.2 Les avantages distinctifs de cette formation

Il s'agit ici de repérer ce qui rend cette formation unique à vos yeux. Il peut s'agir :

### *a. Des caractéristiques de la formation ou de l'établissement*

Expliquez ce qui vous a déterminé parmi les contenus de formation, les méthodes de travail, les stages proposés, etc.

### *b. Des éléments plus subjectifs comme la localisation ou le caractère public d'un établissement*

> **Julie**
>
> Ma famille vit à la campagne. Mais mes grands-parents qui habitent Périgueux me proposent un cadre de vie idéal pour rejoindre l'IFSI de cette ville.

## 1.3 Mes atouts pour réussir dans cette formation

Reprenez votre tableau de synthèse des attendus et isolez la colonne correspondant à la formation pour laquelle vous préparez ce PFM. Vous mettez ainsi en évidence les pratiques à expliciter et les traits de personnalité à justifier particulièrement pour cette formation.

Puis **sélectionnez dans votre bilan des atouts** (fiche 1 – Bilan des atouts), les expériences à mettre en regard de ces atouts.

# 2 La construction du Projet de Formation Motivé

## 2.1 Comment procéder ?

Vous avez déjà, lors de la saisie de vos vœux, choisi de saisir votre projet de formation « ultérieurement ». Vous savez donc que Parcoursup vous propose un formulaire à remplir, limité à 1 500 caractères, ce qui correspond à une dizaine de lignes, sauf si la formation a paramétré une longueur plus importante pour développer vos arguments. Il va donc falloir être très concis, c'est-à-dire bref et précis à la fois. Nous vous conseillons donc de saisir votre PFM dans un logiciel de traitement de texte avant de le recopier dans le formulaire de Parcoursup. Cela vous permettra en plus de disposer d'un correcteur orthographique, ce que Parcoursup ne propose pas.

## 2.2 Rassembler et ordonner ses idées

### *a. Le PFM répond aux trois questions abordées précédemment*

- Quels éléments ou événements de mon parcours personnel me conduisent à postuler pour cette formation ?
- Quelles caractéristiques précises de cette formation me la font choisir ?
- En quoi mes expériences personnelles sont-elles des atouts pour réussir ?

### *b. Le « déroulé » du PFM*

Il n'existe pas de plan type. L'ordre des paragraphes peut varier à partir du moment où il est cohérent et les arguments convaincants. Essayez cependant d'« accrocher », dès l'introduction, votre interlocuteur avec un élément fort de votre argumentaire.

> **Julie**
>
> J'ai toujours été attirée par le milieu de la santé. J'ai effectué mon stage de classe de Troisième dans une pharmacie.

## 2.3 Rédiger le Projet de Formation Motivé

### *a. Les éléments formels*

Le contenu du courrier se rédige en langage courant.

Les candidatures étant anonymisées, il est inutile d'indiquer votre nom et votre établissement.

### *b. Une écriture efficace*

Le style utilisé doit permettre de lire rapidement le PFM tout en intéressant votre interlocuteur. Pour cela :

- limitez la longueur de vos phrases à 20 mots, choisissez des mots courts et « parlants » ;
- placez ce qui est important en début de phrase ;

- évitez les formules désuètes (« je sollicite », « dans l'attente »), les tournures qui alourdissent le style, comme le participe présent, et préférez le futur, plus positif, au conditionnel.

### c. La relecture

Une fois le courrier rédigé, il convient de le relire et de se poser deux questions :

- Aurais-je pu envoyer le même courrier à une autre formation ?
- Un autre candidat aurait-il pu envoyer le même courrier ?

Si la réponse à l'une ou l'autre de ces questions est « oui », c'est que vous n'avez pas suffisamment « ciblé » les spécificités de la formation et précisé vos expériences personnelles. Recommencez !

Bien entendu, n'envoyez pas votre courrier sans avoir corrigé ou fait corriger les **fautes d'orthographe**. Vous trouverez ci-dessous le PFM de Julie.

! **Attention** Vous pouvez vous inspirer des idées de Julie pour cibler la formation et répondre à ses attendus, mais votre courrier doit cependant rester unique !

#### Projet de Formation Motivé de Julie

J'ai toujours voulu travailler dans le secteur de la santé. J'ai effectué mon stage de classe de Troisième dans une pharmacie : cela a renforcé mon goût pour l'étude des traitements mais je souhaite un métier plus au contact des patients.

Mes résultats dans les matières scientifiques me permettent désormais d'envisager de rejoindre un IFSI. Je suis particulièrement intéressée par le nombre de stages et leur démarrage dès le début de la formation.

En parallèle de mes études, je me suis investie dans des activités sociales : je suis chef scout et j'ai passé mon brevet de secourisme. J'ai ainsi pu développer des compétences relationnelles et organisationnelles qui pourront me servir en tant qu'infirmière.

En classe de Première, j'ai réalisé un exposé sur l'audition, ses pathologies et les solutions à y apporter. Il m'a passionné, ainsi que la démarche de travail.

Je souhaite tout particulièrement être admis dans un IFSI de Nouvelle-Aquitaine, particulièrement celui de Périgueux, car mes grands-parents habitent à proximité et ils peuvent m'héberger. Les capacités d'adaptation que j'ai développées dans mes activités d'animatrice me permettront en tous cas d'intégrer sans peine les autres établissements demandés dans cette région.

J'espère vous avoir convaincu de l'intérêt de ma candidature.

### d. Les pièces justificatives

L'écran qui vous invite à rédiger votre PFM vous propose aussi de télécharger des pièces justificatives, comme une attestation de stage ou un brevet de secourisme. N'oubliez pas de les joindre à votre PFM.

## Fiche 2 – Argumentaire personnel pour un vœu

### 1. Comment mon parcours me mène à cette formation ?

- Les faits et évènements de mon parcours qui me mènent vers ce métier/cette formation

- Mes démarches de renseignement sur cette formation
  - Sites Internet : quelles informations précises ont retenu mon attention ?
  - Salons/ JPO : quelles personnes ? Quels sujets de discussion ?
  - Rencontres avec d'anciens élèves ou des étudiants : quelles personnes ? Quels sujets de discussion ?
  - Autres :

### 2. Les spécificités de cette formation

Éléments caractéristiques issus des contenus, méthodes de travail, volumes de stage, ouverture internationale, vie associative

### 3. Mes atouts pour réussir dans cette formation

| Attentes de la formation | Mes expériences à présenter |
|---|---|
| Pratiques à expliciter<br>–<br>–<br>– | |
| Traits de personnalité à démontrer<br>–<br>–<br>– | |

# 7 Fournir les pièces complémentaires

Selon les vœux que vous avez émis, vous serez parfois bloqué(e) dans votre validation. En effet, certaines rubriques doivent obligatoirement être remplies avant de pouvoir valider. D'autres rubriques sont facultatives, mais parfois bienvenues.

## 1 Les rubriques obligatoires

Une première série de demandes se trouve **dans l'onglet « Vœux »**.

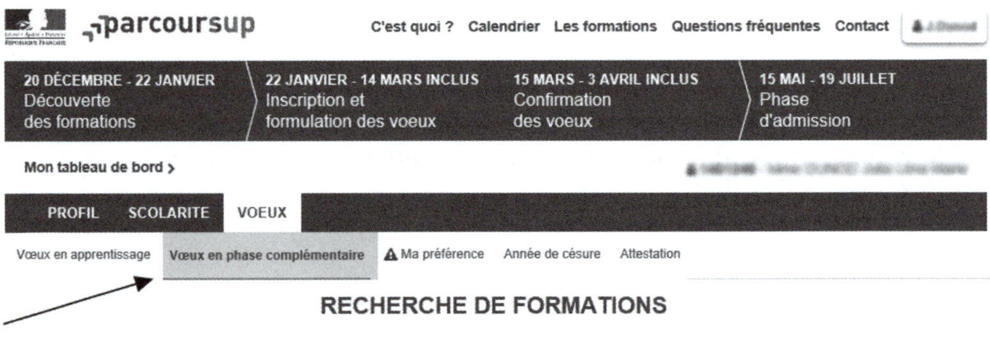


**Vous devez renseigner les rubriques suivantes**

### 1.1 « Ma préférence »

Cet onglet est important, puisqu'il est destiné à une Commission d'affectation, qui se réunira en juin pour statuer sur votre cas si vous n'avez pas reçu de proposition.

Vous exprimerez, en quelques lignes, vos préférences d'orientation. Inutile de refaire la liste de vos vœux puisque, si la commission se réunit, c'est que vous ne les aurez pas obtenus. Il faut donc dégager les critères qui vous paraissent les plus importants et les mettre en avant.

### Exemple : les « préférences » de Simon

Madame, Monsieur,

Ainsi que vous le verrez, mes vœux d'orientation se tournent vers le métier d'infirmier.

C'est un projet que j'ai formé depuis longtemps, pour lequel je pense avoir de réelles aptitudes, en particulier relationnelles et humaines. Il répond à une véritable vocation. Le remplacer par un autre vœu me semble donc difficile.

Si vous étudiez mon dossier, c'est donc dans cette direction que j'aimerais recevoir une proposition. À défaut, la formation que vous me proposerez doit me permettre de revenir vers les études d'infirmier, au moins par passerelle.

Je vous remercie donc de bien vouloir considérer mon dossier dans cette optique.

Recevez, Madame, Monsieur, mes meilleures salutations.

Simon

## 2 Les rubriques facultatives

Vous pouvez également avoir besoin de faire connaître aux commissions d'examen un élément qui ne peut pas figurer dans les autres pièces de votre dossier.

### Exemples

Une période de maladie qui explique une absence prolongée notée sur les bulletins scolaires.

Un prix ou une récompense que vous voulez mettre en avant : Olympiades de mathématiques, Concours général, etc.

Allez dans l'onglet général « Scolarité », puis tout à gauche « scolarité ».

Vous voyez s'afficher, année par année, votre parcours scolaire. Votre année de Terminale apparaît tout en haut. Vous pouvez entrer dans la case « modifier » à droite, malgré le petit cadenas qui y figure.

Déroulez la page que vous venez d'ouvrir. En bas, se trouve une case vide : « Éléments liés à ma scolarité ». C'est là que vous pouvez entrer ce que vous avez à dire.

## 3 La validation du dossier

**! Attention** Vous avez entré vos vœux, rempli le CV, la préférence, le projet de formation motivé. Légitimement, vous pourriez penser que vous avez terminé.

En réalité, pour le moment, vos vœux sont virtuels. Il faut les confirmer pour qu'ils existent et soient pris en compte.

**Dans l'onglet « Vœux », cliquez sur la case « Détails » à droite**.

Sur l'écran qui s'ouvre, vous trouverez en haut une ligne avec trois colonnes, dont la première est « Confirmer ». Pour le moment, elle est surmontée d'une barre rouge vif. Tant que c'est le cas, vous n'êtes toujours pas candidat officiel.

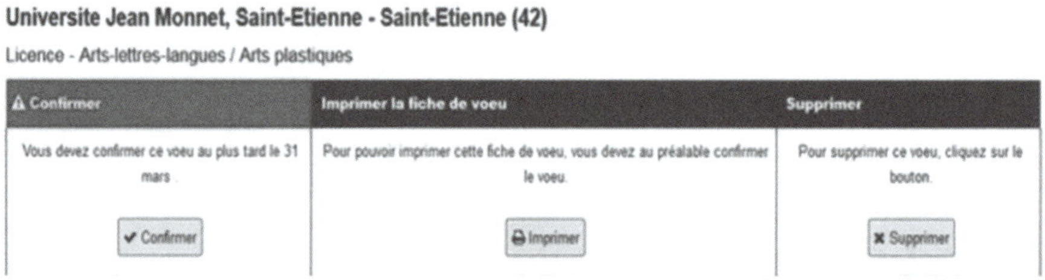
Universite Jean Monnet, Saint-Etienne - Saint-Etienne (42)
Licence - Arts-lettres-langues / Arts plastiques
Confirmer
Imprimer la fiche de voeu
Supprimer
Vous devez confirmer ce voeu au plus tard le 31 mars
Pour pouvoir imprimer cette fiche de voeu, vous devez au préalable confirmer le voeu.
Pour supprimer ce voeu, cliquez sur le bouton.
Confirmer
Imprimer
Supprimer

Il faut remplir toutes les rubriques qui suivent pour pouvoir confirmer. Celles qui sont incomplètes sont, elles aussi, surmontées d'un bandeau rouge, qui deviendra gris dès que vous aurez rempli ce qui doit l'être.

**Quand toutes les barres inférieures sont grises, vous pouvez confirmer le vœu**. Dès qu'il est validé, vous êtes candidat. Vous en aurez confirmation sur la page « vœux », grâce à une icône de validation bleue.

**La date de confirmation imprescriptible est fixée au mois de mars**. N'attendez pas cette date butoir. Si tout le monde se connecte au dernier moment, vous risquez la saturation du site. Anticipez donc de quelques jours.

# Recevoir les propositions de Parcoursup

# 8

La période qui s'ouvre avec la réception des réponses de Parcoursup peut durer plus ou moins longtemps. En effet, l'absence de classement des vœux a pour conséquence la multiplication des listes d'attente. Mais ne désespérez pas trop vite : dès que les candidats qui auront obtenu leur « vœu de rêve » l'auront accepté, les listes d'attente vont se désengorger !

Les IFSI ne procédant à aucune épreuve sélective, rien ne se passera entre fin mars et fin mai. En attendant, patientez et ne négligez pas vos épreuves de Baccalauréat.

Vous pouvez toutefois être convoqué par d'autres formations.

De leur côté, vos enseignants auront évalué vos propositions lors du deuxième conseil de classe. Ils doivent en effet rendre un avis sur vos candidatures sur ce que l'on appelle la « **Fiche Avenir** » :

- Un avis individuel, matière par matière.
- Un avis collectif sur l'adéquation entre vos aptitudes et ce que vous demandez, vœu par vœu.
- Enfin, le chef d'établissement donnera son avis : très favorable, favorable, réservé.

Vous aurez communication de cette Fiche Avenir à partir de fin mai.

## 1 Fin mai, et après...

Un nouvel onglet s'ouvre sur le site Parcoursup : « **Admissions** ».

Vous verrez apparaître trois panneaux possibles :

Une première série de demandes se trouve dans l'onglet « Vœux ».

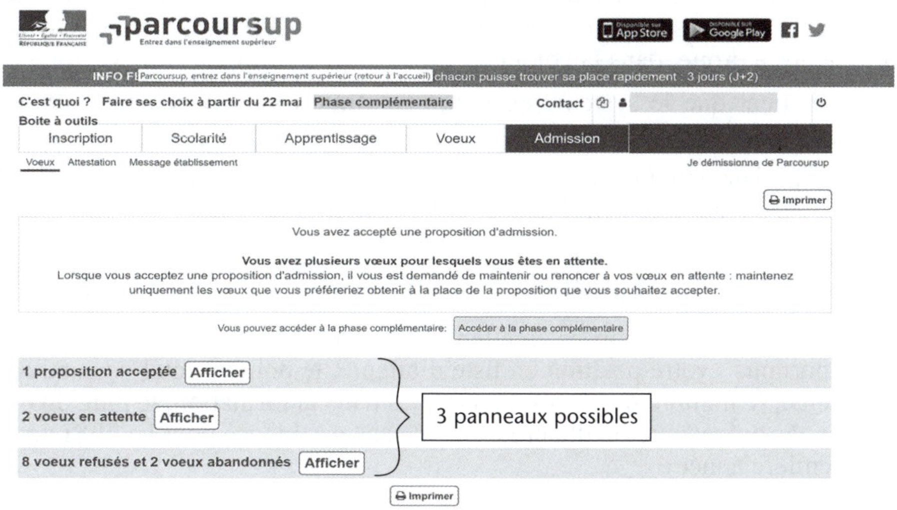
parcoursup
Entrez dans l'enseignement supérieur
App Store
Google Play
INFO F
Parcoursup, entrez dans l'enseignement supérieur (retour à l'accueil)
chacun puisse trouver sa place rapidement : 3 jours (J+2)
C'est quoi ?
Faire ses choix à partir du 22 mai
Phase complémentaire
Contact
Boite à outils
Inscription
Scolarité
Apprentissage
Voeux
Admission
Voeux
Attestation
Message établissement
Je démissionne de Parcoursup
Imprimer
Vous avez accepté une proposition d'admission.
Vous avez plusieurs vœux pour lesquels vous êtes en attente.
Lorsque vous acceptez une proposition d'admission, il vous est demandé de maintenir ou renoncer à vos vœux en attente : maintenez uniquement les vœux que vous préféreriez obtenir à la place de la proposition que vous souhaitez accepter.
Vous pouvez accéder à la phase complémentaire:
Accéder à la phase complémentaire
1 proposition acceptée
Afficher
2 voeux en attente
Afficher
8 voeux refusés et 2 voeux abandonnés
Afficher
3 panneaux possibles
Imprimer

## 1.1 Le système des réponses

Cliquez sur « Afficher » pour avoir connaissance de vos réponses.

- **1er cas de figure : vous avez un seul vœu proposé et des vœux en attente**
Vous n'avez pour le moment rien à faire, sauf attendre.

- **2e cas de figure : vous avez deux propositions au moins**
Parcoursup vous donne une date limite pour choisir celle que vous voulez garder.

> **! Attention** Ne ratez pas la date limite : vous perdriez tous vos vœux acquis !

- **3e cas de figure : vous n'avez pas de proposition**
Tous vos vœux sont en attente. Il n'y a rien à faire, hélas, sauf patienter.

Vous devrez consulter chaque jour votre position pour voir comment elle évolue.

## 1.2 Les « Oui Si »

Deux types de réponses positives sont possibles.

- « Oui » signifie une admission pleine et entière.
- « Oui Si » signifie que votre admission est soumise à l'acceptation d'un contrat pédagogique avec l'institution. Ce contrat prévoit en l'occurence que vous participiez à un dispositif de consolidation des acquis. Ce peut-être, par exemple, un cours supplémentaire à suivre pour remonter vos notes dans une matière importante.

Être admis dans le cadre d'un « Oui Si » ne fait pas de vous un étudiant avec moins de droits que les autres. Vous profiterez, selon votre profil, d'un soutien dans une ou plusieurs disciplines ou d'un parcours d'études aménagé.

## 1.3 Délai de réflexion

Les délais de réflexion sont susceptibles d'évoluer. Consultez le site Parcoursup régulièrement pour vous tenir informé : la date butoir et son horaire vous sont clairement indiqués à droite, dans la colonne.

Notez également que le système de réponses s'interrompt pendant la période du Baccaulauréat.

Dès que vous avez obtenu votre vœu « de rêve », cliquez sur « message de l'établissement » pour savoir comment finaliser votre inscription.

## 1.4 Les vœux en attente

En ce qui concerne les réponses en attente, vous aurez aussi accès à des renseignements importants : votre position en liste d'attente, le nombre total de candidats en liste d'attente, le nombre de places disponibles dans la formation, le rang du dernier inscrit l'année précédente (malheureusement sans pertinence pour les IFSI dont cela sera la première année).

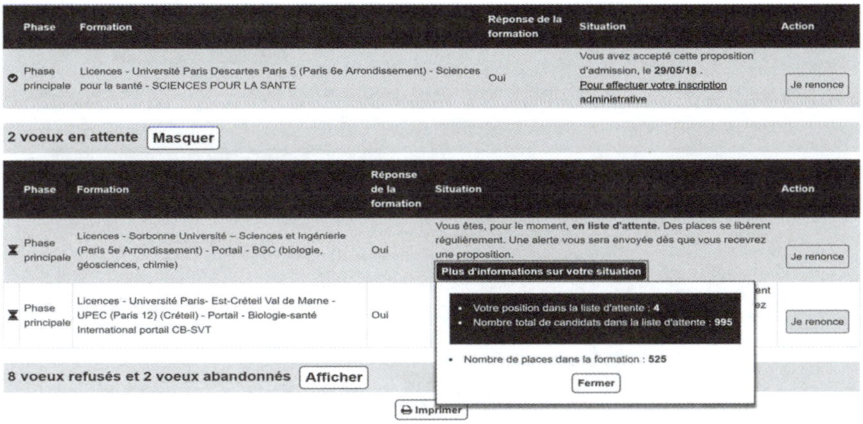


Il est parfois difficile d'interpréter votre position sur une liste d'attente. Tout dépend bien sûr du prestige de la formation. Dans la majorité des cas, il est logique d'attendre pour voir quelle est l'évolution.

L'expérience de cette année montre une remontée très marquée dans les listes d'attente.

Dès que vous aurez reçu une proposition, si vous en avez plusieurs à la fois, vous devrez prendre une décision. Il est impossible de garder plus d'une réponse ferme à la fois.

Tout le système Parcoursup repose sur cette fluidité. Vous gardez une seule proposition ferme, vous rendez les autres. Profitez-en pour abandonner aussi les vœux qui ne vous intéressent plus, parce que vous venez de recevoir une meilleure proposition.

**Remarque**

Parmi les mesures d'aménagement possibles pour cette 2$^{e}$ session, la création d'un « podium » ou d'un « panier de vœux préférés » est la plus probable. Parmi les vœux exprimés, vous devrez **choisir** fin juin, après le Baccalauréat, **vos trois vœux préférés**. En cas de réponse positive à un de ces vœux, vous perdriez l'accès aux vœux hors du "podium", puisque vous les aurez désignés comme moins intéressants.

# 2 Que se passe-t-il si vous n'avez pas de réponse ?

## 2.1 La Commission d'affectation

Elle se réunit pour vous faire une proposition à partir de ce que vous avez rempli dans la rubrique « Ma préférence ».

## 2.2 La procédure complémentaire

Vous pouvez ouvrir une procédure complémentaire, dans un nouvel onglet qui vous sera proposé.

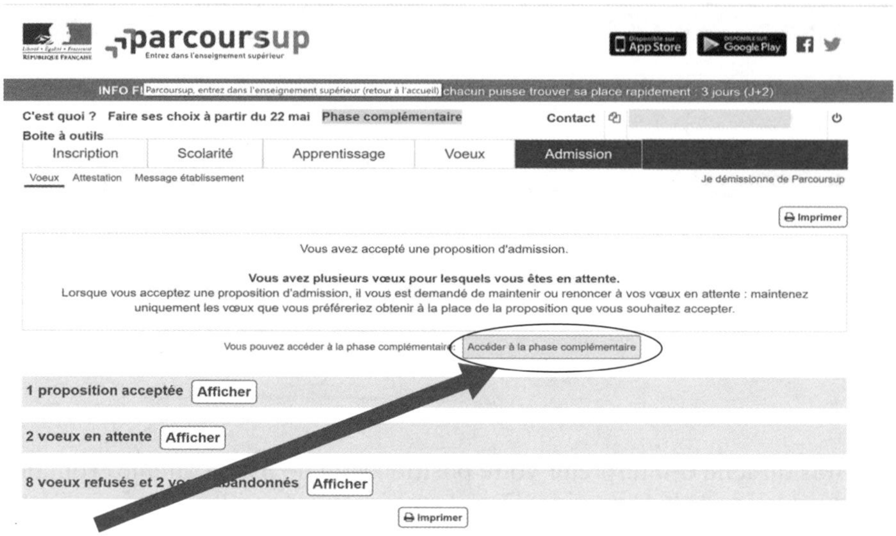


Cette fois, la proposition se fait dans l'autre sens : en fonction du type de vœu que vous formulez, on vous dit dans quel établissement il reste des places.

Les deux types de vœux, ceux que vous avez déjà émis, et ceux que vous ajoutez, seront concomitants.

Vous pourrez donc recevoir à la fois des propositions de votre liste principale (les vœux formulés initialement), et des propositions de la phase complémentaire. Vous choisirez au fur et à mesure celui qui vous convient le mieux.

# DÉCOUVRIR LE MÉTIER ET LA FORMATION

Partie 2

# 1 Ce qu'il faut savoir sur la formation infirmière

## 1 Qui fait quoi au sein de l'IFSI ?

Un IFSI (Institut de Formation en Soins Infirmiers) fonctionne avec :

- un **directeur**, cadre de santé, responsable de la conception du projet pédagogique de l'IFSI, de l'organisation de l'enseignement théorique et clinique (stages), du contrôle des études, de l'encadrement des formateurs et de la gestion administrative et financière de l'école ;
- des **formateurs**, infirmiers diplômés d'État, cadres de santé ayant au moins cinq années d'expérience, sachant qu'il y a un formateur coordinateur par promotion et un formateur référent pour chaque stage ;
- des **universitaires** assurant une partie de l'enseignement théorique ;
- des **maîtres de stages**, responsables et garants de la qualité de l'encadrement des stagiaires ;
- des **tuteurs de stages**, responsables de l'aspect pédagogique du stage, qui évaluent l'étudiant dans l'acquisition de ses compétences et remplissent le portfolio du stagiaire (document permettant un suivi individualisé des objectifs du stage) ;
- un ou plusieurs **documentaliste(s)** dont les missions sont de constituer et mettre à jour le fonds documentaire et les outils de recherche, effectuer des recherches pour aider les formateurs, et donner des conseils aux étudiants pour la préparation de leurs travaux ;
- un **professeur d'anglais** ;
- un **secrétariat** ;
- des **agents chargés de l'entretien des locaux**.

## 2 Quel est le programme des études ?

Le programme des études en soins infirmiers est fixé par l'arrêté du 31 juillet 2009.

La formation est centrée sur l'acquisition des compétences infirmières conformément à l'intégration des études dans le système LMD (Licence-Master-Doctorat) donnant lieu à l'obtention de crédits européens (ECTS ou *European Credits Transfert System*). Elle intègre des unités d'enseignement articulant savoirs scientifiques et savoirs professionnels.

▶ **Les dix compétences à acquérir par les futurs infirmiers**

| Cinq compétences spécifiques à la profession d'infirmier | Cinq compétences communes avec d'autres professionnels de santé |
|---|---|
| • Évaluer une situation clinique et établir un diagnostic dans le domaine infirmier | • Communiquer et conduire une relation dans un contexte de soins |
| • Concevoir et conduire un projet de soins infirmiers | • Analyser la qualité des soins et améliorer sa pratique professionnelle |
| • Accompagner une personne dans la réalisation de ses soins quotidiens | • Rechercher et traiter des données professionnelles et scientifiques |
| • Mettre en œuvre des actions à visée diagnostique et thérapeutique | • Organiser et coordonner des interventions soignantes |
| • Initier et mettre en œuvre des soins éducatifs et préventifs | • Informer et former des professionnels et des personnes en formation |

## 3 Quelle est l'organisation des études ?

La formation est répartie entre des cours théoriques et des stages. Les cours théoriques sont assurés soit par l'équipe enseignante, soit par des intervenants extérieurs.

Les cours et les stages sont organisés en semaines de 35 heures.

**L'ensemble de la formation se déroule sur 3 ans, soit 6 semestres de 20 semaines chacun**.

| Enseignements | Nombre d'heures |
|---|---|
| Enseignements théoriques obligatoires | 1 800 |
| Stages cliniques obligatoires | 2 100 |
| Suivi pédagogique, temps personnel guidé, supervision, travaux entre étudiants | 300 |
| Travail personnel | 900 |
| Total général | **5 100** |

| Semestres | Cours Magistraux (CM) | Travaux Dirigés (TD) | Stages | Temps personnel guidé, (TPG) supervision, suivi pédagogique, travaux entre étudiants | Total temps de travail (CM+TD+Stage+TPG) | Charge de travail personnelle complémentaire estimée |
|---|---|---|---|---|---|---|
| S1 | 231 | 234 | 175 | 60 | 700 | 100 |
| S2 | 126 | 183 | 350 | 41 | 700 | 150 |
| S3 | 118 | 177 | 350 | 55 | 700 | 150 |
| S4 | 109 | 187 | 350 | 54 | 700 | 150 |
| S5 | 116 | 184 | 350 | 50 | 700 | 150 |
| S6 | 50 | 85 | 525 | 40 | 700 | 200 |
| Total | **750** | **1 050** | **2 100** | **300** | **4 200** | **900** |

Les **cours magistraux** (CM) sont des cours dont le contenu est plutôt théorique, donnés par un enseignant au sein de l'IFSI ou dans les locaux de l'université partenaire de l'IFSI. Ils s'organisent en présentiel ou en distanciel.

Les **travaux dirigés** (TD) sont des temps d'enseignement obligatoire. Ces cours servent à illustrer, approfondir et compléter un cours magistral en introduisant des données nouvelles qui peuvent être théoriques ou pratiques, à réaliser des exposés, recherches, exercices, travaux divers et à travailler sur des situations cliniques. Les TD permettent l'individualisation des apprentissages par l'utilisation de méthodes interactives et participatives.

Les **travaux personnels guidés** (TPG) sont des temps de travail où les étudiants effectuent eux-mêmes certaines recherches ou études, préparent des exposés, des écrits, des projets, réalisent des travaux demandés ou encore rencontrent leur formateur et bénéficient d'entretiens de suivi pédagogique. Ces temps individuels sont guidés par les formateurs qui vérifient si les étudiants sont en capacité d'utiliser ces périodes en autonomie ou ont besoin d'un encadrement de proximité.

Le référentiel de formation du diplôme d'État d'infirmier est ainsi constitué de 36 matières de formation, réparties entre 59 unités d'enseignement pour permettre une progression pédagogique cohérente.

Les unités d'enseignement sont en lien les unes avec les autres et contribuent à l'acquisition des compétences. Elles couvrent six champs :

1 Sciences humaines, sociales et droit ;

2 Sciences biologiques et médicales ;

3 Sciences et techniques infirmières, fondements et méthodes ;

4 Sciences et techniques infirmières, interventions ;

5 Intégration des savoirs et posture professionnelle infirmière ;
6 Méthodes de travail.

La répartition des unités d'enseignement par compétence est la suivante :

| | Unités d'enseignement (UE) |
|---|---|
| **Compétence 1**<br>« Évaluer une situation clinique et établir un diagnostic dans le domaine infirmier » | – UE 2.3.S2 Santé, maladie, handicap, accidents de la vie ;<br>– UE 3.1.S1 Raisonnement et démarche clinique infirmière ;<br>– UE 3.1.S2 Raisonnement et démarche clinique infirmière. |
| **Compétence 2**<br>« Concevoir et conduire un projet de soins infirmiers » | – UE 3.2.S2 Projet de soins infirmiers ;<br>– UE 3.2.S3 Projet de soins infirmiers. |
| **Compétence 3**<br>« Accompagner une personne dans la réalisation de ses soins quotidiens » | – UE 2.10.S1 Infectiologie, hygiène ;<br>– UE 4.1.S1 Soins de confort et de bien-être. |
| **Compétence 4**<br>« Mettre en œuvre des actions à visée diagnostique et thérapeutique » | – UE 2.1.S1 Biologie fondamentale ;<br>– UE 2.2.S1 Cycles de la vie et grandes fonctions ;<br>– UE 2.4.S1 Processus traumatiques ;<br>– UE 2.5.S3 Processus inflammatoires et infectieux ;<br>– UE 2.6.S2 Processus psychopathologiques ;<br>– UE 2.6.S5 Processus psychopathologiques ;<br>– UE 2.7.S4 Défaillances organiques et processus dégénératifs ;<br>– UE 2.8.S3 Processus obstructifs ;<br>– UE 2.9.S5 Processus tumoraux ;<br>– UE 2.11.S1 Pharmacologie et thérapeutiques ;<br>– UE 2.11.S3 Pharmacologie et thérapeutiques ;<br>– UE 2.11.S5 Pharmacologie et thérapeutiques ;<br>– UE 4.3.S2 Soins d'urgence ;<br>– UE 4.3.S4 Soins d'urgence ; |
| | – UE 4.4.S2 Thérapeutiques et contribution au diagnostic médical ;<br>– UE 4.4.S4 Thérapeutiques et contribution au diagnostic médical ;<br>– UE 4.4.S5 Thérapeutiques et contribution au diagnostic médical ;<br>– UE 4.7.S5 Soins palliatifs et de fin de vie. |

| | |
|---|---|
| **Compétence 5**<br>« Initier et mettre en œuvre des soins éducatifs et préventifs » | – UE 1.2.S2 Santé publique et économie de la santé ;<br>– UE 1.2.S3 Santé publique et économie de la santé ;<br>– UE 4.6.S3 Soins éducatifs et préventifs ;<br>– UE 4.6 S4 Soins éducatifs et préventifs. |
| **Compétence 6**<br>« Communiquer et conduire une relation dans un contexte de soins » | – UE 1.1.S1 Psychologie, sociologie, anthropologie ;<br>– UE 1.1.S2 Psychologie, sociologie, anthropologie ;<br>– UE 4.2.S2 Soins relationnels ;<br>– UE 4.2.S3 Soins relationnels ;<br>– UE 4.2.S5 Soins relationnels. |
| **Compétence 7**<br>« Analyser la qualité des soins et améliorer sa pratique professionnelle » | – UE 4.5.S2 Soins infirmiers et gestion des risques ;<br>– UE 4.5.S4 Soins infirmiers et gestion des risques ;<br>– UE 1.3.S1 Législation, éthique, déontologie ;<br>– UE 1.3.S4 Législation, éthique, déontologie ;<br>– UE 4.8.S6 Qualité des soins et évaluation des pratiques. |
| **Compétence 8**<br>« Rechercher et traiter des données professionnelles et scientifiques » | – UE 3.4.S4 Initiation à la démarche de recherche ;<br>– UE 3.4.S6 Initiation à la démarche de recherche. |
| **Compétence 9**<br>« Organiser et coordonner des interventions soignantes » | – UE 3.3.S3 Rôles infirmiers, organisation du travail et interprofessionnalité ;<br>– UE 3.3.S5 Rôles infirmiers, organisation du travail et interprofessionnalité. |
| **Compétence 10**<br>« Informer et former des professionnels et des personnes en formation » | – UE 3.5.S4 Encadrement des professionnels de soins. |
| **2 unités transversales** | – UE 6.1 Méthodes de travail et TIC ;<br>– UE 6.2 Anglais. |

## 4 Comment s'effectue l'attribution de crédits européens ?

Le principe est l'affectation de 30 crédits par semestre de formation, soit 180 crédits au total pour les 3 années d'études, répartis de la façon suivante :

1 Enseignement en institut de formation : 120 ECTS, dont :

- Sciences contributives au métier infirmier : 42 ECTS
- Sciences et rôles infirmiers : 66 ECTS
- Unités d'enseignement transversales : 12 ECTS

2 Enseignement clinique en 7 stages : 60 ECTS.

## 5 Quelles sont les dispenses partielles de formation possibles ?

Les étudiants qui remplissent l'une des conditions suivantes sont dispensés de la première année d'études :

- titulaire d'un diplôme d'État de manipulateur en électroradiologie, de pédicure-podologue, d'ergothérapeute, de masseur-kinésithérapeute ;
- titulaire du diplôme d'assistant hospitalier des Hospices civils de Lyon ;
- élèves sages-femmes admises en seconde année ;
- étudiants en médecine admis en seconde année de 2e cycle.

Les aides-soignants et les auxiliaires de puériculture diplômés justifiant de 3 ans d'expérience professionnelle équivalent temps plein peuvent être dispensés sur le 1er semestre de 3 unités d'enseignement (Infectiologie, hygiène ; Soins de confort et de bien-être ; Accompagnement dans la réalisation des soins quotidiens) et du stage de 5 semaines.

Ceux qui réussissent le concours d'entrée en IFSI après avoir validé l'année PASS sont dispensés de 4 Unités d'Enseignement du 1er semestre :

- Psychologie, sociologie, anthropologie ;
- Biologie fondamentale ;
- Cycles de la vie et grandes fonctions ;
- Pharmacologie et thérapeutiques.

Enfin, les étudiants titulaires d'un diplôme infirmier hors Union européenne peuvent obtenir des dispenses de scolarité laissées à l'appréciation du directeur de l'IFSI après avis d'un conseil pédagogique.

## 6 Comment se déroule la formation clinique ?

La formation clinique est dispensée au moyen de 2 100 heures de stages (60 semaines de 35 heures) réparties comme suit :

- 15 semaines en 1re année : 5 semaines sur le semestre 1 et 10 sur le semestre 2 ;
- 20 semaines en 2e année : 10 semaines sur le semestre 3 et 10 sur le semestre 4 ;
- 25 semaines en 3e année : 10 semaines sur le semestre 5 et 15 sur le semestre 6.

Ces stages s'effectuent dans des milieux professionnels en lien avec la santé et les soins : centres hospitaliers, services de secteurs psychiatriques, EHPAD (établissements d'hébergement pour personnes âgées dépendantes), centres de rééducation et réadaptation, cabinets de soins infirmiers, services de soins à domicile, médecine du travail, infirmeries scolaires, etc.

**Quatre types de stages** au minimum sont prévus dans le parcours des étudiants :

- Soins de courte durée (médecine, chirurgie, obstétrique…).
- Soins en santé mentale et psychiatrie.
- Soins de longue durée et soins de suite et de réadaptation (gériatrie, service de convalescence…).
- Soins individuels ou collectifs sur des lieux de vie (domicile, travail, école).

L'encadrement y est organisé et assuré par des professionnels (maître de stage, tuteur de stage et professionnel de proximité).

Une indemnité est versée aux étudiants par semaine de stage :

- 36 € en 1re année ;
- 46 € en 2e année ;
- 60 € en 3e année.

Les jours d'absence ne sont pas rémunérés.

Les frais de déplacement domicile/lieu de stage sont pris en charge sous certaines conditions et notamment seulement si le lieu de stage se situe hors de la commune où est localisé l'IFSI.

## 7 Comment serez-vous évalué(e) au cours et à la fin de la formation ?

À la fin de ces trois années d'études, l'étudiant devra soutenir devant un jury un TFE (Travail de Fin d'Études). Ce TFE consiste en un écrit de 15 à 20 pages sur un thème en lien avec la profession infirmière, en accord avec l'équipe enseignante. Il a pour but de placer l'étudiant en soins infirmiers dans une réflexion professionnelle et personnelle, sur une situation professionnelle précise, qui le conduit à mobiliser des connaissances et des ressources selon une méthodologie rigoureuse.

Le diplôme s'obtient par l'acquisition de 180 crédits européens. Il est obtenu à la fin du cursus. Le diplôme d'État d'infirmier dépend du Ministère de la Santé et de la Prévention. Depuis 2009, il est reconnu au grade de licence (Bac + 3).

L'évaluation des connaissances théoriques se fait chaque semestre, pour chaque unité d'enseignement.

L'évaluation des compétences en stage et des activités techniques est progressive. Elle est réalisée par un suivi individualisé à partir d'un portfolio qui mesure la progression de l'étudiant sur l'acquisition des compétences, des activités et des actes infirmiers.

## 8 Comment se fait le passage de 1re en 2e année et de 2e en 3e année ?

- soit validation des **semestres 1 et 2**
- soit validation du **semestre 1 ou 2**
- soit validation de **48 crédits** sur **60 répartis** sur les **2 semestres**

**Passage en 2e année**

- validation des **semestres 1, 2, 3 et 4**
- validation des **semestres 1 et 2 et 3 ou 4**
- validation des **semestres 1 et 2** ainsi que **48 crédits** sur **60** des **semestres 3** et **4**

**Passage en 3e année**

Les étudiants de 1re année qui ne répondent pas aux critères de validation des semestres exigés et qui ont obtenu entre 30 et 47 crédits au cours des semestres 1 et 2 sont admis à redoubler. Ils peuvent suivre quelques unités d'enseignement de l'année supérieure, après avis de la commission d'attribution des crédits de formation définie à l'article 59 de l'arrêté du 31 juillet 2009.

**Les étudiants qui ont acquis moins de 30 crédits européens peuvent être autorisés à redoubler** par le directeur de l'institut de formation en soins infirmiers, après avis du conseil pédagogique. Les étudiants autorisés à redoubler conservent le bénéfice des crédits acquis.

## 9 À quel moment obtenez-vous l'équivalence aide-soignant ?

Lorsque l'étudiant a validé les semestres 1 et 2, soit la première année d'études, il obtient l'équivalence du diplôme d'État d'aide-soignant. Il est donc autorisé à exercer en qualité d'aide-soignant.

## 10 Que se passe-t-il si vous interrompez vos études ?

Lorsque l'étudiant fait le choix de se réorienter, un dispositif spécial de compensation lui permet d'obtenir, à divers moments de son parcours, un bilan global de ses résultats et la validation correspondante en crédits européens.

Une interruption de formation, quel qu'en soit le motif, ne peut excéder trois ans. La formation est reprise au point où elle avait été interrompue, selon des modalités fixées après avis du conseil pédagogique. L'étudiant conserve le bénéfice des notes obtenues antérieurement.

Au-delà de trois ans, l'étudiant conserve pendant deux années supplémentaires le bénéfice des épreuves de sélection.

Une telle interruption n'est possible qu'une seule fois pour toute la durée de la formation.

Les crédits validés par l'étudiant au cours de sa scolarité peuvent être reconnus par l'université dans le cadre d'une réorientation éventuelle.

## 11 Est-il possible de changer d'IFSI en cours de formation ?

Oui, la formation infirmière permet le transfert d'IFSI en cours de formation, en France et en Europe.

## 12 Quelles sont les équivalences possibles avec le diplôme d'État d'infirmier ?

L'infirmier diplômé peut entrer directement :

- en 2e année de la formation d'ergothérapeute, de psychomotricien, de kinésithérapeute et de manipulateur en électroradiologie ;
- en 3e année de Licence en sciences sanitaires et sociales ou en sciences de l'éducation.

Depuis 2018, les infirmiers justifiant de deux années d'expérience professionnelle ont la possibilité d'entrer en 2e ou 3e année d'études médicales, odontologiques, pharmaceutiques et de sage-femme, sur des places réservées et après une épreuve orale d'admission.

## 13 Comment financer ses études ?

Les étudiants infirmiers ont à leur charge les frais de scolarité, les cotisations d'assurance-maladie, le matériel et les fournitures scolaires, éventuellement les tenues de travail (blouses, chaussures, etc.), les frais de logement, de restauration et de transport, etc.

Beaucoup sont aidés par leur entourage mais à défaut, ils peuvent bénéficier, selon leur situation, d'aides financières :

- une bourse d'études obtenue auprès du Conseil régional, attribuée en fonction des revenus des étudiants ou de leur famille ;
- des indemnités versées par Pôle emploi pour les demandeurs d'emplois ;
- une allocation d'études versée par un établissement hospitalier pour lequel les étudiants s'engagent, en contrepartie, à travailler à la fin de leur cursus ;
- une aide financière d'urgence à solliciter auprès d'un CROUS (Centre Régional des Œuvres Universitaires et Scolaires) ;
- pour les salariés, le maintien de leur rémunération dans le cadre d'un dispositif de formation qualifiante ou par leur CPF (Compte Personnel de Formation).

D'autres voudront trouver un emploi à temps partiel, même si cette solution paraît difficilement envisageable. En effet, le temps de formation et celui consacré au travail personnel laissent peu de disponibilités. Seules des activités rémunérées ponctuelles sont conciliables avec des études en soins infirmiers.

Enfin, en dernier recours, il sera possible de contracter un prêt étudiant auprès d'un organisme bancaire.

## 14 Qu'est-ce-que le service sanitaire des étudiants en santé ?

Depuis 2021, porté conjointement par les ministères de la Santé et de la Prévention et de l'Enseignement supérieur et de la Recherche, le service sanitaire s'adresse aux étudiants en santé, avec pour but de les familiariser avec les enjeux de prévention en santé.

Le service sanitaire permet de faire participer les étudiants des filières de santé concernées notamment au sein des IFSI, partout sur le territoire, à des interventions de promotion de la santé.

Les objectifs du service sanitaire des étudiants en santé sont :

- initier tous les futurs professionnels de santé aux enjeux de la prévention primaire et de la promotion de la santé ;
- développer leur compétence à mener des actions auprès de tous les publics ;
- assurer des actions de prévention et de promotion de la santé auprès de publics divers ;
- développer l'interprofessionnalité et l'interdisciplinarité des étudiants en santé par la réalisation de projets communs à plusieurs filières de formation ;
- mieux intégrer la prévention dans les pratiques des professionnels de santé.

Ces démarches de prévention et de promotion de la santé sont prises en compte dans le cadre de la formation infirmière.

# 2 Ce qu'il faut savoir sur la profession infirmière

## 1 Quel est le rôle d'un(e) infirmier(ère) ?

Les infirmiers dispensent des soins de nature préventive, curative ou palliative, visant à promouvoir, maintenir et restaurer la santé. Ils contribuent à l'éducation à la santé et à l'accompagnement des personnes ou des groupes dans leur parcours de soins en lien avec leur projet de vie. Les infirmiers interviennent dans le cadre d'une équipe pluriprofessionnelle, dans des structures et à domicile, de manière autonome et en collaboration.

Les soins infirmiers relevant du rôle propre de l'infirmier sont définis aux articles 4311-3 à 4311-5 du Code de la santé publique (CSP).

**Article R. 4311-3**

« Relèvent du rôle propre de l'infirmier ou de l'infirmière les soins liés aux **fonctions d'entretien** et **de continuité de la vie** et visant à compenser partiellement ou totalement un manque ou une diminution d'autonomie d'une personne ou d'un groupe de personnes.
Dans ce cadre, l'infirmier ou l'infirmière a compétence pour **prendre les initiatives et accomplir les soins qu'il juge nécessaires conformément aux dispositions des articles R. 4311-5 et R. 4311-6.** Il **identifie les besoins de la personne,** pose **un diagnostic infirmier, formule des objectifs de soins, met en œuvre les actions appropriées et les évalue.** Il peut élaborer, **avec la participation des membres de l'équipe soignante, des protocoles de soins infirmiers relevant de son initiative.** Il est chargé de la conception, de l'utilisation et de la **gestion du dossier de soins infirmiers.** »

L'OMS donne une définition encore plus large de leur rôle : « aider les individus, les familles et les groupes à déterminer et réaliser leur plein potentiel physique, mental et social [...] Les soins infirmiers englobent également la planification et la mise en œuvre des soins curatifs et de réadaptation et concernent les aspects physiques, mentaux et sociaux de la vie en ce qu'ils affectent la santé, la maladie, le handicap et la mort [...] Les infirmiers travaillent aussi comme partenaires des membres des autres professions impliquées dans la prestation des services de santé ».

## 2 Quelles sont les principales qualités de l'infirmier(ère) ?

L'infirmier doit posséder des qualités à la fois techniques, relationnelles et psychologiques.

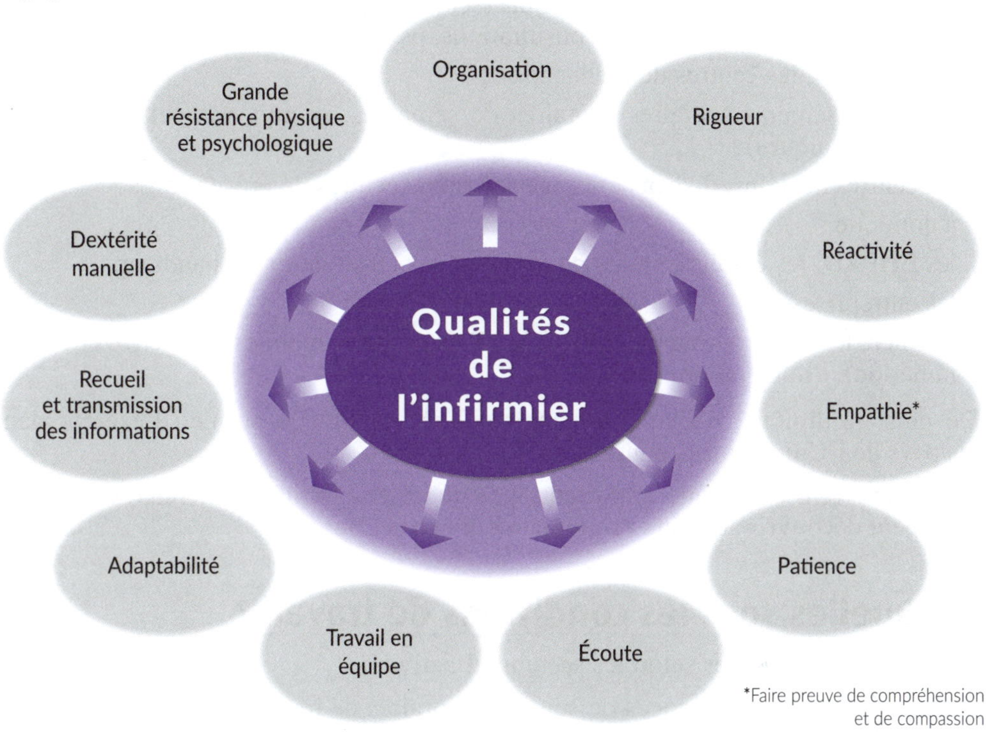


*Faire preuve de compréhension et de compassion

## 3 Quels sont les modes et les lieux d'exercice de l'infirmier ?

Les infirmiers choisissent entre plusieurs modes d'exercice :

- fonctionnaire de la fonction publique hospitalière, d'État ou territorial ;
- salarié du secteur privé ;
- infirmier à titre libéral (accessible après deux années d'expérience professionnelle au cours des six années précédant l'installation).

Ils sont présents dans quatre grands secteurs d'activités :

- les soins de courte durée : en service de chirurgie, de médecine, de réanimation, de bloc opératoire, de maternité, d'urgences, etc. ;
- les soins en santé mentale et en psychiatrie, etc. ;
- les soins de longue durée et soins de suite et de réadaptation : surveillance médicale, soins de réinsertion, convalescence, etc. ;

- les soins individuels ou collectifs sur des lieux de vie : soins à domicile, médecine du travail, santé scolaire, EHPAD.

Les lieux d'exercice sont très variés, permettant de répondre à tous les souhaits de carrière :

- les hôpitaux, dans les services de soins (services de médecine, chirurgie, réanimation, urgence, bloc opératoire, consultations, psychiatrie, gériatrie, etc. ;
- les cliniques, les centres de rééducation ;
- les établissements scolaires (horaires de semaines, ni nuit ni week-end, peu de gestes techniques) ;
- les centres de soins, dispensaires, associations, centres de prévention ;
- à domicile ;
- les EHPAD, les établissements pour personnes en situation de handicap ;
- les entreprises ;
- l'armée, les sapeurs-pompiers, les SMUR (structures mobiles d'urgence et de réanimation), l'humanitaire, etc.

De plus, le diplôme d'État d'infirmier délivré en France permet d'exercer dans les pays de l'Union européenne.

En définitive, il existe une importante palette de possibilités d'exercice que l'infirmier peut découvrir au cours de son parcours professionnel.

## 4 Quelles sont les conditions de travail ?

Elles sont très variables selon les secteurs d'activité.

Dans les structures et services de soins, les horaires de travail sont contraignants. Il est possible de travailler le matin, l'après-midi, la nuit, la semaine, les jours fériés et les week-ends en alternance avec les collègues de travail. Cela dépend bien sûr de l'activité exercée. Les amplitudes horaires sur une journée varient de 8 à 12 heures. L'infirmier de jour peut débuter sa journée à 6 h 00 comme la terminer à 21 heures.

Placés en première ligne pendant la crise sanitaire de 2020 et 2021, les infirmiers ont réalisé jusqu'à 60 heures hebdomadaires de travail au plus fort de la mobilisation du personnel soignant.

Ces horaires sont souvent difficiles à concilier avec une vie de famille, même s'ils sont compensés par des jours de repos en semaine.

L'exercice libéral impose un rythme plus soutenu et des horaires encore plus atypiques, mais de plus en plus de libéraux se regroupent et mettent en place des organisations de travail avec une alternance entre périodes travaillées et périodes de repos.

Les contraintes temporelles s'accompagnent d'une charge de travail importante en lien avec de lourdes responsabilités, le contact quotidien avec la souffrance et la mort, la pénurie de professionnels, une sollicitation physique répétée… faisant de ce métier, une activité fatigante et stressante.

Dans le cadre de l'obligation de la continuité des soins, les infirmiers assurent des astreintes, périodes pendant lesquelles ils ne sont pas présents sur leur lieu de travail mais doivent répondre en cas d'appel et éventuellement intervenir dans les meilleurs délais si nécessaire. Ils sont réquisitionnables en cas de crise sanitaire comme ce fut le cas en 2020 et 2021, lors de la pandémie de Covid-19.

Le travail administratif prend une place de plus en plus importante dans l'exercice professionnel avec une nécessaire adaptation à des logiciels informatiques spécifiques.

La profession présente quelques avantages : sécurité de l'emploi, diversité des tâches, relations humaines, possibilités de spécialisation et d'évolution, etc.

## 5 Quelles sont les évolutions de carrière possibles ?

En tant qu'infirmier, il est possible de **poursuivre ses études**, après l'obtention du diplôme d'État et de se spécialiser dans une discipline médicale ou dans le domaine de l'encadrement.

**INFIRMIER DIPLÔMÉ D'ÉTAT**

### SPÉCIALISATIONS

**Infirmier de Bloc Opératoire Diplômé d'État (IBODE)**

Conditions : IDE + 2 ans d'expérience + réussite concours d'entrée.
Formation : 18 mois.
Définition du métier : rôle d'instrumentiste et d'aide opératoire lors des interventions chirurgicales.

**Infirmier Anesthésiste Diplômé d'État (IADE)**

Conditions : IDE + 2 ans d'expérience + réussite concours d'entrée.
Formation : 2 ans.
Définition du métier : il dispense des soins en lien avec l'anesthésie, la réanimation et le traitement de la douleur.

**Infirmier Puériculteur Diplômé d'État (IPDE)**

Conditions : IDE + réussite concours d'entrée.
Formation : 1 an.
Définition du métier : il intervient dans les établissements et services accueillant enfants et adolescents.

**Infirmier de pratique avancée**

Conditions : 3 ans d'expérience.
Formation : 2 ans.
Définition du métier : il réalise des actes réservés avant 2018 aux médecins comme la prescription d'examens et le renouvèlement des traitements.

### ÉVOLUTIONS DE CARRIÈRE

**Cadre de Santé**

Conditions : 4 ans d'expérience IDE + réussite concours d'entrée.
Formation : 10 mois.
Définition du métier : le cadre de santé peut exercer la fonction de :
- cadre de service ou d'établissement ;
- formateur en IFSI.

↓

**Cadre Supérieur de Santé**

Conditions : 3 ans d'expérience Cadre de Santé + réussite concours d'entrée sur titre.
Définition du métier : il exerce soit des fonctions transversales (en hygiène, qualité, formation continue, recherche) soit une responsabilité d'encadrement d'un pôle santé.

↓

**Directeur des soins**

Conditions : 5 ans d'expérience Cadre Supérieurde Santé + réussite concours national.t
Formation : 12 mois au sein de l'École des Hautes Études de Santé Publique.
Définition du métier : il est membre de l'équipe de direction et garant de la coordination et de la qualité globales des activités de soins.

Pour ceux qui souhaitent développer ou acquérir des compétences spécifiques, il existe également d'autres formations comme les diplômes universitaires (DU) qui portent sur des thèmes variés tels que « Plaies et cicatrisation », « Prise en charge de la douleur », « Hygiène », etc. ou des Masters en soins infirmiers.

## 6 Quel est le salaire d'un infirmier ?

La rémunération mensuelle d'un infirmier a été revalorisée en 2020 dans le cadre de l'application des mesures du Ségur de la Santé dans la plupart des secteurs d'activité hors champs du domicile et du handicap. En début de carrière, elle est de l'ordre de 2 000 € brut. Il s'agit d'un salaire de base auquel s'ajoutent diverses primes liées au travail de nuit ou de week-end/jour férié, le supplément familial, les astreintes, les heures supplémentaires, etc. Cette rémunération varie en fonction du secteur d'activité dans lequel l'infirmier exerce.

Le salaire de base évolue avec l'expérience pour atteindre plus de 3 000 € brut mensuels en fin de carrière hors primes.

Le salaire de l'infirmier libéral varie en fonction de sa situation : remplaçant, collaborateur ou titulaire. Il se situe à 3 100 € en moyenne par mois, voire plus en fonction du temps de travail consacré à l'activité.

## 7 Comment la profession va-t-elle évoluer ?

Dans un contexte d'augmentation des besoins et de crise du système de santé, l'IGAS (Inspection générale des affaires sociales) et l'IGÉSR (Inspection générale de l'Éducation, du sport et de la recherche) se sont vu confier une mission afin de proposer des évolutions sur l'exercice professionnel des infirmiers et leur formation. Le rapport est paru en octobre 2022. Il y est notamment question de l'élargissement des compétences des infirmiers.

# BIOLOGIE

Partie 3

# 1 L'organisation du corps humain

L'étude de l'organisation du corps humain repose sur deux disciplines principales :

- L'**anatomie**, science qui étudie la structure et la morphologie de l'Homme ou des animaux. Elle s'intéresse à la forme des organes et à leurs relations.
- La **physiologie**, science qui étudie le fonctionnement de l'organisme.

La connaissance du corps humain a longtemps été uniquement morphologique. On en précisait l'aspect extérieur, sa forme, sa taille, sa couleur, etc.

L'anatomie du corps humain n'est étudiée qu'à partir de 1530, époque où des dissections de cadavres sont pratiquées pour mieux connaître l'Homme et sa constitution.

La physiologie apparaît, elle, en 1600 avec le médecin anglais **Harvey** qui a utilisé dissections, observations et expériences pour mettre en évidence la **circulation sanguine** et le rôle du **cœur**.

C'est la **microscopie** (début du XVIII$^{e}$ siècle) qui a permis la découverte et l'étude des cellules et donc la naissance future de l'**histologie**, de la **cytologie** et de la **microbiologie**.

## 1 Les niveaux d'organisation structurale

Le corps humain comporte plusieurs niveaux de complexité et l'étude de la hiérarchie de ces différents niveaux d'organisation se fait généralement en fonction de leur taille.

### 1.1 L'organisme

C'est un **être vivant** qui est caractérisé par sa capacité à se nourrir et à se reproduire de façon autonome (un organisme se suffit à lui-même).

### 1.2 Les appareils et systèmes

**Appareil** ou **système** = ensemble d'organes participant ensemble, de manière coordonnée, à la réalisation d'une même grande fonction.

> **Ex. :** l'appareil urinaire permet l'excrétion urinaire.

On trouve souvent une distinction entre appareil et système :

- **Appareil** = ensemble d'organes bien individualisés concourant ensemble à la réalisation d'une même fonction.

> **Ex. :** appareils digestif, respiratoire, urinaire, etc.

- **Système** = ensemble d'organes moins bien individualisés (souvent constitués en un même tissu) qui participent ensemble à la réalisation d'une même fonction.

> **Ex. :** systèmes nerveux, endocrinien, immunitaire, etc.

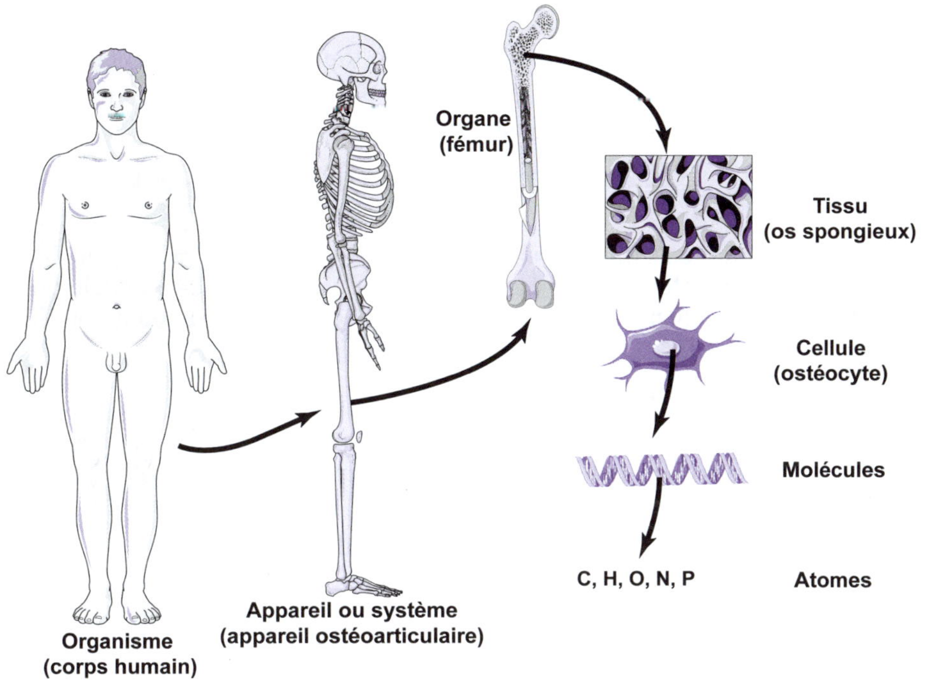


▶ **Les différents niveaux d'organisation structurale du corps humain**

## 1.3 Les organes

Un organe est une **unité anatomique** ayant une **fonction** spécifique (que lui seul peut réaliser).

> **Ex. :** le **rein** permet la formation d'urine, la **vessie** en permet le stockage.

L'**anatomie** et la **physiologie** s'intéressent respectivement à l'organisation de l'organisme et au fonctionnement des **appareils** et des **systèmes** ainsi qu'à celui des **organes**. En réalité, anatomie et physiologie sont indissociables pour assurer la compréhension de la relation entre structure et fonction.

## 1.4 Les tissus

Un **tissu** est un ensemble de cellules associées entre elles et qui concourent ensemble à la réalisation d'une même fonction.

> **Ex. :** tissus épithéliaux, musculaires, nerveux, etc.

L'**histologie** étudie les tissus et leur fonctionnement.

Biologie

### 1.5 Les cellules

Une **cellule** est l'unité structurale fondamentale de tout être vivant. Un être vivant possède au moins une cellule : bactéries, levures, protozoaires, etc.

La **cytologie** s'intéresse au fonctionnement des cellules.

### 1.6 Les molécules

Une molécule est un ensemble d'atomes associés entre eux. Les principales biomolécules sont : les glucides ; les protides ; les lipides ; les acides nucléiques ; les vitamines ; l'eau, molécule indispensable à la vie, est un substrat ou un produit.

### 1.7 Les atomes ou éléments

Les **atomes** (ou « **éléments** ») qui constituent la matière organique sont essentiellement : C, H, N (96 %), O, P et S (99 %). Les 1 % restants sont les oligoéléments (Fe, Zn, Cu, etc.).

La **biochimie** permet de comprendre les interactions des molécules.

## 2 Les grandes fonctions de l'organisme

### 2.1 Les fonctions de nutrition

Les systèmes et appareils impliqués dans ces fonctions assurent directement la survie de l'organisme :

- **Respiration** : appareil respiratoire ;
- **Digestion** : appareil digestif ;
- **Circulation** : appareil cardiovasculaire ;
- **Excrétion** : appareil urinaire et appareil respiratoire.

### 2.2 Les fonctions de relation

Ces fonctions permettent à l'organisme d'assurer les relations entre l'organisme et le monde extérieur ou entre l'organisme et les autres organismes.

- **Communication** : système nerveux et système hormonal (endocrinien) permettent la régulation du fonctionnement des grands appareils et la coordination de leur fonctionnement.
- **Locomotion** : appareil musculaire et appareil squelettique.
- **Protection** : systèmes immunitaire et tégumentaire (peau et muqueuse).

**! Attention**

Bien que les différents appareils et systèmes d'un organisme soient étudiés séparément, ils agissent toujours de manière coordonnée dans un seul but : maintenir les cellules de l'organisme dans un environnement stable favorable à leur croissance et à leur survie.

La capacité du corps à maintenir la **stabilité du milieu intérieur** malgré les changements constants des paramètres définissant l'environnement extérieur est appelée **homéostasie**, équilibre dynamique caractérisé par de faibles variations d'un paramètre autour d'une valeur cible.

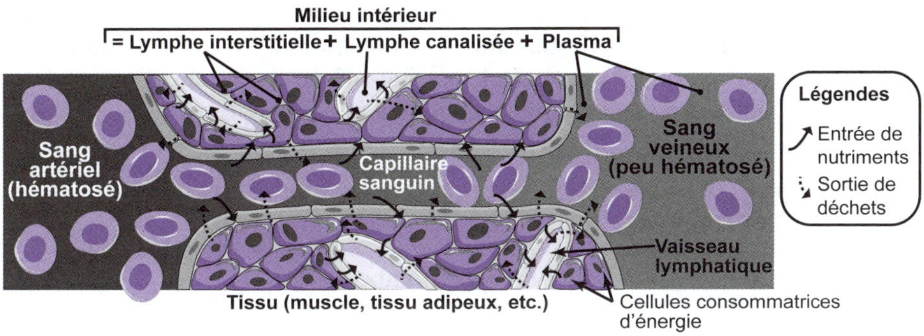


▶ **Rôle du milieu intérieur dans les échanges entre les liquides de l'organisme**

## 2.3 Les fonctions de reproduction

L'appareil génital permet d'assurer la pérennité, la survie de l'espèce grâce à sa capacité à produire des gamètes, assurer la fécondation et le développement de l'embryon (et du fœtus) dans l'utérus.

▶ **Éléments constitutifs et rôles des grandes fonctions de l'organisme**

| Les grandes fonctions de l'organisme | Systèmes ou appareils | Rôles |
|---|---|---|
| Nutrition | Appareil cardiovasculaire | Transport du sang : échanges de nutriments et de déchets, etc. |
| | Appareil respiratoire | Échanges gazeux, régulation du pH, etc. |
| | Appareil digestif | Digestion et absorption des nutriments, protection immunitaire, etc. |
| | Appareil urinaire | Excrétion des déchets azotés |
| Relation | Systèmes nerveux et endocrinien | Régulation de l'organisme |
| | Système immunitaire | Défense contre virus, bactéries, parasites, etc. |
| | Appareil musculosquelettique | Production des cellules sanguines, etc. |
| | Système tégumentaire (peau et phanères) | Protection contre la déshydratation, etc. |
| Reproduction | Appareil génital | Perpétuation de l'espèce |

Biologie

# 2 La composition de la matière vivante

L'organisme humain est constitué d'un ensemble d'organes qui sont chacun constitués de différents tissus. Chaque tissu assure une fonction déterminée dans chaque organe grâce à des cellules spécifiques qui elles, constituent l'unité structurale fondamentale de tout être vivant. Chaque cellule est elle-même constituée d'eau et d'autres biomolécules (glucides, protides, lipides et acides nucléiques).

## 1 Les tissus, éléments constitutifs des organes

La différenciation tissulaire est l'ensemble des modifications subies par une cellule-souche pour acquérir une fonction spécifique.

### 1.1 Structure

Tous les tissus possèdent **la même structure générale**, composée :

- D'un **ensemble de cellules associées** exerçant des fonctions communes ;
- D'une **matrice extracellulaire**, gel unissant les cellules (de nature variable selon les tissus).

### 1.2 Classification des tissus

On distingue **quatre grands types de tissus** en les classant selon leur structure et leur fonction :

#### *a. Tissus épithéliaux ou « épithéliums »*

Ce sont des tissus dont les cellules sont jointives et qui se divisent en deux groupes : les **épithéliums de revêtement** et les **épithéliums glandulaires**.

Les cellules des tissus épithéliaux possèdent des jonctions fortes entre elles.

- Les **épithéliums de revêtement** recouvrent toutes les surfaces de l'organisme, des organes cavités internes en relation (tube digestif, arbre bronchique, vagin) ou non (vaisseaux sanguins, cavités cardiaques) avec le milieu extérieur. Rôles : protection, échanges gazeux ou liquidiens, absorption, filtration, excrétion, sécrétion ou réception sensorielle.
- Les **épithéliums glandulaires** constitués de cellules qui produisent et libèrent une substance : les cellules qui le constituent sont des cellules sécrétrices. Ses cellules sont généralement groupées et constituent des **glandes**.

#### *b. Tissus conjonctifs*

Ce sont des tissus dont les cellules sont disjointes, les plus abondants de l'organisme, dérivant tous du même tissu embryonnaire, le mésenchyme.

- **Tissu conjonctif proprement dit** : tissu qui lie et sépare les différents organes, constitué d'une matrice cellulaire très abondante (collagène, fibres élastiques, etc.).
- **Tissus osseux** et **cartilagineux** : les cellules présentes sont les ostéocytes et les chondrocytes. Ces cellules sont incluses dans une matrice extracellulaire solide permettant soutien, protection et résistance du corps.
- **Tissu adipeux** : les cellules de ce tissu sont les adipocytes, remplis de triglycérides, assurant le rôle de réserve énergétique, protection thermique, soutien et protection des organes.
- **Sang** : seul tissu liquide de l'organisme. Rôles : nutrition, évacuation des déchets, régulation de la température, protection immunitaire, échanges liquidiens.

#### *c. Tissus musculaires*

Il en existe trois catégories :

- **Muscles striés squelettiques** (contraction volontaire lors des mouvements volontaires).
- **Muscle strié cardiaque** (propulsion du sang, muscle à contraction autonome et involontaire).
- **Muscles lisses** (à contraction involontaire).

#### *d. Tissus nerveux*

Il est composé de deux types de cellules :

- Les **neurones (10 % des cellules du tissu nerveux)** : ils sont capables de transmettre les messages nerveux.
- Les **cellules gliales ou « gliocytes » (90 % des cellules du tissu nerveux)** : ils assurent protection et nutrition des neurones.

## 2 La cellule, unité constitutive fondamentale de l'organisme

### 2.1 La cellule animale est nucléée

La cellule eucaryote est constituée d'un **cytoplasme** délimité par une membrane plasmique. Le **noyau** est délimité par une enveloppe nucléaire et contient des **chromosomes** (= ADN + protéines).

### 2.2 La cellule animale possède des organites

Les cellules eucaryotes sont caractérisées par l'existence de différents compartiments cellulaires ou « **organites** » qui sont des structures cytoplasmiques délimitées par (au moins) une membrane :

- Le **réticulum endoplasmique** est un réseau de citernes reliées entre elles et à la membrane externe de l'enveloppe nucléaire. Le réticulum endoplasmique granuleux ou **REG** (ou RER pour réticulum endoplasmique rugueux) assure

Biologie

la maturation des protéines. Les citernes dépourvues de ribosomes forment le réticulum endoplasmique lisse ou **REL** (rôle dans le métabolisme lipidique).

- L'**appareil de Golgi** est constitué d'un empilement de saccules indépendants : modification, emballage et adressages des protéines dans des organites particuliers ou à la surface de la cellule ou éventuellement à leur exportation hors de la cellule.
- Les **mitochondries** sont le siège principal de la synthèse de la molécule énergétique universelle : l'adénosine triphosphate ou « ATP ».

! Zoom

Les **ribosomes**, qui assurent la synthèse protéique, ne sont pas des organites puisqu'ils sont simplement composés d'ARN ribosomal et de protéines ribosomales.

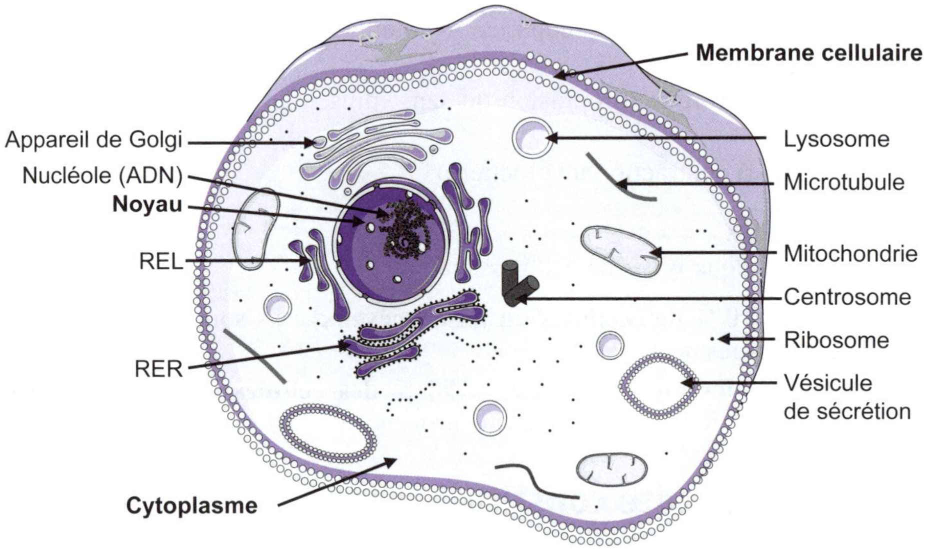


▶ Structure générale d'une cellule eucaryote animale

# 3 Les molécules, éléments constitutifs des cellules

## 3.1 Les composés inorganiques

### *a. L'eau, indispensable à la vie cellulaire*

L'eau est la substance la plus abondante, la plus indispensable et aussi la plus répandue dans la matière vivante. L'eau peut être circulante (eau du plasma), interstitielle ou intracellulaire.

**Rôles de l'eau** : solvant, réactif chimique et régulation thermique.

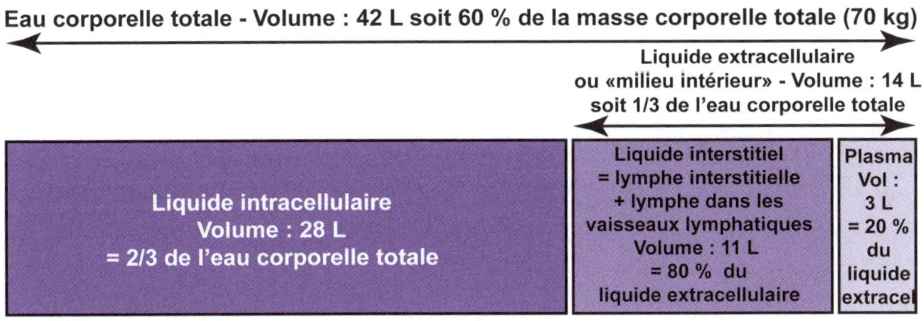


▶ **Répartition de l'eau dans les différents compartiments de l'organisme**



### *b. Les sels minéraux*

Les sels minéraux constituent les cendres obtenues après incinération de la matière vivante. Dans l'organisme, les principaux sels minéraux sont :

- des ions chargés positivement ou **cations** : $Na^+$, $K^+$, $Ca^{2+}$, $Mg^{2+}$ ;
- des ions chargés négativement ou **anions** : $Cl^-$, $HCO_3^-$, $H_2PO_4^-$ et $HPO_4^{2-}$, $SO_4^{2-}$, etc.

## 3.2 Les molécules organiques du corps humain

Les molécules organiques sont des molécules dont l'atome principal est le carbone (C). Elles sont regroupées en différentes classes : **glucides, protides, lipides** et **acides nucléiques**.

▶ **Variété, exemples et fonctions des différents types de molécules organiques du vivant**

| Constituants organiques | Composés | Exemples | Fonctions biologiques |
|---|---|---|---|
| Glucides | Oses | Glucose | Source d'énergie<br>Constituants cellulaires |
| | Polyholosides | Glycogène | Réserve d'énergie hépatique et musculaire |
| Protides | Acides aminés | Glycine, Alanine | Unités de base des protéines |
| | Protéines | Insuline,<br>Hémoglobine,<br>Kératine, Anticorps | Hormones<br>Transporteurs, enzymes<br>Défense de l'organisme<br>Constituants cellulaires |
| Lipides | Acides gras | Palmitate | Source d'énergie |
| | Glycérides | Triglycéride | Réserve d'énergie |
| | Phospholipides | Phosphatidylcholine | Constituants membranaires |

| | | | |
|---|---|---|---|
| Lipides | Stéroïdes | Cholestérol<br>Hormones sexuelles<br>Vitamine D | Constituant membranaire<br>Reproduction et caractères sexuels secondaires<br>Absorption et fixation du calcium |
| Acides nucléiques | Nucléotides | ATP<br>AMPc<br>AMP, TMP, GMP, etc. | Énergie<br>Communication cellulaire<br>Constituants de l'ADN et ARN |
| | ADN et ARN | | Information génétique : transmission héréditaire (ADN) et fonctionnement cellulaire (ADN et ARN) |

### Les vitamines

Ce sont des molécules organiques (14 vitamines différentes, de **nature chimique variable**) qui sont nécessaires à l'état de traces pour une bonne santé et une croissance correcte mais qui ne sont pas synthétisables par l'organisme. Les vitamines doivent donc être apportées par l'alimentation. On distingue deux catégories de vitamines :

- Les dérivés de lipides : vitamines A, D, E et K.
- Les dérivés hydrophiles, solubles dans l'eau : vitamine C, etc.

## 4 Les différents atomes constitutifs du corps humain

▶ **Classification des différents éléments rencontrés dans l'organisme**

| | Éléments non ionisés | | | | | Éléments ionisés | Oligo-éléments |
|---|---|---|---|---|---|---|---|
| | C<br>Carbone | H<br>Hydrogène | O<br>Oxygène | N<br>Azote | P et S<br>Phosphore et Soufre | Cl chlore,<br>Mg magnésium,<br>Ca calcium,<br>K potassium,<br>Na sodium | I iode,<br>F fluor,<br>Fe fer,<br>Cu cuivre<br>Zn Zinc,<br>etc. |
| masse corporelle | 19 % | 9 % | 63 % | 5 % | < 4 % de la masse corporelle | | < 0,1 % |
| | **96** % de la masse corporelle dont 62 % sous forme d'eau : ce sont les **macroéléments** | | | | | | |

Les **oligo-éléments** I, F, Fe, Cu, Mn, Cr, Zn, etc. sont nécessaires en très petite quantité pour, notamment, assurer le fonctionnement (composition ou activation) des catalyseurs biologiques : les **enzymes**.

# L'appareil ostéo-articulaire

# 3

## 1 Anatomie et fonctions du squelette humain

Le squelette est constitué de pièces osseuses unies entre elles par des **articulations**. Le squelette représente 20 % de la masse corporelle, soit 14 kg chez un homme adulte de 70 kg.

Le squelette de l'adulte est constitué de **plus de 200 os**, parmi lesquels un certain nombre se soudent entre eux au cours de la croissance, par exemple les os de la hanche.

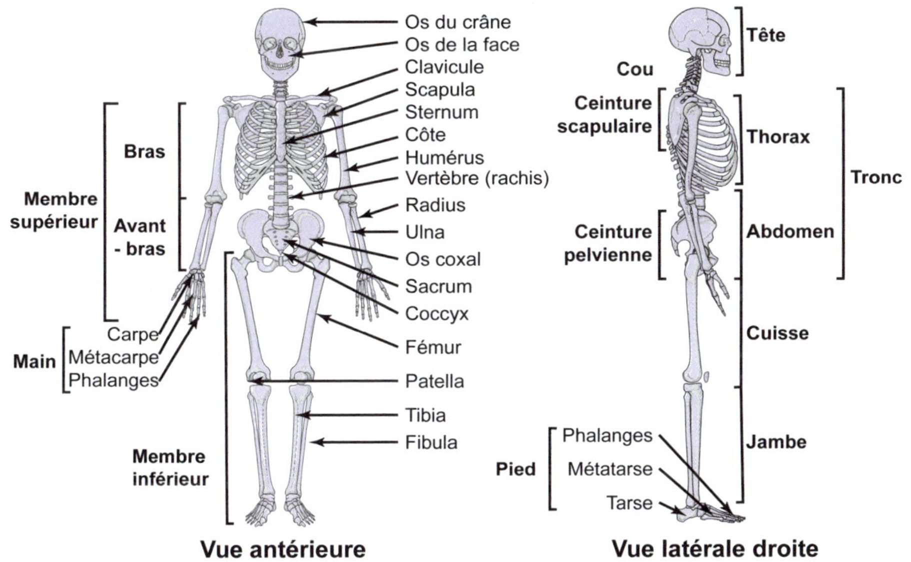


▶ **Les différentes parties des membres supérieurs et inférieurs**

### 1.1 Les fonctions du squelette

En plus de donner à notre corps sa forme extérieure, le squelette participe à plusieurs fonctions :

- **Soutien** : charpente du corps et ancrage des organes mous.
- **Protection** : protection des organes internes de lésions éventuelles.
- **Mouvement** : déplacements des os les uns par rapport aux autres sous l'effet de la force musculaire.
- **Réserve** : important réservoir minéral (calcium et phosphore).
- **Hématopoïèse** : la moelle rouge est le lieu de production de toutes les cellules sanguines et lymphatiques.

## 1.2 Les principaux os de la tête

**La tête** comprend les 8 **os du crâne**, les 13 **os de la face** et la **mandibule** (mâchoire inférieure).

## 1.3 Les os du tronc

Le **squelette du tronc** comprend la **colonne vertébrale ou rachis** (33 vertèbres), les côtes (12 paires, dont les 5 dernières paires sont des « fausses côtes » qui incluent 2 paires de « côtes flottantes ») et le **sternum**.

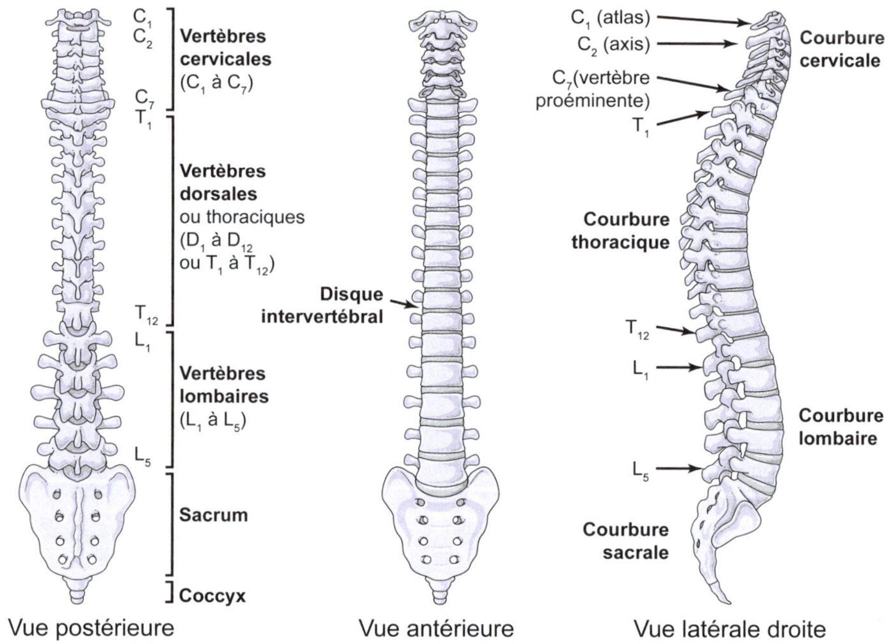


▶ **Anatomie du rachis humain (4 courbures)**

## 1.4 Les membres

Le squelette de chaque membre comprend une **ceinture** et **3 articles**.

▶ **Composition des membres supérieur et inférieur**

| | Membre supérieur | Membre inférieur |
|---|---|---|
| Ceinture | Scapula (anciennement « omoplate ») et clavicule forment la **ceinture scapulaire** | L'os coxal (os iliaque, ischion et pubis) constitue la **ceinture pelvienne** |
| 1er article | L'humérus constitue **le bras** | Le fémur constitue **la cuisse** |
| 2e article | Ulna (médiale) et radius (latéral) : **l'avant-bras** | Fibula (latérale), tibia (médial) et patella : **la jambe** |

| | | |
|---|---|---|
| 3e article | Os du carpe (8 ; poignet), métacarpiens (5 ; paume de la main) et phalanges (14 ; 3 par doigts : proximales, intermédiaires et distales ; 2 phalanges pour le pouce) : **la main** | Tarses (7), métatarses (5) et phalanges (14) : **le pied** |

## 2 Les différents types d'os

Il est utile de classer les os du squelette en fonction de leurs formes. On distingue ainsi 4 types d'os.

### 2.1 Les os longs

Ils présentent une partie centrale allongée (la **diaphyse**), avec en général 2 renflements aux extrémités (les **épiphyses**). Ils font partie des membres. Ils présentent en surface des saillies osseuses plus ou moins volumineuses constituant les points d'insertion des tendons et des ligaments.

**Ex. :** fémur, humérus, tibia.

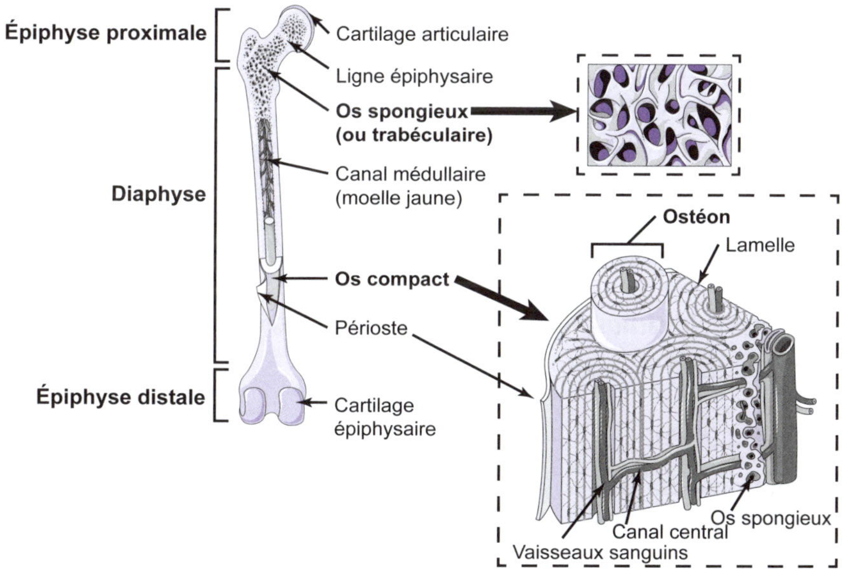


▶ Structure d'un os long (exemple du fémur)

### 2.2 Les os courts

Ils ont pour la plupart une forme cubique ou rectangulaire. Ils sont présents dans les parties du corps qui doivent être à la fois solides et semi-mobiles.

**Ex. :** patella, carpes, tarses.

### 2.3 Les os plats

Ils sont formés de lames aplaties et limitent en général des cavités.

**Ex. :** scapula, sternum, côtes.

### 2.4 Les os irréguliers

Certains os, par leurs formes irrégulières, ne peuvent s'intégrer dans les groupes précédents.

**Ex. :** les vertèbres.

## 3 Généralités sur l'appareil articulaire

### 3.1 Structure générale d'une articulation

Une articulation est un point de contact entre deux ou plusieurs os. Il existe trois types d'articulations : **fibreuses**, **cartilagineuses** et **synoviales** (les plus mobiles).

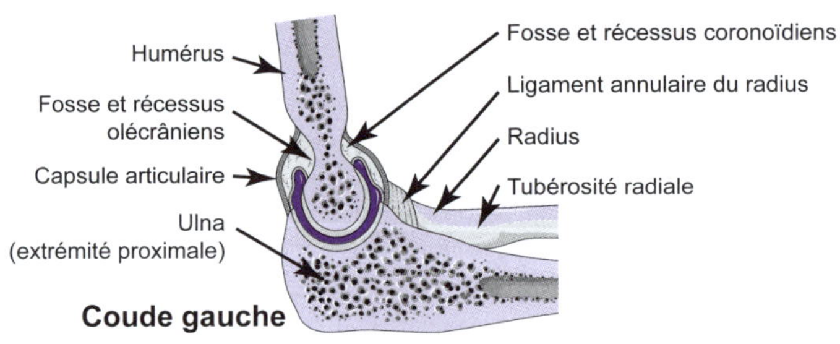


▶ **Coupe sagittale de l'articulation huméro-ulnaire en flexion (vue médiale gauche)**

### 3.2 Classification

Les **articulations simples** possèdent 2 éléments et les **articulations composées** possèdent plus de 2 éléments.

#### *a. Articulations fibreuses*

Ce sont des articulations sans mobilité et sans cartilage articulaire :

- La **syndesmose** : unit, chez l'adulte, des os par du tissu fibreux.
- La **suture** : le tissu fibreux qui unissait initialement les os (présuture) s'ossifie.
- La **gomphose** : unit la dent à une alvéole dentaire.

### b. Articulations cartilagineuses

Ce sont des articulations à mobilité réduite avec un cartilage articulaire, mais sans cavité articulaire.

- La **synchondrose** : articulation souvent transitoire.
- La **symphyse** : interzone articulaire formée d'un fibrocartilage.

### c. Articulations synoviales

Très mobiles, avec une capsule articulaire (2 membranes : fibreuse et synoviale).

## 3.3 Structures articulaires

### a. Structure de protection

Elle est représentée par la capsule articulaire qui enferme la cavité articulaire : membrane fibreuse (la protection mécanique de l'articulation) + membrane synoviale (sécrète la synovie, le lubrifiant).

### b. Structures d'amortissement des pressions

- Le **cartilage articulaire** : c'est un cartilage qui protège les surfaces articulaires contre l'usure (normale : arthrite). Une fois détruit, le cartilage ne se régénère pas. Ex. de pathologie du cartilage : polyarthrite rhumatoïde.
- La **synovie** : c'est un liquide transparent, visqueux.

### c. Structures d'adaptation des surfaces articulaires

Le **labrum**, le **ménisque** et le **disque** articulaire assurent la cohésion des surfaces articulaires.

### d. Structures de maintien

Elles empêchent la dislocation de l'articulation : membrane fibreuse (capsule) et ligaments.

### e. Structures de glissement

Elles favorisent le déplacement des surfaces articulaires : cartilage articulaire et synovie (lubrifiant).

Le labrum, le ménisque et le disque favorisent l'étalement de la synoviale au cours des mouvements.

# 4 Croissance et régénération des os

**À la naissance**, les os longs du squelette sont bien ossifiés (sauf les épiphyses). Les cartilages de conjugaison (qui deviendra la ligne épiphysaire, voir page 59) assurent la croissance en longueur pendant l'enfance et l'adolescence.

Chez l'adulte **entre 25 ans et 40 ans**, la structure osseuse reste stable (remaniement permanent) sous l'effet de l'activité physique et des hormones : hormone de croissance, T3 et T4, œstradiol, etc.

**Après 40 ans**, la densité osseuse diminue : les os se fragilisent, pouvant aboutir à une **ostéoporose**.

# 5 Pathologies ostéo-articulaires

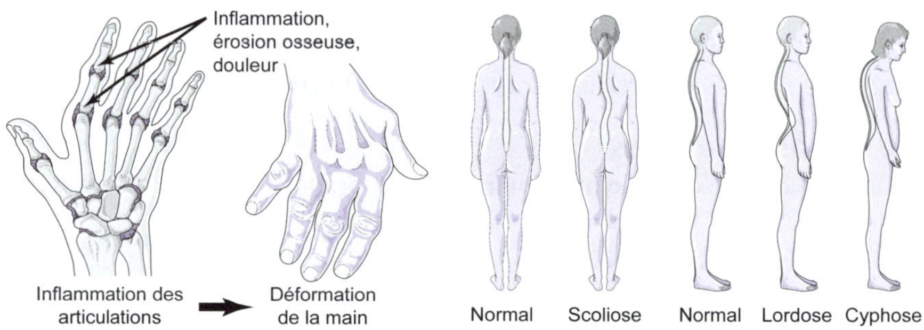


Polyarthrite rhumatoïde

Variations pathologiques de la courbure du dos

▶ **Exemples de pathologies ostéo-articulaires et osseuses**

## 5.1 Pathologies articulaires

- L'**arthrose** s'explique par une inflammation causée par une destruction du cartilage articulaire. L'arthrose peut nécessiter la mise en place d'une prothèse.
- La **goutte**, inflammation articulaire causée par une cristallisation d'acide urique, plus fréquente chez les hommes mangeant trop et peu actifs, après 50 ans.
- L'**arthrite** (épaississement de la capsule articulaire synoviale) augmente avec l'âge.
- **Entorses** et **luxations** sont d'autres causes accidentelles fréquentes de traumatisme articulaire.

## 5.2 Pathologies osseuses

Qualité et solidité des os dépendent de nombreux facteurs : âge, génétique, alimentation (vit. D, calcium, etc.) et environnement (posture, activité physique, charges portées).

- L'**ostéoporose** est une maladie fréquente chez les femmes ménopausées et chez les personnes présentant un déficit d'apport en vitamine D, et en calcium.
- L'**ostéomalacie** est une décalcification osseuse provoquée chez l'adulte par un défaut de minéralisation de la trame protéique des os causée par une carence en vitamine D.
- Le **rachitisme** est une maladie infantile entraînant un squelette anormalement fragile et peu développé. Elle s'explique par un défaut en calcium et vitamine D.
- La **maladie des os de verre** ou « ostéogenèse imparfaite » s'explique par une anomalie génétique de synthèse de collagène alors qu'**ostéome** et **ostéosarcome** sont des formes de cancers des os.
- Les **fractures** osseuses sont des accidents parfois favorisés par une ostéoporose préexistante.

# L'appareil musculaire 4

Il y a 3 types de tissus musculaires (**squelettique**, **lisse** et **cardiaque**) qui diffèrent par la structure de leurs cellules, leur situation dans le corps et par le mode de déclenchement de leur contraction.

## 1 Répartition des muscles dans l'organisme

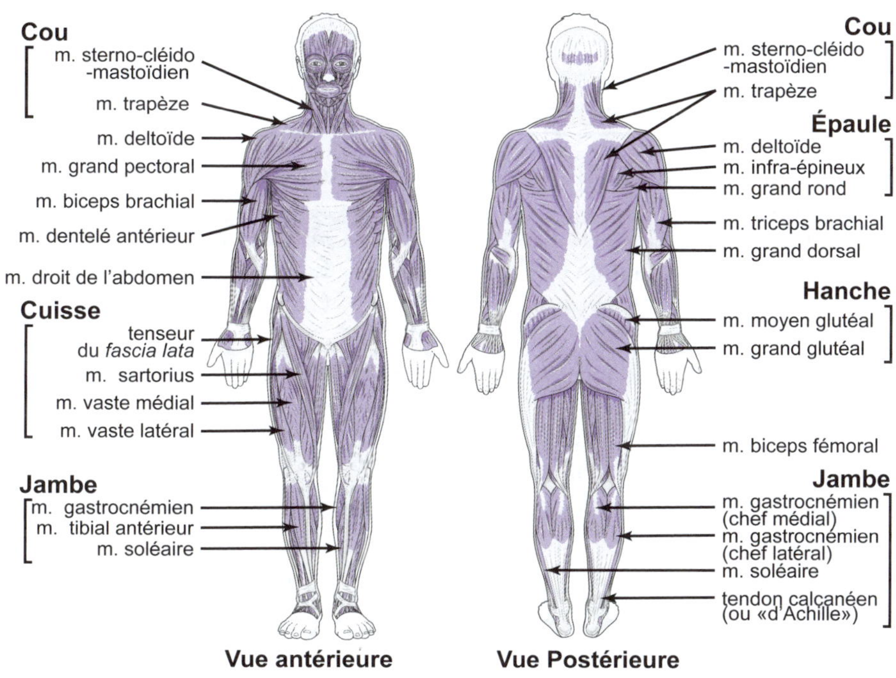


▶ **Anatomie de l'appareil musculaire de l'Homme**

## 2 Propriétés particulières des muscles

- **Contractilité** : les cellules musculaires (ou fibres) se contractent grâce à deux types de filaments protéiques appelés myofilaments : l'actine et la myosine.
- **Excitabilité** : les cellules reçoivent un stimulus (un neurotransmetteur) et y répondent en se contractant.
- **Extensibilité** : les fibres musculaires s'étirent au-delà de leur longueur de repos.
- **Élasticité** : elles retrouvent leur longueur de repos après contraction ou étirement.

## 3 Fonctions des muscles

- **Mouvement** :
  - du **corps** grâce à la contraction du tissu musculaire squelettique ;
  - du **sang** (globules rouges, blancs et plaquettes) grâce au tissu musculaire cardiaque ;
  - de **substances** dans les organes et les conduits des systèmes lymphatiques (cellules immunitaires, anticorps, etc.), appareils digestif, urinaire et génital.
- **Posture** : action constante du tissu musculaire squelettique.
- **Stabilité** des articulations (tissu musculaire squelettique).
- **Dégagement de chaleur** : lors de la contraction musculaire, il y a perte d'énergie sous forme de chaleur. Le tissu musculaire représente 40 % de notre masse corporelle d'où le dégagement de chaleur lors d'un exercice.

## 4 Mouvements musculaires

▶ **Mouvements des articulations synoviales lors d'une contraction musculaire**

| Mouvement | Définition | Exemple |
|---|---|---|
| Extension | Augmentation de l'angle que forment les os impliqués dans le mouvement (mise en rectitude) | Extension du cou ou du tronc (vers l'arrière) |
| Flexion | Diminution de l'angle que forment les os impliqués dans l'articulation. Incurvation, habituellement vers l'avant | Articulation du genou (vers l'arrière) |
| Supination | Rotation de la paume de la main vers le haut | Mouvement des mains lorsque quelqu'un « supplie » quelqu'un (depuis une position de repos) |
| Pronation | Rotation de la paume de la main vers le bas | Retour des mains à une position de repos après une position d'imploration |
| Abduction | Mouvement d'écartement du plan sagittal médian du corps | Écarter les bras du corps (depuis la position de repos) |
| Adduction | Mouvement vers le plan sagittal médian du corps | Rapprocher les bras du corps |
| Rotation | Mouvement autour du grand axe d'un os | Rotation des hanches autour du rachis |
| Circumduction | Combinaison de flexion, extension, abduction, et d'adduction | Mouvement de la main, bras à l'horizontale, faisant des cercles |
| Inversion | Rotation de la plante du pied vers l'intérieur | Soulever le bord médial de la plante du pied |
| Éversion | Rotation de la plante du pied vers l'extérieur | Bord latéral de la plante du pied qui se soulève |

Les muscles squelettiques sont généralement présents autour des os par paires de muscles **antagonistes**. Les muscles antagonistes fonctionnent de manière opposée : quand l'un est contracté (ex. : biceps brachial), l'autre est relâché (ex. : triceps brachial). Deux muscles peuvent aussi entraîner le même mouvement : on parle de muscles **agonistes ou synergiques** (participation au même mouvement global). Selon la nature des muscles, on distingue plusieurs types de mouvements (voir tableau page précédente).

# 5 Présentation des tissus musculaires

## 5.1 Le muscle strié squelettique

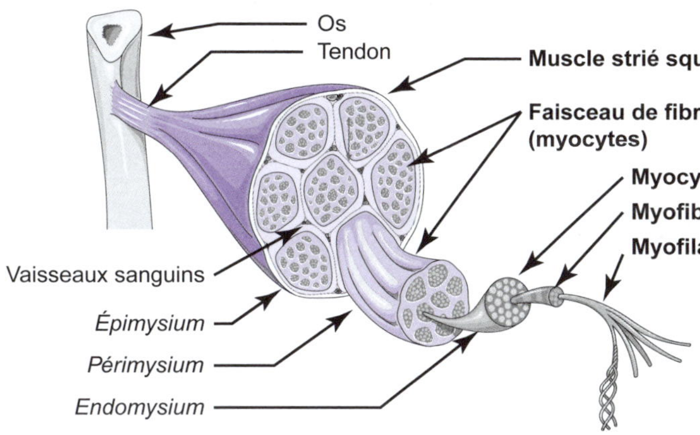


▶ **Structure générale d'un muscle strié squelettique**

Chaque muscle strié squelettique est constitué :

- de milliers de **cellules musculaires** (myocytes) organisées en faisceaux ;
- d'enveloppes de **tissu conjonctif** (dans l'ordre de l'extérieur vers l'intérieur du muscle) : **épimysium** (enveloppe externe du muscle) → **périmysium** (autour des faisceaux) → **endomysium** (qui entoure chaque fibre musculaire). Ces enveloppes sont liées aux tendons ;
- de vaisseaux sanguins en grande quantité ;
- de fibres nerveuses sensitives ou motrices (motricité volontaire).

**Remarque**

Pour le muscle strié cardiaque et le muscle lisse, c'est le système nerveux autonome (végétatif) qui est responsable de l'innervation des fibres musculaires.

## 5.2 Le tissu musculaire lisse

Les couches de muscle lisse se trouvent dans les parois de tous les vaisseaux **sanguins**, dans les parois des organes creux des **voies respiratoires et digestives** et dans les **appareils urinaire** et **génital**. En général, on observe au moins 2 couches de muscles lisses orientées perpendiculairement l'une à l'autre : une couche circulaire et une couche longitudinale.

> La contraction et le relâchement cycliques et autonomes de ces couches permettent de resserrer et de dilater l'intérieur de l'organe : c'est le **péristaltisme** ou progression de substances dans l'organe.

### 5.3 Le muscle strié cardiaque

Le muscle cardiaque est constitué de deux principaux types de tissus :

- Le **tissu myocardique** constitué de **cellules musculaires striées myocardiques**, les **cardiomyocytes**, à contraction autonome, spontanée et rythmique. Elles possèdent, contrairement aux cellules striées squelettiques (plurinucléées), un seul noyau.
- Le **tissu nodal**, constitué de **cellules cardionectrices** ou « **nodales** », spécialisées dans l'initiation et la conduction de la contraction musculaire.

## 6 Pathologies musculaires

### 6.1 La myasthénie

C'est une maladie auto-immune liée à la présence d'anticorps bloquant la communication entre motoneurone et muscles. Les neurotransmetteurs libérés par les neurones sont neutralisés.

### 6.2 La myopathie de Duchenne

C'est une maladie génétique qui a pour origine un gène muté sur le chromosome X. Ce gène code une protéine qui assure la cohésion musculaire (la dystrophine). La myopathie de Duchenne concerne davantage les garçons et présente différents symptômes :

- Avant 3 ans : hypotonie, marche sur la pointe des pieds ;
- 3 à 8 ans : incapacité à se relever, tachycardie ;
- 9 à 12 ans : articulations raides, marche perdue, scoliose ;
- Adolescence : scoliose, cardiomyopathie, insuffisance respiratoire ;
- Espérance de vie de 30 ans environ.

### 6.3 Les déchirures musculaires et ruptures de tendons

Les « claquages » sont des déchirures de muscles (souvent les ischiojambiers ou les muscles du mollet) entraînant la formation d'un hématome accompagné d'une très vive douleur nécessitant un arrêt de la pratique sportive de plusieurs semaines. Les tendons reliés aux muscles lésés subissent également souvent les conséquences de la rupture des fibres musculaires. La confirmation du diagnostic se fait par échographie ou IRM. La prévention chez les sportifs implique un bon entraînement ainsi que des échauffements systématiques avant les efforts physiques intenses.

# 7 Substances actives sur la contraction musculaire

- Le **curare** provoque une paralysie des muscles. Ses dérivés sont utilisés comme produit myorelaxant lors des anesthésies.
- La **toxine botulique** libérée par la bactérie *Clostridium botulinum* entre dans la composition du botox, un dérivé très dilué permettant après injection de relâcher temporairement tous les muscles du visage responsables des rides.
- La **toxine tétanique** libérée par *Clostridium tétani* entraîne à très faible dose la mort des personnes (non vaccinées) qui sont infectées par blocage des muscles respiratoires après paralysie générale des muscles en état de contraction.

# 8 Effets de l'exercice physique sur les muscles

## 8.1 La fatigue musculaire

L'efficacité des contractions musculaires (force et durée) est plus faible après une contraction précédente. Le muscle squelettique est fatigable. Le glycogène musculaire nécessite du temps pour être stocké de nouveau après son utilisation pendant les premières minutes. Les muscles squelettiques sont le principal lieu de stockage de glycogène (source d'énergie musculaire) dans le corps (400 g au total), devant le foie (300 g de glycogène source de glucose sanguin).

## 8.2 Les crampes

Les crampes sont la conséquence d'une surcharge en calcium dans le muscle, engendrée par un manque de NaCl circulant dans l'organisme. Lors d'efforts d'endurance, il est ainsi conseillé d'avoir un léger apport en sel afin de minimiser les risques de survenue d'une crampe. Ces dernières sont favorisées par : la fatigue musculaire ; la déshydratation ; l'apport insuffisant en chlorure de sodium (sel) ; l'excès d'électricité statique (l'électricité statique n'est pas une cause de la crampe, mais la cause de son déclenchement) ; une alimentation trop sucrée.

## 8.3 Les courbatures

Les courbatures sont dues à des **microdéchirures des fibres musculaires** ou à des **fuites de sang dans les muscles** au niveau de capillaires musculaires traumatisés par l'exercice musculaire.

> **! Attention** Les courbatures ne sont donc pas dues, comme on l'entend trop souvent, à une accumulation d'acide lactique qui est totalement normale à proximité du muscle après un exercice.

L'effet des **étirements** sur les muscles fatigués est largement surestimé en raison de l'absence de preuves scientifiques fiables prouvant un effet biologique sur les muscles après un exercice.

# 5 Le système nerveux

Pour réguler et coordonner l'activité des différentes parties de l'organisme, les êtres vivants possèdent deux grands systèmes de communication intercellulaire :

- Le **système nerveux** dont le message électrique libère des messagers les neurotransmetteurs (effet rapide, à courte distance, sur une zone relativement peu étendue.
- Le **système endocrinien** ou **système hormonal** libère des hormones (effet plus lent, durable, à longue distance et sur une zone très étendue).

## 1 Organisation générale du système nerveux

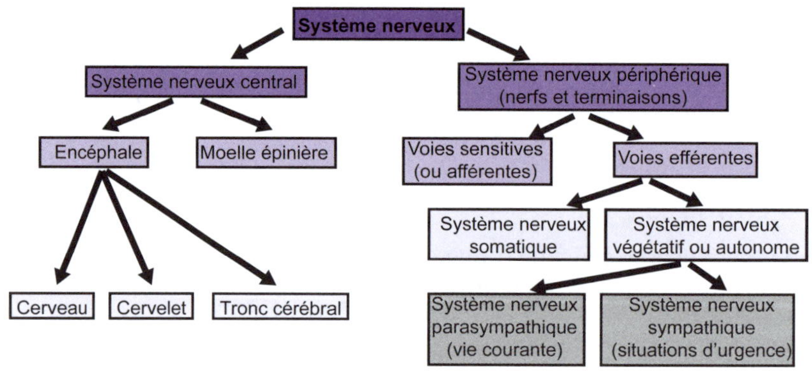


▶ **Structure générale du système nerveux**

### 1.1 Le système nerveux central

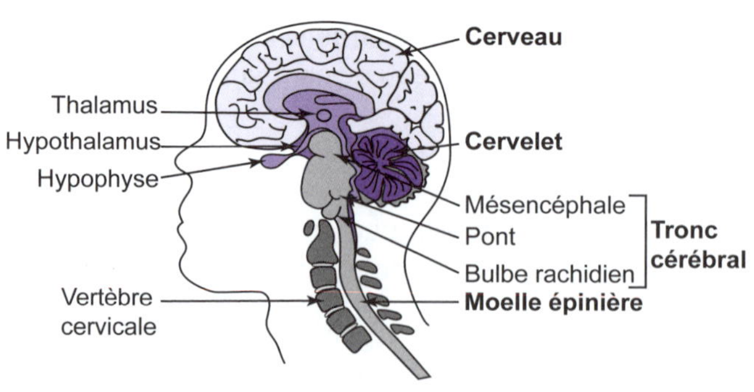


▶ **Structure du système nerveux central**

Le système nerveux central est composé de deux grandes parties : l'**encéphale** et la **moelle épinière**.

### *a. L'encéphale*

L'encéphale est composé du cerveau, du cervelet et du tronc cérébral.

- **Le cerveau**

Il comporte plusieurs grandes parties :

- **Deux hémisphères cérébraux** : il s'agit des deux parties du cerveau qui sont sous le crâne. Ces hémisphères cérébraux sont composés de différentes structures : le **cortex cérébral** (organisé en **aires** responsables des sensations, de la motricité volontaire, de la mémoire, de la compréhension et des émotions), la **substance blanche** et les **noyaux gris centraux** (contrôle des mouvements).

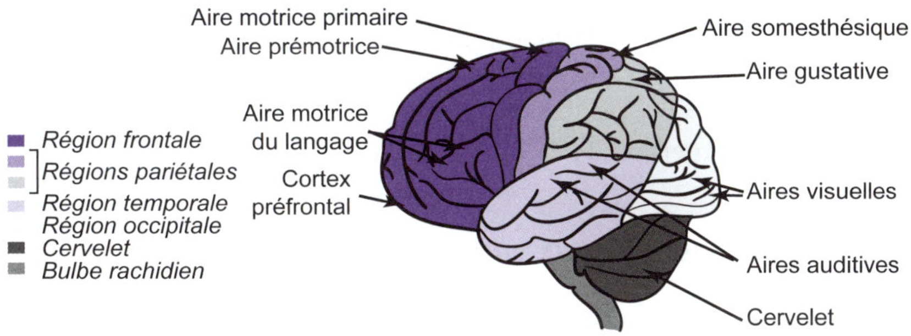


**Organisation des aires corticales du cerveau**

- Le **thalamus** : il est le relais pour les informations nerveuses allant vers le cortex cérébral comme les informations provenant des organes des sens ;
- L'**hypothalamus** : malgré sa petite taille, il s'agit du principal centre régulateur permettant de maintenir l'homéostasie. Il permet la réception d'informations, l'élaboration de réponses nerveuses ou humorales ;
- L'**épithalamus** : la glande pinéale sécrète la mélatonine qui régule les cycles veille/sommeil.

- Le **cervelet**

Le cervelet contrôle la **motricité volontaire**, l'équilibre et la coordination des mouvements.

- Le **tronc cérébral**

Le tronc cérébral permet le **maintien de l'homéostasie** (centres respiratoire, cardiaque, etc.) et l'**innervation de la tête** (sensibilité et motricité).

### b. La moelle épinière

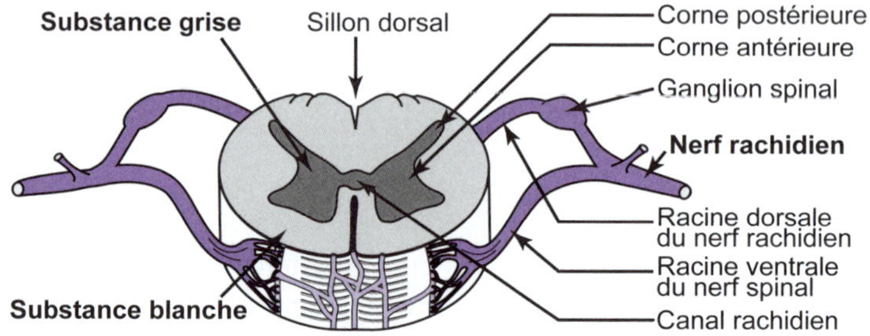


▶ Coupe transversale de la moelle épinière

La moelle épinière est composée de plusieurs parties :

- La **substance grise** est à la base de fonctions réflexes point de départ cutané, musculaire ou articulaire, réflexes de la miction (émission d'urine), de la défécation et de l'érection.
- La **substance blanche** permet la conduction des informations nerveuses vers l'encéphale.

### c. Protection du système nerveux central

Le système nerveux central est protégé par des **os** (crâne et vertèbres), par trois enveloppes (les **méninges**), par un coussin liquide (le **liquide cérébrospinal ou céphalorachidien** ou **LCR**) et par une **barrière hématoencéphalique (relative étanchéité** entre le sang et l'encéphale).

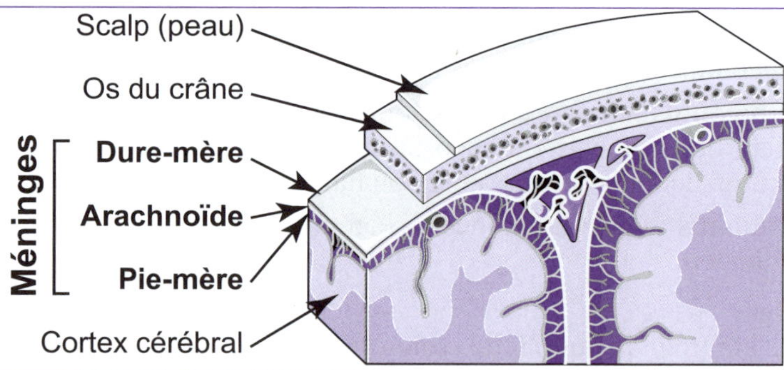


▶ Structure des méninges

## 1.2 Le système nerveux périphérique

Le système nerveux périphérique est constitué de nerfs. Ils assurent le lien du système nerveux central avec les organes. On distingue deux types de nerfs :

- Les **nerfs crâniens** : surtout issus du tronc cérébral, ils sont composés de **12 paires** de nerfs numérotées de I (nerf olfactif) à XII. Ces nerfs innervent la tête et le cou.

- Les **nerfs rachidiens** : issus de la moelle épinière (**31 paires**), ils permettent la conduction des messages nerveux de la motricité volontaire, des réflexes de la posture, etc.

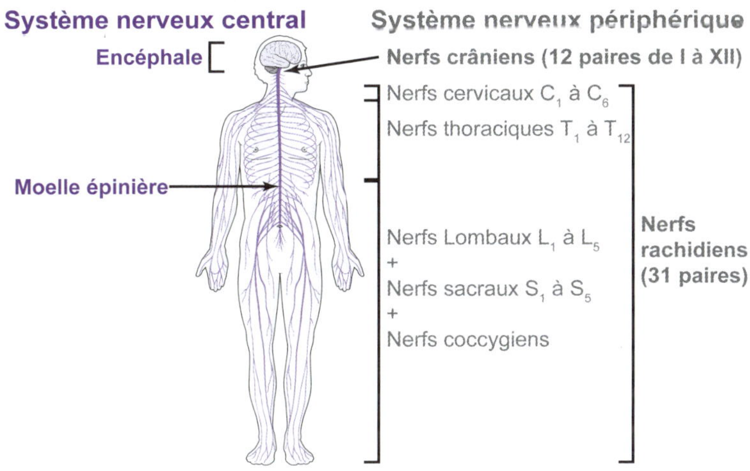


▶ **Répartition des nerfs dans l'organisme**

Les nerfs transportent deux types de messages nerveux :

- Des **informations sensitives** ou « afférentes » : des organes vers le système nerveux central.
- Des **informations efférentes** : des centres nerveux vers les organes.

**! Attention** De nombreux nerfs rachidiens sont **mixtes** (composés à la fois de fibres afférentes et efférentes)

## 2 Le tissu nerveux est composé de deux types de cellules

### 2.1 Les neurones

Les neurones sont les unités structurales et fonctionnelles du système nerveux.

Il existe de nombreux types de neurones. Le plus connu est le **neurone moteur** ou motoneurone, agissant sur les muscles squelettiques. Un neurone peut établir des milliers de synapses avec d'autres cellules.

Les neurones sont des cellules spécialisées dans la **réception**, l'**intégration** et la **transmission** de messages nerveux qui circule de manière **unidirectionnelle** le long d'un neurone. Les neurones sont **incapables de se diviser** (leur destruction sous l'effet de l'alcool, drogues est définitive) ; d'une **longévité extrême** (toute une vie) ils présentent un **métabolisme très élevé** ce qui implique que l'approvisionnement en $O_2$ et en glucose doit être important et constant.

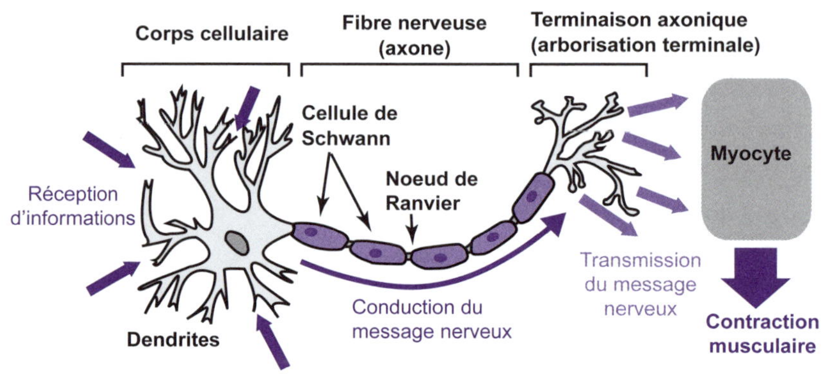


▶ **Structure d'un motoneurone**

### 2.2 Les cellules gliales (ou « gliocytes »)

Elles sont 10 à 50 fois plus nombreuses que les neurones et sont capables de se multiplier par mitoses. On distingue notamment les **cellules de Schwann** (elles forment la gaine de myéline qui augmente la vitesse du message nerveux), les **astrocytes** (contrôle du milieu autour des neurones) ou encore les **cellules microgliales** (destruction des débris de cellules mortes).

## 3 Pathologies du système nerveux

Le système nerveux est un ensemble d'organes particulièrement fragiles dont les neurones sont caractérisés par un **besoin permanent et constant en nutriments ($O_2$, glucose)**. Les cellules nerveuses ne pouvant pas se régénérer, toute atteinte nerveuse est le plus souvent définitive avec des capacités de récupération possibles, mais très limitées. Les atteintes sont de différents ordres.

### 3.1 Conséquences de traumatismes

- **Crâniens** : commotion (perte de connaissance immédiate), contusion (lésions anatomiques, hémorragie, etc.) ou œdème cérébral peuvent entraîner des séquelles graves (comme l'hémiplégie) ou la mort.
- De la **moelle épinière** : paralysie des membres inférieurs (paraplégie), des membres du côté lésé (hémiplégie) ou de la totalité des membres après une lésion cervicale (tétraplégie). Causes : accidents de la circulation (1re cause de mort des 18-25 ans en France), du travail, etc.

### 3.2 Pathologies neurodégénératives

- **Alzheimer** : maladie neurodégénérative plus fréquente avec le vieillissement (après 65 ans en général) de cause souvent inconnue, entraînant perte de mémoire, perte des fonctions cognitives, etc.

- **Parkinson** : maladie neurodégénérative chronique dont l'origine est une atteinte des noyaux gris centraux du cerveau et dont les symptômes sont progressifs : tremblements, mouvements lents, etc.
- **Sclérose en plaques** : maladie auto-immune causée par une démyélinisation des neurones du système nerveux central. Elle entraîne progressivement des troubles de la marche, de la sensibilité, etc.
- **Syndrome de Guillain-Barré** : maladie entraînant une démyélinisation des neurones du système nerveux périphérique, caractérisée par des troubles sensitifs aux extrémités (parésies), la disparition de réflexes, etc. La cause est presque toujours infectieuse (mononucléose infectieuse, grippe, herpès, etc.).
- **Creutzfeldt-Jakob** : maladie neurodégénérative causée par l'accumulation d'une protéine anormale transmissible, le prion, entraînant en un an la mort après apparition d'une démence progressive.
- **Troubles cognitifs liés au VIH** (chez plus de 50 % des malades séropositifs) : problèmes de mémoire, de coordination, jusqu'à une démence fatale.

Biologie

## 3.3 Autres pathologies nerveuses

- Les **AVC**, **accidents vasculaires cérébraux**, **hémorragiques** (rupture d'anévrisme, une zone vasculaire fragilisée), ou **ischémiques** (obstruction d'un petit vaisseau cérébral après détachement d'un fragment de plaque athéromateuse) : les neurones qui sont normalement irrigués par le sang après l'anévrisme rompu ou après la zone obstruée meurent par ischémie (déficit tissulaire d'$O_2$) entraînent la perte souvent définitive de la parole, de la vue, etc.
- Les **tumeurs cérébrales** (gliome) : altération des fonctions cérébrales, vomissements, etc. Traitement par radiothérapie et chirurgie en raison de la difficulté pour les chimiothérapies d'accéder au cerveau. Des thérapies ciblées (immunothérapie, par exemple) se développent aujourd'hui.
- L'**épilepsie** : maladie chronique caractérisée par des crises convulsives incontrôlables déclenchées par des décharges électriques nerveuses synchronisées pouvant être parfois traitées par des antiépileptiques. Causes : génétique, traumatique (AVC, traumatisme à la naissance, etc.), infectieuse, etc.
- La **douleur** : plus de 7 millions de personnes vivent en France avec des douleurs chroniques (maux de dos, de tête, arthrite, etc.). Traitement par des analgésiques (ou antalgiques) comme les anti-inflammatoires non stéroïdiens ou AINS (ex : ibuprofène), le paracétamol, etc.
- Les **dépressions** peuvent parfois s'expliquer par des troubles de sécrétion de neurotransmetteurs, mais leurs causes sont souvent très complexes. Traitement par psychothérapie, antidépresseurs, etc.

# 6 La vision

L'œil est l'organe sensible à la lumière (la peau l'est également) qui permet d'informer le cerveau sur son environnement immédiat. Les *stimuli* visuels provenant des deux yeux sont envoyés au cerveau par le nerf optique pour former une image consciente du **champ visuel** perçu.

## 1 L'œil est l'organe de la vision

### 1.1 Anatomie de l'œil

Les yeux comportent une **partie optique** qui focalise l'image visuelle sur les photorécepteurs et une **partie nerveuse** qui transforme l'image visuelle en **message nerveux**. Les photorécepteurs de l'œil humain ne sont sensibles qu'aux radiations électromagnétiques constituant la **lumière visible** (longueurs d'onde situées **entre 390 nm et 710 nm**).

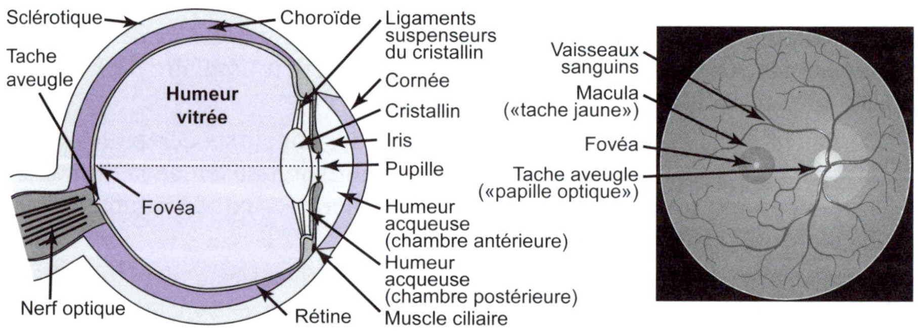


▶ **Coupe sagittale d'un œil humain (à gauche) et fond d'œil normal droit (à droite)**

### 1.2 Les structures optiques de l'œil

- Le **cristallin** et la **cornée** focalisent les rayons lumineux et assurent l'accommodation.
- Les ondes lumineuses se propagent dans toutes les directions à partir de chaque point d'un objet visible. La **rétine** est le lieu de focalisation de l'image d'un objet visualisé. Elle est constituée de cellules transparentes dépourvues d'organites. La **rétine** est sensible aux photons et crée le message nerveux. La rétine est une fine couche de tissu nerveux qui tapisse l'arrière du globe oculaire qui contient les photorécepteurs (bâtonnets et cônes), ainsi que plusieurs types de neurones.

- La **fovéa** est la zone de la rétine où **l'acuité visuelle est la meilleure**, **exclusivement composée de cônes**. L'image rétinienne est inversée verticalement et gauche/droite par rapport à l'objet observé.

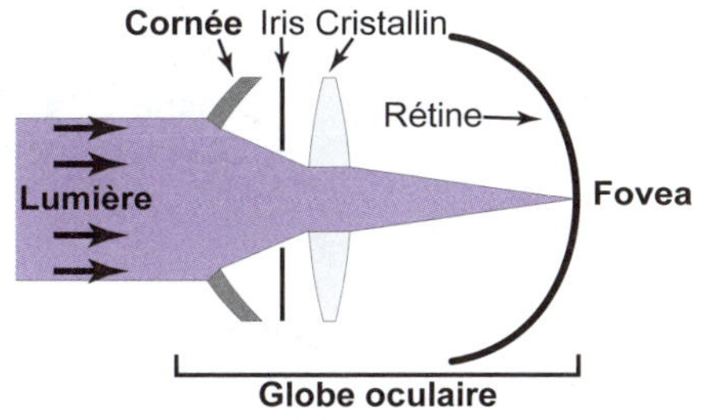


▶ **Trajet des rayons lumineux à travers l'œil**

! **Attention** Même si la **cornée** domine dans la focalisation des rayons, tous les ajustements concernant **la distance** sont assurés par des modifications de forme du **cristallin** : c'est l'**accommodation**.

# 2 Physiologie de la vision

## 2.1 L'iris contrôle la quantité de lumière entrant dans l'œil

L'**iris**, dont la couleur n'a aucune importance, présente un orifice en son centre par où la lumière entre dans l'œil : la **pupille**. L'iris est innervé par des nerfs autonomes. La **constriction de la pupille protège la rétine d'un éclairement excessif** et améliore l'acuité visuelle. Les émotions ou la **douleur** modifient également la taille de la pupille.

## 2.2 Intérêt des mouvements oculaires

La concentration des cônes est maximale dans la **fovéa** et c'est quand les images sont focalisées à cet endroit que l'acuité visuelle est la meilleure. Pour focaliser le point le plus important de l'image visuelle (le **point de fixation**) sur la **fovéa** et le maintenir à cet endroit, le globe oculaire se déplace grâce à six muscles squelettiques insérés à la face externe de chaque globe : contrôle des déplacements de l'œil par des mouvements rapides (pour l'étude du champ visuel) et lents (**suivi des objets visuels** et compensation des mouvements de la tête).

## 2.3 La fonction du cristallin dans l'accommodation

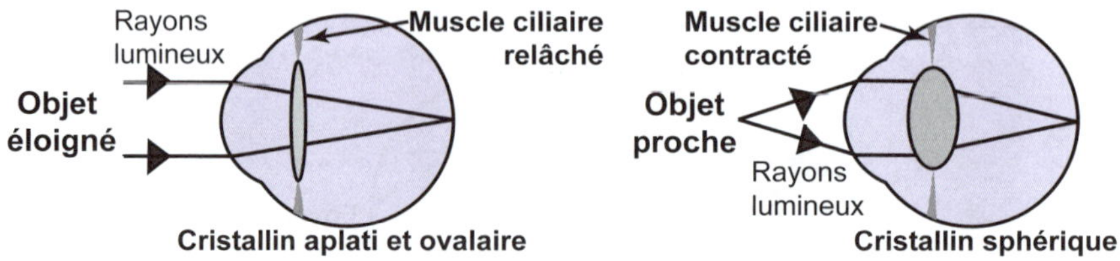


▶ **Déformation du cristallin lors de l'accommodation**

La forme du cristallin détermine le degré de déviation des rayons lumineux qui se projettent sur la rétine. C'est le cristallin qui réalise en temps réel l'accommodation pour une image toujours nette.

## 2.4 Les photorécepteurs rétiniens assurent la formation du message nerveux

Les photorécepteurs sont les **cônes** et **bâtonnets** (selon leur forme). Ils sont répartis de manière irrégulière sur la rétine. Leur position spécifique correspond à leur fonction.

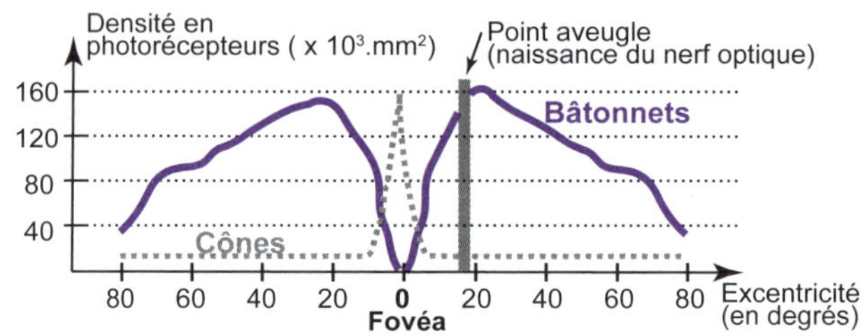


▶ **Densité rétinienne en photorécepteurs**

## 2.5 Spécificité des photorécepteurs vis-à-vis de la couleur et de la lumière

Les photorécepteurs contiennent **quatre photopigments différents qui absorbent la lumière dans la rétine** : la **rhodopsine** dans les bâtonnets et une **opsine** spécifique (+ chromophore) dans chacun des trois types différents de cônes.

> **! Attention** Pour un éclairement donné, le **récepteur** le plus efficace dépend de l'intensité de la lumière.

## 2.6 Le réseau cellulaire rétinien

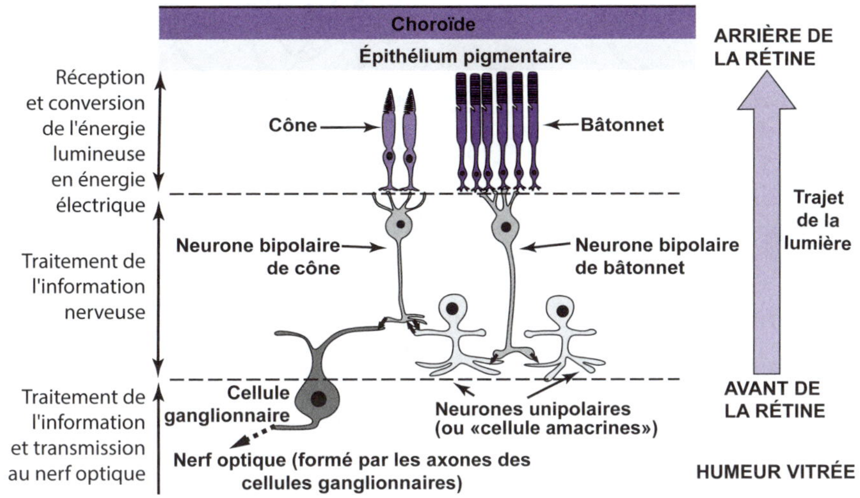


▶ **Le réseau nerveux des photorécepteurs rétiniens**

**Attention** Les bâtonnets sont très sensibles et répondent à de très faibles éclairements (crépuscule) alors que les cônes le sont beaucoup moins (utilisés en cas de lumière plus intense).

# 3 Les anomalies de la vision

## 3.1 Les anomalies morphologiques

La **cornée**, la **forme du cristallin** et la **longueur du globe oculaire** déterminent le point où les rayons lumineux convergent.

- L'**achromatopsie** : déficience en cônes entraînant donc une **très faible acuité visuelle** et hypersensibilité à la lumière : on parle de **photophobie**.
- La **myopie** : anomalie visuelle où **le globe est trop long par rapport au pouvoir de focalisation du cristallin**. Les objets éloignés sont flous.
- L'**hypermétropie** : c'est l'inverse de la myopie. **L'œil est trop court par rapport au pouvoir de convergence du cristallin. Elle est caractérisée par une mauvaise vision de près.**

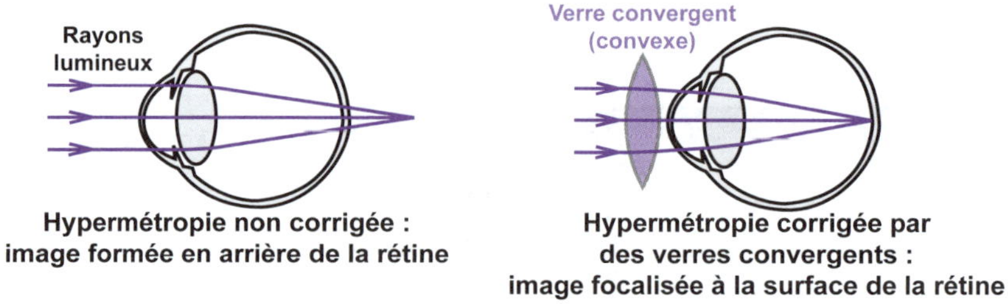


▶ L'hypermétropie s'explique par un défaut de convergence

- L'**astigmatisme** : le cristallin ou la cornée peuvent ne pas présenter une courbure uniforme : c'est l'astigmatisme. Des verres correcteurs compensent alors ces imperfections.
- Le **glaucome** : il s'agit de la principale cause de cécité définitive due à une augmentation de la pression intraoculaire qui lèse les cellules rétiniennes.
- La **dégénérescence maculaire liée à l'âge ou DMLA** : elle concerne 8 % des Français après 50 ans. La zone centrale de l'œil, la **macula** est atteinte. Différents facteurs favorisent l'apparition d'une DMLA : le tabagisme (fortement), l'alimentation et l'obésité.

## 3.2 Le vieillissement du cristallin : la presbytie et la cataracte

- La **presbytie**

Le cristallin est élastique et prend une forme plus sphérique lors de la vision proche. Cette souplesse diminuant avec l'âge, la presbytie est normale à partir de 45 ans.

**Traitement** : lunettes de lecture ou verres à double foyer (travaux rapprochés).

- La **cataracte**

Trouble oculaire fréquent, provenant d'une **opacification du cristallin** associée à une **photophobie** provoquée par accumulation d'eau entre les cellules du cristallin.

**Traitement** : le cristallin opaque est retiré chirurgicalement et on procède à la mise en place d'un cristallin artificiel implanté ou de lunettes correctrices.

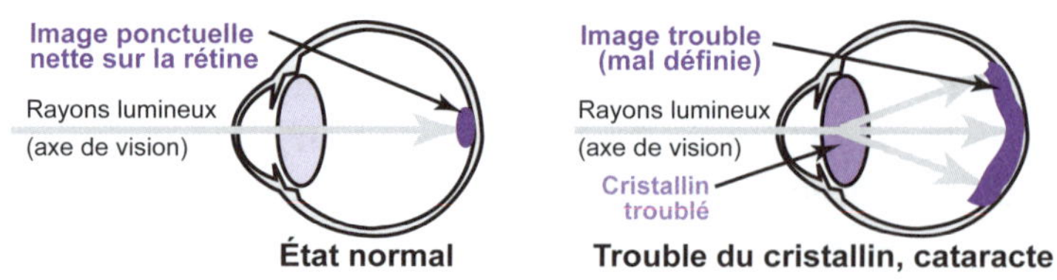


▶ Conséquences de la cataracte

# L'audition et l'équilibration

# 7

L'oreille assure deux fonctions essentielles pour l'être humain : la fonction auditive (« l'ouïe ») et la fonction d'équilibration.

L'oreille peut être à l'origine de trois types de pathologies : **acouphènes**, **vertiges** et **surdité**.

## 1 Anatomie de l'oreille

L'oreille est constituée de trois grandes parties :

- L'**oreille externe**, responsable de la perception des vibrations de l'air (les sons).
- L'**oreille moyenne**, où se trouvent les plus petits os de l'organisme, les osselets.
- L'**oreille interne**, constituée de plusieurs cavités : le labyrinthe osseux (creusé dans l'os temporal) et le labyrinthe membraneux (ensemble complexe de canaux).

**Remarque**

**Labyrinthe** = cochlée ou limaçon (pour **l'audition**) + vestibule (pour **l'équilibration**)

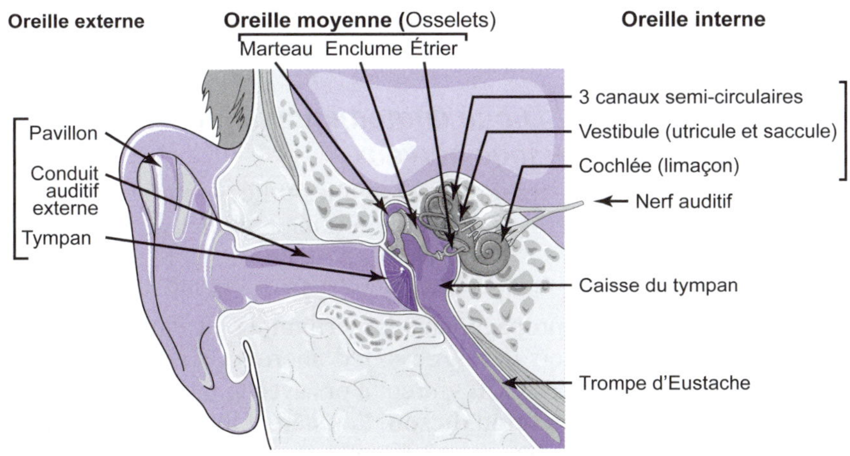


▶ **Structure des trois différentes parties de l'oreille**

## 2 La fonction auditive

### 2.1 Les quatre étapes de la transmission des ondes sonores

1 Les ondes sonores atteignent la **membrane tympanique** et deviennent des vibrations en traversant le conduit auditif externe.

Biologie

2 L'énergie de l'onde sonore est transmise aux **trois osselets** de l'oreille moyenne qui vibrent. L'étrier est fixé à la membrane de la fenêtre ovale. Les vibrations de celle-ci produisent des ondes dans le **liquide de la cochlée** (oreille interne).

3 Le liquide en mouvement pousse les **membranes souples (membranes tectoriales) du canal cochléaire**. Les cellules ciliées se plient et libèrent le neurotransmetteur.

4 La libération du neurotransmetteur sur les neurones sensoriels crée un **message nerveux** qui se propage le long du **nerf cochléaire** vers l'**aire auditive** du cortex cérébral.

L'énergie des ondes traversant le canal cochléaire est transférée dans le canal tympanique, puis dissipée dans l'oreille moyenne (par un orifice, la fenêtre ronde).

## 2.2 La cochlée est l'organe principal de l'audition

La cochlée est constituée de trois canalicules entourés en spirale autour d'un axe osseux : la **rampe tympanique**, la **rampe vestibulaire** et le **canal cochléaire**. La rampe tympanique et la rampe vestibulaire sont remplies de **périlymphe**. Le canal cochléaire est rempli **d'endolymphe**.

Entre le canal cochléaire et la rampe tympanique se situe l'**organe de Corti**.

### *a. Le début et l'extrémité de la cochlée ne sont pas sensibles aux mêmes fréquences de vibration*

Le début de la cochlée est sensible aux vibrations de **forte fréquence** (sons aigus) alors que le fond de la cochlée, à l'extrémité du limaçon, capte les vibrations de **faible fréquence** (sons graves).

### *b. L'organe de Corti est l'unité anatomique qui transforme les vibrations en message nerveux*

Il est constitué de cellules sensorielles (cellules ciliées internes ou CCI et cellules ciliées externes ou CCE), et de cellules de soutien (cellules de Deiters).

Les étapes de la formation du message nerveux par l'organe de Corti :

1 Lorsque la vibration se propage dans la périlymphe et fait onduler la membrane basilaire vers le haut et vers le bas, ce sont d'abord les **stéréocils** des CCE qui sont stimulés. Les stéréocils des CCE vibrent alors avec la membrane tectoriale : **phase de détection et d'amplification du son**. Les stéréocils des CCE vont alors envoyer **un premier message nerveux au cerveau**.

2 Les CCI sont responsables de l'émission d'un **deuxième message nerveux**, beaucoup plus précis : il renseigne le cerveau sur le message acoustique.

# 3 La surdité et les acouphènes sont les principales anomalies de l'audition

## 3.1 La surdité, principale pathologie auditive

Chaque compartiment de l'oreille peut être responsable d'une perte de l'audition et selon le compartiment atteint, la surdité peut être de trois types différents :

- Surdité de **transmission (atteinte de l'oreille moyenne)**.
- Surdité de **perception** ou « **neurosensorielle** » **(atteinte de l'oreille interne)**.
- Surdité **mixte** (transmission et perception).

Le nombre de cellules ciliées diminue avec l'âge : c'est le vieillissement de l'oreille, responsable de la **presbyacousie**, un dysfonctionnement des cellules ciliées qui ne codent plus correctement les fréquences aiguës.

### *a. Mécanisme des lésions auditives dues au bruit :*

- **Rupture du tympan** par onde de choc (ex : détonation).
- **Altération** ou **destruction des cellules ciliées** par traumatisme sonore aigu ou chronique (concert, tir, détonation). Des sons de trop forte intensité ou de durée trop importante provoquent la destruction des cellules ciliées.
- **Luxation des osselets** par onde de choc (attentat, concert).

### *b. Niveaux de surdité*

Le niveau de la surdité est défini selon l'intensité de perte auditive mesurée lors des tests auditifs (**audiométrie**). Cette intensité de perte est exprimée en décibels (dB). Plus l'intensité sonore pour entendre doit être élevée, plus la surdité est importante.

**Remarque**

L'audition est normale lorsqu'un individu peut entendre des sons d'intensité moyenne (entre 0 et 20 dB) sur les fréquences 500 Hz, 1 000 Hz et 2 000 Hz.

**▶ Nom donné aux différentes surdités selon le niveau de perte auditive (dB)**

| **Niveau de perte auditive (dB)** | 20 à 40 dB | 40 à 70 dB | 70 à 90 dB | 90 à 120 dB | Absence de perception sonore |
|---|---|---|---|---|---|
| **Nom donné à la surdité** | Légère | Moyenne | Sévère | Profonde | Totale ou « cophose » |

## 3.2 Les acouphènes

Les acouphènes sont des **sensations auditives pathologiques perçues en absence de tout stimulus externe** : bourdonnements (continus et graves), claquements (brefs et sans tonalité bien définie), tintements (continus ou intermittents, de tonalité moyenne) et sifflements (continus ou intermittents, de tonalité aiguë). Ils sont dus à des mouvements internes des parties de l'oreille, à des souffles vasculaires, à des réflexes nerveux, ou bien ils ont une origine psychique. Ils peuvent également être provoqués par une intoxication.

# 4 La fonction d'équilibration

## 4.1 L'appareil vestibulaire est l'organe de l'équilibration

L'oreille interne contient la cochlée (organe de l'audition), mais aussi l'**appareil vestibulaire** (organe de l'équilibre) qui est situé au centre du labyrinthe osseux, entre la cochlée et les canaux semi-circulaires. L'appareil vestibulaire comporte le **vestibule** et les **trois canaux semi-circulaires** orientés dans les **trois plans de l'espace** et **perpendiculaires les uns par rapport aux autres**. Ils nous renseignent sur la **position de notre tête**, sur ses **mouvements de rotation** et de **translation**.

Au niveau de l'**utricule** et du **saccule**, l'intérieur des cavités de l'appareil vestibulaire est tapissé de **petites cellules ciliées** et est rempli d'un liquide gélatineux (l'**endolymphe**) dans lequel on trouve des **cristaux de carbonate de calcium**, c'est-à-dire des cristaux de calcaire : les **otolithes**.

## 4.2 Les trois étapes de la transmission du message informant le cerveau sur la position et les mouvements de la tête

1. Les mouvements de la tête (**tangage, roulis** et **lacet**) font bouger les cristaux (otolithes) et le liquide par effet de gravité dans chacun des trois canaux semi-circulaires concernés par les mouvements.
2. Le liquide en mouvement stimule alors les cils qui induisent une **impulsion nerveuse** au niveau des cellules sensorielles.
3. Les cellules sensorielles envoient alors un message au cerveau par le nerf vestibulaire. Le cerveau intègre les divers messages émanant de chacun des canaux et peut ainsi déterminer la **direction** et l'**accélération** – ou **décélération** – du déplacement.

## 4.3 Les vertiges constituent la principale anomalie de l'équilibration

Les vertiges peuvent avoir des origines nombreuses, ce qui rend le diagnostic difficile : **problèmes neurologiques** (maladie de Parkinson, accident vasculaire du cervelet, etc.), **médicaments** et **toxiques** peuvent donner des vertiges.

Dans la majorité des cas, c'est un **dysfonctionnement de l'oreille interne** qui est en cause. Le vieillissement augmente le risque d'être atteint de troubles de l'équilibre.

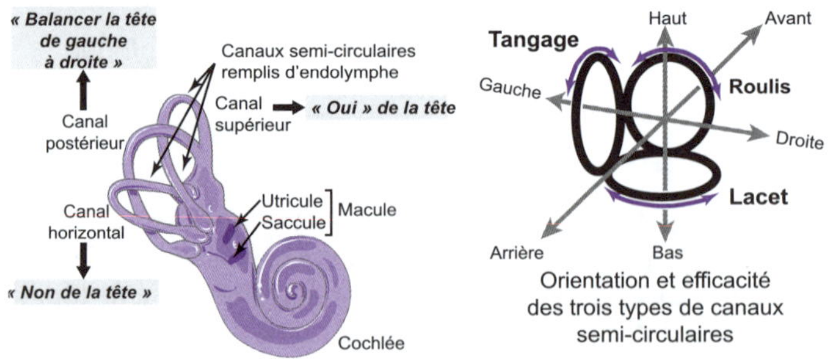


Orientation et efficacité des trois types de canaux semi-circulaires

▶ **L'appareil vestibulaire**

# 8 L'olfaction et la gustation

L'appareil olfactif et l'appareil gustatif sont des systèmes sensoriels qui permettent à l'organisme de recevoir des informations du monde qui l'entoure. Il est composé :

- de **récepteurs cellulaires spécifiques** transformant des stimuli (substances volatiles pour l'odorat, substances dissoutes pour le goût) en influx nerveux ;
- de **fibres nerveuses** sensitives transportant les influx nerveux aux centres nerveux ;
- de **centres nerveux** analysant l'information (aires corticales du goût et de l'odorat).



## 1 Le nez est l'organe de l'olfaction

### 1.1 Les récepteurs de l'olfaction : les cils olfactifs

Les récepteurs de l'odorat sont logés dans l'épithélium olfactif, dans la partie supérieure des fosses nasales et de chaque côté de la cloison nasale.

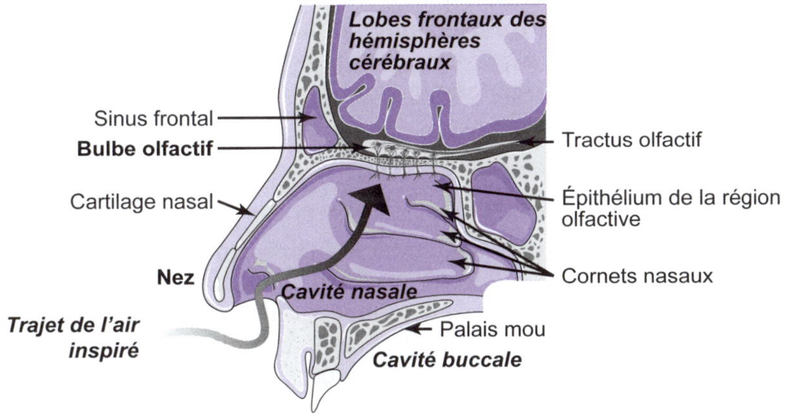


▶ **Anatomie de la région olfactive de la muqueuse du nez**

L'épithélium olfactif est composé de trois types de cellules :

- les **cellules de soutien** sont des cellules épithéliales de la muqueuse nasale ;
- les **cellules olfactives** sont des neurones bipolaires dont les corps cellulaires s'insèrent dans les cellules de soutien et dont la dendrite distale possède un renflement (vésicule olfactive) à partir duquel irradient 6 à 8 cils olfactifs ;
- les **cellules basales**, cellules souches, qui renouvellent les cellules de soutien.

Des **glandes olfactives**, les glandes de Bowman élaborent le **mucus** qui humidifie la surface de l'épithélium et dissout les substances odorantes. Le mucus permet aussi de refroidir la pellicule superficielle de liquide et d'empêcher la stimulation continuelle des cils par la même odeur.

### 1.2 Odeurs et arômes se forment au contact de récepteurs olfactifs différents

Seules les substances volatiles sont détectables par l'odorat. Selon le cheminement de la substance volatile, on distingue les **odeurs** et les **arômes**.

- Une **odeur** est perçue par la **voie nasale**, lors de l'inspiration, par les récepteurs olfactifs.
- Les **arômes** sont perçus par la **voie rétronasale** : des substances volatiles enfermées dans les aliments sont libérées lors de la mastication et du réchauffement dans la cavité buccale. Elles gagnent alors les récepteurs olfactifs par la voie rétronasale pour constituer un arôme. La perception semble provenir de la bouche et comme un goût. Lors d'un gros rhume, les aliments n'ont aucun « goût » puisque les arômes ne peuvent plus emprunter la voie rétronasale obstruée.

Les membranes des cils olfactifs contiennent différents **récepteurs chimiques**, chacun pouvant réagir à une substance olfactive particulière (stimulus) et déclencher un influx nerveux.

### 1.3 Adaptation et limite minimale olfactive

La perception des odeurs s'effectue rapidement, car la vitesse de réaction des cellules olfactives est de l'ordre de la **milliseconde**. Tant que les substances volatiles persistent, nous continuons à les percevoir, mais au bout de deux à trois minutes, notre système nerveux central déplace leur intégration du champ de notre conscience : c'est le phénomène d'**adaptation**.

### 1.4 Voies olfactives et bulbes olfactifs

Les axones des cellules olfactives s'assemblent pour former le **nerf olfactif** (1re paire de nerfs crâniens ou **nerf I**) qui se termine par deux masses de substance grise, les **bulbes olfactifs** qui sont logés sous le lobe frontal des hémisphères cérébraux. Les influx nerveux sont ensuite conduits vers l'aire olfactive primaire du cortex cérébral où ils sont interprétés comme des « odeurs ».

### 1.5 Troubles de l'olfaction : anosmie et pertes d'odorat ponctuelles

L'**anosmie** est une perte totale de l'odorat qui se produit après une atteinte du nerf olfactif lors d'un traumatisme frontal. L'anosmie peut être congénitale, c'est-à-dire présente dès la naissance.

L'anosmie peut également être ponctuelle, causée par des sinusites, rhinites, une infection causée par le SARS-CoV-2 (virus du COVID-19) ou des polypes aux sinus.

## 2 La langue est l'organe de la gustation

### 2.1 Les récepteurs de la gustation : les bourgeons gustatifs

La langue est tapissée de petites excroissances de tissu conjonctif : les **papilles**. Il en existe quatre sortes :

- les **papilles filiformes** (recouvrant les 2/3 antérieurs de la langue) sont impliquées dans la perception somesthésique, permettant d'apprécier la forme et la texture des aliments. Leur sensibilité tactile est supérieure à celle des doigts ;
- les **papilles circumvallées** (ou caliciformes) sont les plus volumineuses, circulaires et disposées à la partie postérieure de la langue ;
- les **papilles foliées,** situées sur les bords latéraux à l'arrière de la langue ;
- les **papilles fongiformes**, en forme de champignons, occupant la pointe et les bords de la langue.

Les papilles circumvallées, foliées et fongiformes renferment des bourgeons gustatifs et permettent la perception des saveurs. Plus de 2 000 bourgeons de goût sont situés sur la langue, mais on en trouve aussi dans le palais mou et dans la gorge. Les bourgeons gustatifs présentent 3 types de cellules :

- les **cellules de soutien** (non représentées sur le schéma ci-après), cellules épithéliales spécialisées qui abritent entre 4 et 20 cellules gustatives ;
- les **cellules gustatives** pourvues de cils gustatifs qui s'ouvrent sur l'extérieur par une ouverture du bourgeon, appelée pore gustatif. Les stimuli atteignent les cellules gustatives par **les pores** ;
- les **cellules basales** produisent les cellules de soutien et gustatives qui meurent après 10 jours environ.

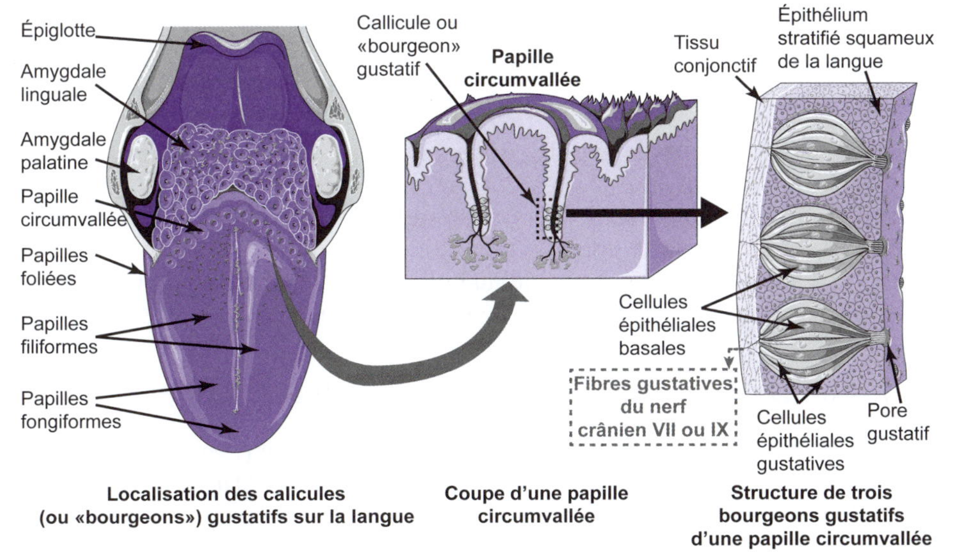


▶ **Structure et organisation des calicules (ou « bourgeons gustatifs ») sur la langue**

## 2.2 Les récepteurs gustatifs sont sensibles aux cinq saveurs

Les substances à goûter doivent être absolument solubles dans la salive pour pouvoir traverser les pores et stimuler les cellules gustatives. Quand les substances sapides (ayant un goût) touchent la membrane des cils gustatifs, elles déclenchent un message électrique puis un vrai influx nerveux.

Il n'existe que cinq saveurs fondamentales : l'**acide**, le **salé**, l'**amer**, le **sucré** et l'**umami** (goût des soupes asiatiques conféré par le glutamate de sodium) proviennent de substances chimiques spécifiques. Certaines régions de la langue sont plus sensibles à certaines saveurs :

- le **bout de la langue** perçoit les 5 saveurs, mais il est très sensible au salé et au sucré ;
- la **partie postérieure** de la langue réagit à l'amer ;
- les **bords de la langue** sont plus sensibles à l'acide.

## 2.3 L'adaptation et le seuil du goût caractérisent chaque saveur

Une **adaptation** au goût est totale après une stimulation gustative continue de 1 à 5 minutes par intervention du système nerveux central.

L'intensité la plus faible d'une saveur détectable ou « seuil du goût » varie selon la saveur. Le seuil le plus bas est celui de l'amertume (caractéristique des poisons).

## 2.4 Le nerf facial (VII) et le nerf glosso-pharyngien (IX) transportent les influx nerveux vers l'aire gustative primaire

Les bourgeons gustatifs reçoivent des fibres afférentes de plusieurs nerfs crâniens : le **nerf facial (VII)** qui innerve les 2/3 antérieurs de la langue, le **nerf glosso-pharyngien (IX)** qui innerve le tiers postérieur de la langue, le **nerf pneumogastrique (X)** qui innerve la gorge et l'épiglotte. Les influx gustatifs sont conduits par les nerfs depuis les bourgeons jusqu'au bulbe rachidien, puis au thalamus et enfin vers l'aire gustative primaire du cortex cérébral (lobe pariétal).

## 2.5 Troubles de la gustation : l'agueusie et la dysgueusie

- L'**agueusie** est l'incapacité **partielle** (seule une des cinq saveurs peut devenir indétectable) ou **totale** de percevoir un goût. Ses causes principales sont les lésions nerveuses (nerf glosso-pharyngien), les infections respiratoires ou certains médicaments. Les trois paires de nerfs VII, IX et X étant impliquées, l'agueusie implique une atteinte simultanée (rare) de ces trois nerfs.
- La **dysgueusie** est la modification ponctuelle ou permanente de la capacité à percevoir correctement certaines saveurs. Ses causes peuvent être liées au tabagisme, à des problèmes neurologiques ou à des névropathies causés par le diabète, une chimiothérapie, une radiothérapie ou certains produits utilisés en IRM ou lors d'un scanner.

La **dysgueusie** atteint donc l'aspect **qualitatif** du goût alors que l'**agueusie** atteint le caractère **quantitatif** du goût (perte totale d'une ou plusieurs sensibilités).

# Le toucher

9



## 1 Le toucher est un élément essentiel de la sensibilité corporelle

Il existe deux types différents de sensibilité dans le corps humain.

- **La sensibilité consciente ou sensibilité somatique qui permet** :
  - la **sensibilité extéroceptive**, **extéroception**, dont les récepteurs, les **extérocepteurs**, sont sensibles aux variations des paramètres du milieu extérieur (Ex. : sensibilité cutanée, vision, audition, olfaction et équilibre) ;
  - la **sensibilité proprioceptive**, ou **proprioception**, dont les récepteurs, les **intérocepteurs** sont sensibles à l'état de contraction/tension des muscles. L'organisme est ainsi informé de la position du corps et les mouvements dans l'espace ;
- **La sensibilité inconsciente** ou végétative (ou **intéroception**). Elle informe l'organisme des stimulations provenant des **viscères** (les organes mous du corps) grâce à des récepteurs nommés viscérocepteurs ou **intérocepteurs**.

La sensibilité corporelle générale (extéroceptive) est nommée **somesthésie**. Elle comprend toutes les sensations qui proviennent de l'environnement et qui s'exercent sur la totalité du corps : toucher, chaleur, pression, douleur qui sont perçus grâce à des récepteurs situés dans les **muscles**, les **tendons**, la **peau**, les **poils** ou les **viscères**. La somesthésie est donc le sens le plus étendu et donc le plus important pour le corps humain. La sensibilité corporelle concerne essentiellement la peau.

**Remarque**

La somesthésie est la première des sensations à se développer chez le fœtus.

## 2 L'innervation de la peau : les dermatomes

### 2.1 Un dermatome correspond à un nerf rachidien spécifique

Un **dermatome** (ou « segment de peau ») est la surface de peau innervée par les branches cutanées sensitives d'un nerf rachidien. Tous les nerfs rachidiens délimitent un dermatome (sauf le nerf C1, la première paire de nerfs cervicaux).

Chez une victime d'une lésion du rachis, il est facile d'**identifier les nerfs endommagés** et ainsi repérer la position correspondante de la lésion de la moelle épinière **en identifiant les surfaces de peau devenues insensibles au toucher**.

## 2.2 La répartition des dermatomes sur le corps

- Les dermatomes adjacents du **tronc** ont une largeur uniforme et ils sont horizontaux. La distribution des dermatomes sur le tronc correspond très précisément à la distribution des nerfs thoraciques le long de la moelle épinière.
- La peau des **membres supérieurs** est innervée par les nerfs rachidiens C5 à T2.
- Les **nerfs lombaires** innervent la plus grande partie des cuisses et des jambes.
- Les **nerfs sacraux** innervent la face postérieure des membres inférieurs.

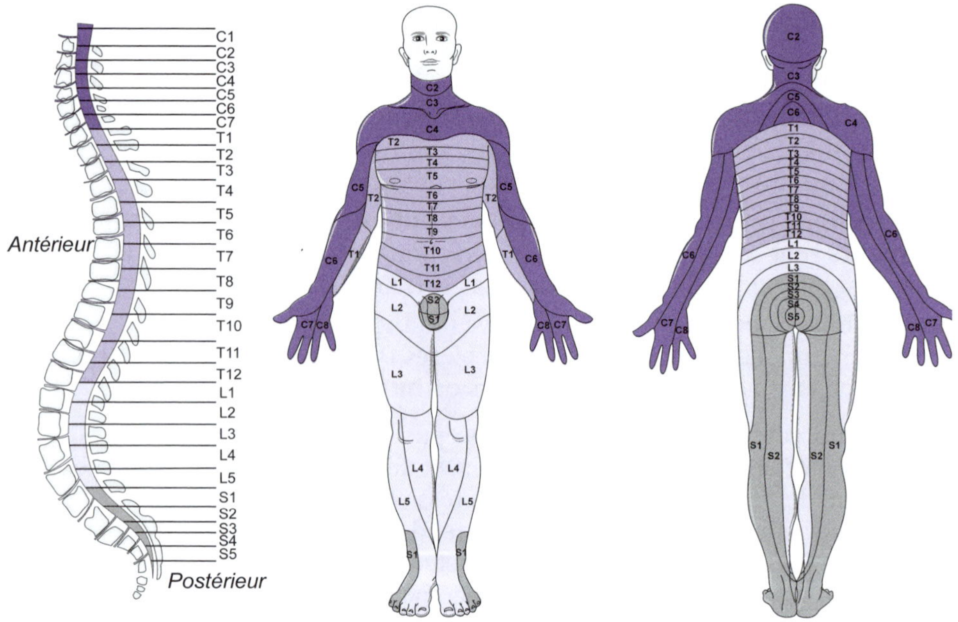


**Vue latérale gauche du rachis et des positions des différents nerfs rachidiens**

**Vue antérieure de la répartition des différents dermatomes**

**Vue postérieure de la répartition des différents dermatomes**

▶ **Répartition des différents dermatomes sur le corps humain et correspondance avec les nerfs rachidiens**

En réalité, les dermatomes adjacents ne sont pas aussi clairement séparés que sur la figure ci-dessus. Les dermatomes du tronc se chevauchent chacun sur plus de 50 %. Ainsi, **la destruction d'un nerf rachidien n'entraîne jamais une anesthésie complète de la peau**. Les chevauchements sont en revanche moins importants au niveau des membres de plus, certains endroits sur la peau étant innervée par un seul nerf rachidien : on peut donc déterminer grâce à ces zones plus précises le niveau de la lésion de la moelle épinière.

### Le toucher n'est pas l'unique sensibilité corporelle

Les **articulations**, les **muscles squelettiques**, les **muscles lisses** ainsi que les **glandes sécrétrices** sont également innervés par des voies nerveuses sensitives spécifiques qui ne seront pas étudiées dans ce chapitre.

Biologie

# 3 Les récepteurs de la peau et le toucher

La peau est riche en récepteurs sensoriels cutanés, des éléments du système nerveux appartenant à la famille des extérocepteurs (ils perçoivent les stimuli venant de l'environnement).

- Les **corpuscules de Meissner** et les **corpuscules de Merkel** permettent de ressentir une caresse ou le contact de notre peau avec des vêtements.
- Les **corpuscules (lamelleux) de Pacini** enfouis dans les couches profondes du derme et de l'hypoderme permettent d'être alerté après un coup ou lors d'une forte pression.
- Les **terminaisons nerveuses libres** qui serpentent sous la peau permettent de détecter les stimuli douloureux : abcès infectieux, piqûres, chaleur et froid extrêmes, irritation due aux produits chimiques, etc.
- Les **plexus nerveux situés à la base des poils** permettent de ressentir le mouvement de l'air autour de nous ainsi qu'une traction sur nos cheveux.

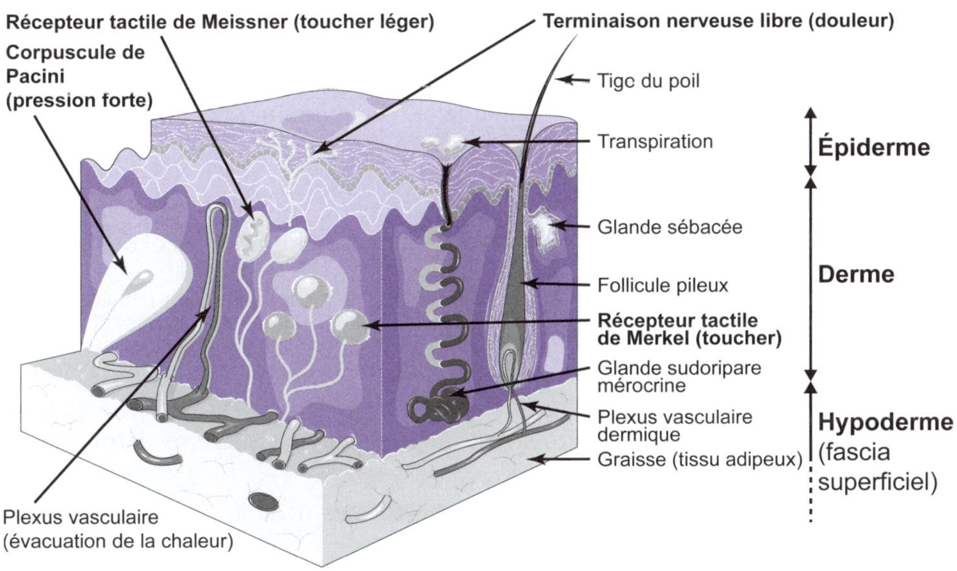


▶ **Structure de la peau et variété des récepteurs sensoriels**

# 4 Les sensations tactiles apparaissent dans l'aire somesthésique du cerveau

## 4.1 Le cortex somatosensoriel est responsable de la perception tactile

Le **cortex somatosensoriel ou somesthésique** intègre toutes les informations sensorielles externes (toucher, etc.) pour former sa **perception** : **texture**, **forme** et **taille** des objets. Il est situé en arrière du sillon de Rolando, dans le cortex pariétal du cerveau. Les neurones présents dans cette partie du cortex forment l'image sensorielle du toucher de la totalité du corps et de sa surface.

### 4.2 La richesse en terminaison sensorielle tactile d'un organe détermine la surface corticale correspondante pour la sensibilité de cet organe

À chaque zone de la surface du corps correspond une surface de cortex cérébral donnée. Plus la richesse en terminaison sensorielle est importante sur la peau (ex. : les mains ou les lèvres), plus la surface de cortex cérébral réservée à cette partie du corps est importante, et plus la sensibilité de cette surface de peau est élevée.

## 5 Quelques exemples de pathologies de la sensibilité tactile

Traumatismes ou tumeurs entraînent des troubles de la sensibilité (**dysesthésie**) :

- La **compression d'un nerf**, même ponctuelle, peut entraîner la perte de sensibilité de la surface de peau correspondante.

> **Ex. :** la paralysie du nerf radial entraîne une perte de sensibilité de la main et de l'avant-bras et une perte de motricité (poignet en forme de « col de cygne »).

- Les **lésions de la moelle épinière ou de nerfs** rachidiens peuvent entraîner des troubles de la sensibilité corporelle (dysesthésie, anesthésie, paresthésie).
- La présence de **métastases** au niveau de la moelle épinière modifie souvent la sensibilité de la peau.
- Des **brûlures** (du premier au troisième degré) peuvent détruire définitivement la sensibilité de la peau.
- Une **hernie discale** entraîne douleurs et **paresthésies** (troubles de la sensibilité).

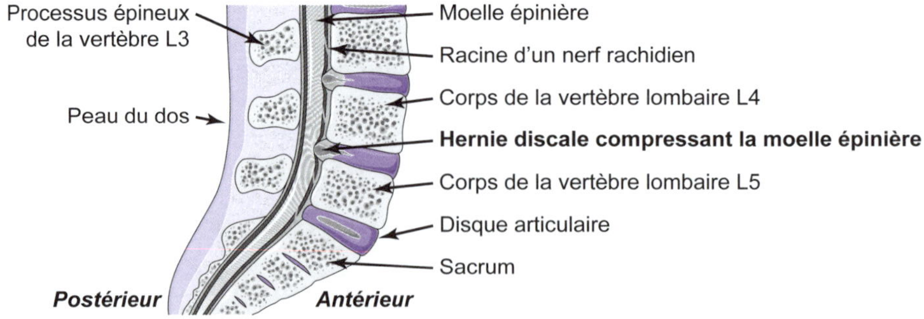


▶ **Coupe longitudinale d'un rachis présentant une hernie discale en L4-L5 (et en L3-L4)**

# Le sang et le milieu intérieur

# 10

Le **plasma du sang** et la **lymphe** (canalisée ou interstitielle) sont les **liquides** de transport de toutes les molécules utilisées ou produites par les cellules. Plasma et lymphe constituent ainsi le **milieu intérieur**, zone d'échange vitale pour tous les organismes pluricellulaires comme l'être humain. La **partie cellulaire** du sang et de la lymphe assure également de nombreuses fonctions.

Biologie

## 1 Le milieu intérieur permet les échanges entre milieu extérieur et cellules

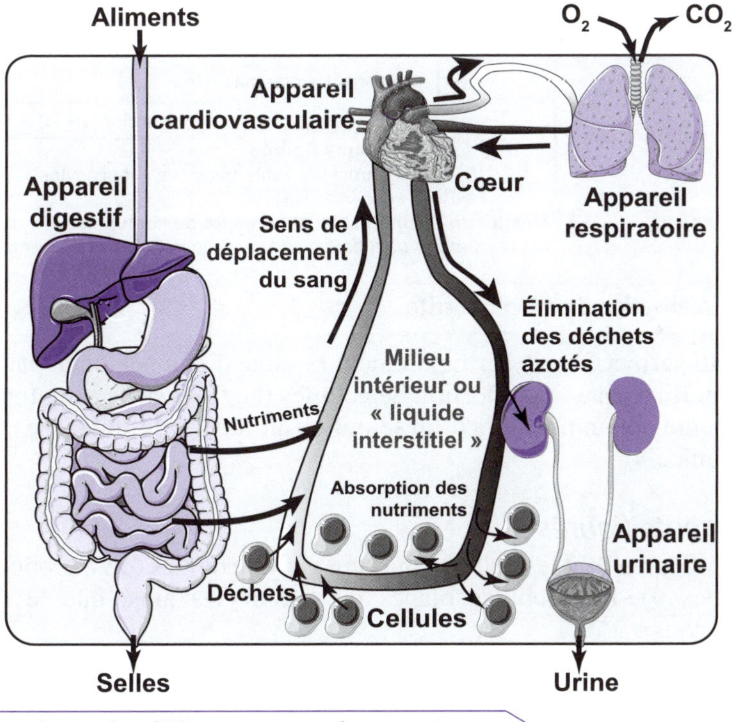


▶ **Interdépendance des différents appareils et systèmes grâce au milieu intérieur**

L'organisme humain est constitué de nombreuses cellules qui malgré leur éloignement respectif parfois très important, doivent pouvoir être efficacement et en permanence alimentées et épurées de leurs déchets. Pour assurer cette fonction, l'ensemble des liquides extracellulaires (**plasma**, **lymphe canalisée dans les vaisseaux lymphatiques** et **lymphe interstitielle**) assure ces échanges de nutriments et déchets entre l'extérieur et le milieu intracellulaire.

Le **milieu intérieur** est le milieu de vie des cellules, dans lequel elles baignent, communiquent et échangent des nutriments, des déchets ou des médiateurs chimiques comme les hormones ou les neurotransmetteurs. Le milieu intérieur est caractérisé par sa **grande stabilité** malgré les variations d'activité ou l'âge de l'individu.

## 2 Le sang est le seul tissu liquide de l'organisme

### 2.1 Le sang est constitué du plasma et des éléments figurés

Le sang est un tissu liquide constitué de trois grands types de cellules et d'un liquide, le plasma.

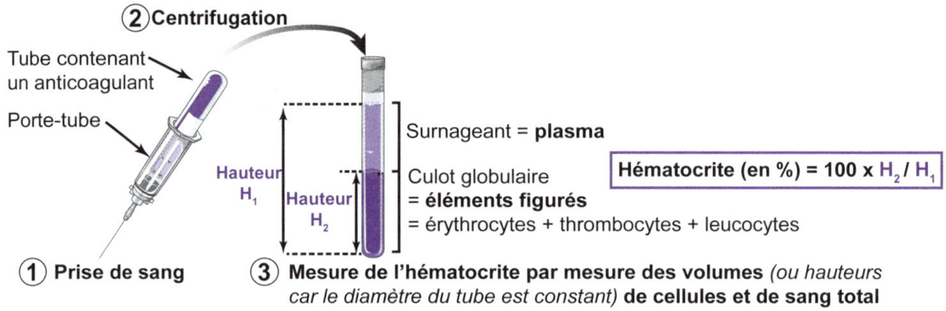


▶ **Étapes de réalisation d'un hématocrite**

L'hématocrite permet d'analyser rapidement la santé d'une personne par une simple prise de sang. Il indique la proportion de cellules (en %) dans le sang total. L'hématocrite augmente notamment lors d'un séjour en altitude et diminue chez un individu atteint d'anémie.

#### *a. Les éléments figurés*

Les éléments figurés sont les cellules du sang : **érythrocytes** (ou « globules rouges » ou « hématies »), les globules blancs ou **leucocytes** ainsi que les **plaquettes** (ou thrombocytes).

Toutes les cellules sanguines ont la même origine : une même cellule-souche hématopoïétique. On distingue ainsi :

- Les **globules rouges** (durée de vie : 90 à 120 jours) transportent $O_2$ et $CO_2$ grâce à l'hémoglobine qu'ils contiennent ;
- Les **leucocytes** ou globules blancs (monocytes, granulocytes, lymphocytes, macrophages et cellules dendritiques) assurent les défenses immunitaires innées et acquises ;
- Les **thrombocytes** sont responsables de l'inflammation et de l'hémostase.

Certaines maladies génétiques (**drépanocytose, thalassémies**, etc.), infectieuses (**paludisme**) ou cancers (**lymphomes**) se caractérisent par la présence d'hématies de forme anormale.

### *b. Le plasma, partie liquide du sang*

▶ **Composition (en % de masse) du plasma**

| Eau | Protéines (53 à 83 g par litre de plasma) | | | Autres (gaz, nutriments, etc.) |
|---|---|---|---|---|
| | Albumines | Globulines | Fibrinogène | |
| 91 % | 55 % | 38 % | 7 % | 2 % |

La majorité des paramètres du sang sont très stables, mais certains paramètres sanguins peuvent varier légèrement selon l'altitude, le degré d'entraînement d'un sportif (hématocrite) ou selon l'état de santé de l'individu (une infection augmente le taux de globules blancs).

## 2.2 Le sang assure des fonctions de transport et d'échange

- Des **gaz respiratoires** : $O_2$, $CO_2$ sont transportés dissous et essentiellement associés à l'hémoglobine contenue dans les globules rouges.
- Des **nutriments** et **déchets** de l'organisme : le plasma transporte le glucose, les acides aminés, les vitamines, les sels minéraux et l'eau nécessaires à la vie cellulaire. Le plasma transporte également le principal déchet azoté : l'urée.
- De la **chaleur** dans l'organisme : la chaleur contenue dans le sang peut être répartie dans le corps selon les besoins pour l'évacuer (transpiration) ou réchauffer la peau.

## 2.3 Le sang a un rôle immunitaire

Il met en contact les **virus, bactéries** et **parasites** avec les leucocytes. Le sang est aussi le vecteur de nombreuses maladies : VIH, virus de l'hépatite, parasites d'hématies comme le *Plasmodium* responsable du paludisme, etc.

Le sang transporte les anticorps et certains globules blancs qui protègent l'organisme.

## 2.4 Le rôle des cellules sanguines dans l'hémostase

Après une blessure, un spasme vasculaire local (vasoconstriction du muscle lisse du vaisseau sanguin) apparaît immédiatement après pour limiter l'hémorragie. L'hémostase se déclenche alors.

> L'**hémostase** est l'ensemble des phénomènes physiologiques qui permettent de limiter les pertes sanguines au niveau d'une brèche vasculaire.
>
> Il existe des dysfonctionnements de l'hémostase comme l'**hémophilie** qui se caractérise par l'incapacité du sang à coaguler (déficit de facteurs de coagulation).

Biologie

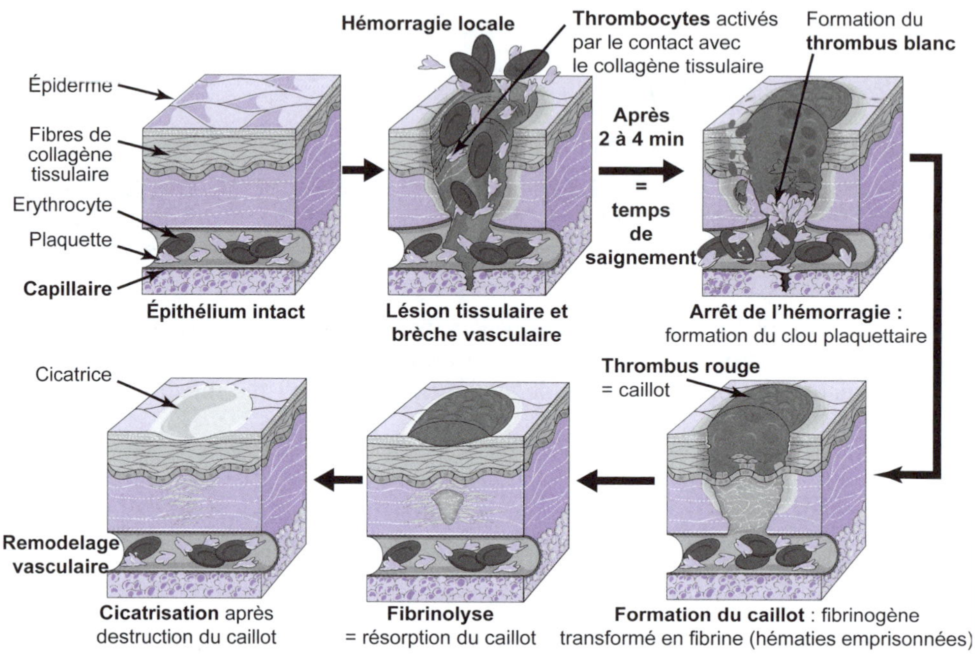


▶ **Résumé des différentes étapes de l'hémostase lors d'une lésion vasculaire**

### 2.5 Les globules rouges sont le support des groupes sanguins

Les érythrocytes portent les marqueurs des groupes sanguins **ABO et rhésus**, principaux systèmes vérifiés lors des transfusions sanguines. Il existe 33 autres systèmes de groupes sanguins présents à la surface des érythrocytes.

## 3 La lymphe interstitielle et la lymphe circulante exercent des fonctions complémentaires à celles du sang

### 3.1 La circulation de la lymphe est unidirectionnelle

La lymphe est formée au niveau des tissus qu'elle draine. Elle est rejetée dans le sang dans la veine sous-clavière gauche (juste avant le cœur). Contrairement à la circulation sanguine qui est un circuit, la circulation lymphatique est unidirectionnelle.

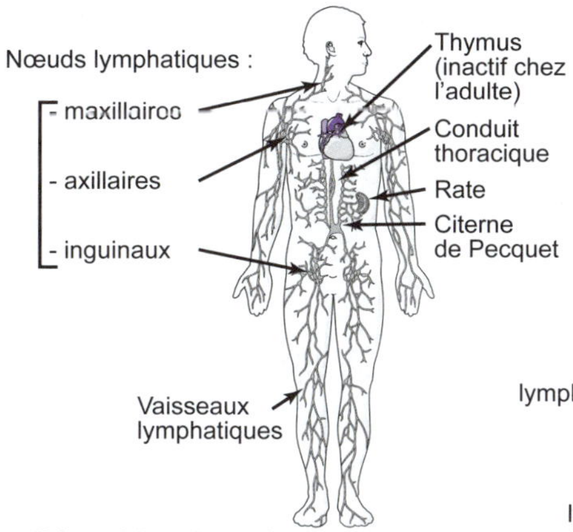


**Répartition des principaux vaisseaux et organes lymphatiques dans le corps humain**

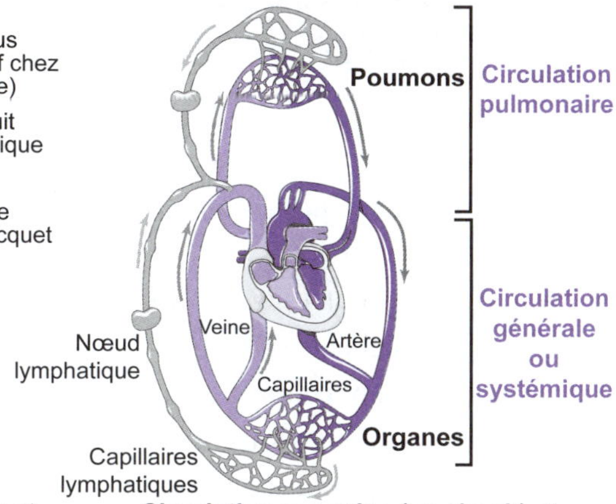


**Circulation sanguine (en circuit) et circulation lymphatique (en cul-de-sac)**

▶ **Circulation et organes lymphatiques chez l'être humain**

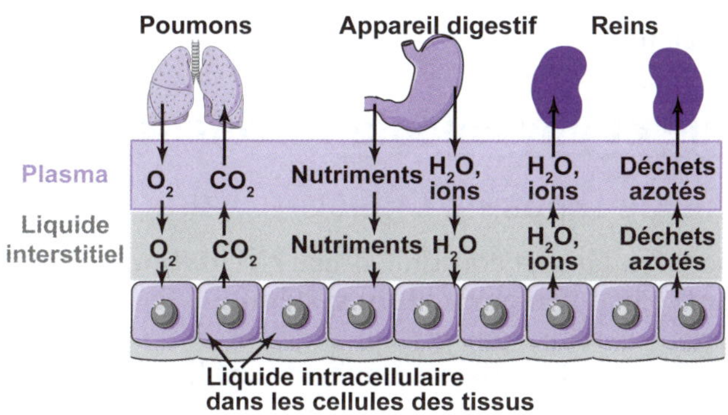


▶ **Échanges de gaz, nutriments, eau et déchets entre les trois compartiments hydriques de l'organisme**

## 3.2 La lymphe assure avec le plasma des fonctions d'échanges cellulaires

La lymphe circulante et la lymphe interstitielle permettent :

- Le **transport des nutriments**, et notamment des **lipides** (graisses) absorbés par l'appareil digestif, utilise des vaisseaux lymphatiques nommés **chylifères** qui transportent les lipides sous forme de chylomicrons.
- La **défense immunitaire** grâce aux lymphocytes stockés dans les ganglions lymphatiques et mobilisés en cas d'infection à travers les vaisseaux lymphatiques.
- Le **drainage des tissus** grâce aux échanges entre plasma, lymphe canalisée, lymphe interstitielle et cytoplasme. Un mauvais drainage peut entraîner une phlébite.

# 11 L'appareil cardiovasculaire

L'appareil cardiovasculaire assure l'**homéostasie** grâce à des échanges au niveau des capillaires qui permettent :

- De transporter les nutriments cellulaires ;
- D'éliminer les déchets cellulaires ($CO_2$, acides urique, lactique, etc.) ;
- De transporter les hormones et autres messagers cellulaires (interleukines) ;
- De lutter contre les infections extérieures (transport des anticorps, phagocytes, etc.) ;
- De réguler la température corporelle à une valeur stable.

Le système cardiovasculaire comporte :

- Un liquide circulant (le **sang**) ;
- Un système circulatoire fermé (les **vaisseaux sanguins**) ;
- Une pompe (le **cœur**).

## 1 Anatomie et physiologie vasculaires

### 1.1 Anatomie de l'appareil cardiovasculaire

L'appareil cardiovasculaire est constitué d'une **circulation pulmonaire** (ou « petite circulation ») ainsi que d'une **circulation systémique** (ou « générale » ou « grande circulation »). Les vaisseaux qui partent du cœur à destination des organes sont nommés **artères** alors que les vaisseaux qui amènent le sang au cœur sont les **veines**.

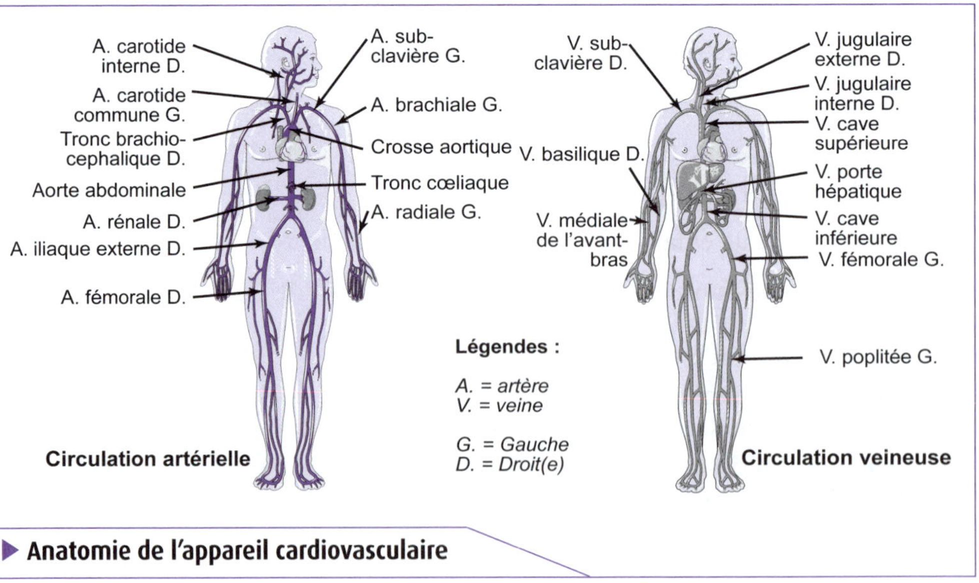


▶ **Anatomie de l'appareil cardiovasculaire**

Les **capillaires** permettent les échangent de nutriments et de déchets avec les tissus. L'appareil cardiovasculaire comprend :

- Le **système artériel** est constitué de vaisseaux souples et résistants (élastiques). Il supporte les à-coups de pression (dus au travail cardiaque) et le flot sanguin à haute pression. Les artérioles modifient leur diamètre grâce à leur muscle lisse dans leur paroi pour régler l'irrigation au niveau des différents organes.
- Le **système capillaire** permet les échanges sanguins au niveau des organes grâce à la faible épaisseur des capillaires (perméabilité élevée). Il a la surface vasculaire la plus importante et le nombre de vaisseaux le plus élevé. La vitesse du sang est plus basse au niveau des capillaires pour permettre les échanges avec les cellules.
- Le **système veineux** (veines et veinules) contient 70 % du volume sanguin total. C'est le système avec la pression la plus basse (diminuant de l'artère aorte à la veine cave).

Veines, artères et capillaires possèdent la même structure générale en **trois couches tissulaires** (intima/média/adventice).

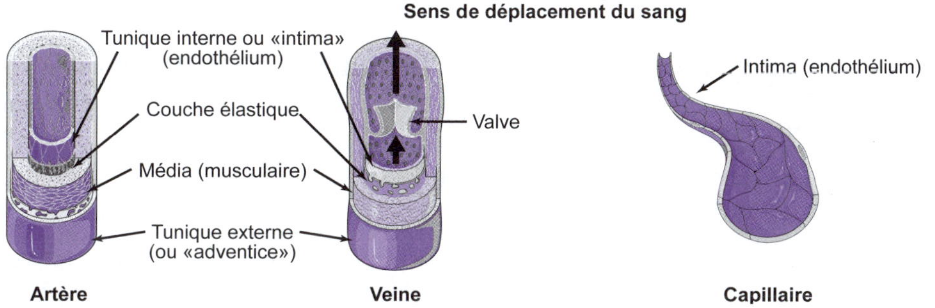


▶ **Structure de la paroi des trois grands types de vaisseaux sanguins**

## 1.2 La pression sanguine est maintenue constante

La pression artérielle dépend de la viscosité du sang, de la longueur des vaisseaux et de leur diamètre. C'est le moteur des échanges de nutriments (dioxygène, glucose, etc.) au niveau de tous les tissus (cerveau, cœur, etc.) : elle doit donc être constante en toute circonstance (contrairement à la pression veineuse qui varie beaucoup).

Il y aura variation de la pression sanguine, s'il y a variation :

- Du **volume sanguin** : une augmentation du volume sanguin augmente la pression ;
- Du **débit cardiaque** : une hausse du débit (exercice…) fait augmenter la pression ;
- Du **débit aux organes** : le diamètre du vaisseau (vasoconstriction ou vasodilatation) avant et après l'organe détermine le débit sanguin au niveau de l'organe.

## 1.3 Le retour veineux est amélioré par les contractions musculaires

Les contractions des muscles squelettiques des membres inférieurs font remonter le sang vers le cœur à contresens de la gravité : le **retour veineux** est ainsi amélioré

Biologie

par **l'exercice physique** et l'existence de **valvules veineuses** qui empêchent le sang de refluer par gravité.

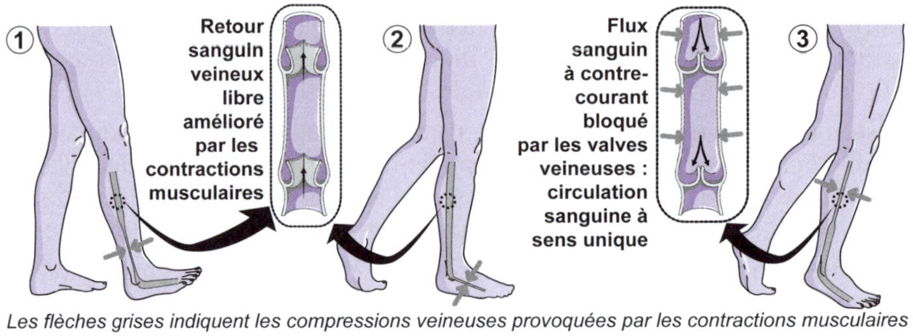


▶ **Amélioration du retour veineux grâce aux contractions musculaires (exercice physique)**

## 2 Le cœur est la pompe de l'appareil cardiovasculaire

### 2.1 Anatomie du cœur

Le cœur est constitué de deux types de cavités : deux oreillettes et deux ventricules. Le cœur est également organisé en deux moitiés séparées physiquement :

- Le **cœur droit** recueille le sang peu hématosé provenant des veines caves supérieure et inférieure pour l'envoyer aux poumons où il sera hématosé (enrichi en $O_2$) ;
- Le **cœur gauche** concentre le sang hématosé en provenance des veines pulmonaires pour le redistribuer aux tissus consommateurs d'énergie (muscles, cerveau, foie, etc.).

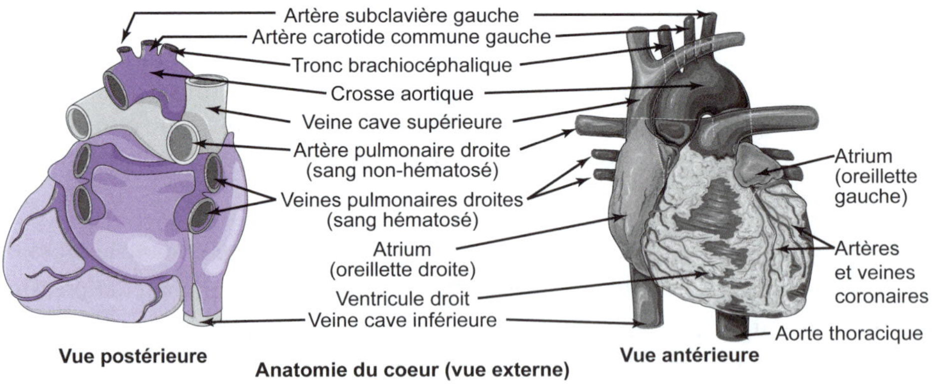


▶ **Anatomie du cœur (vues externes)**

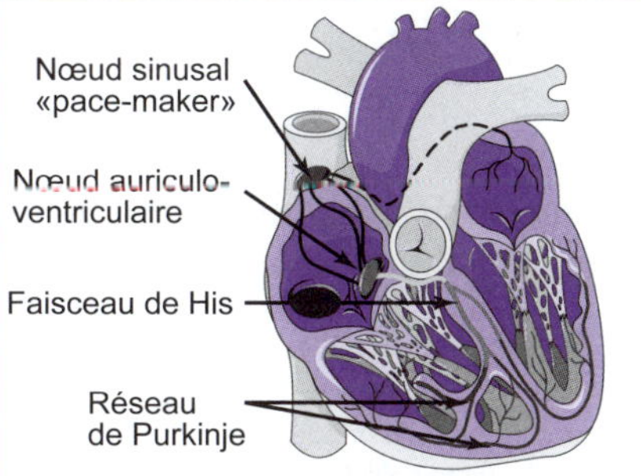

Répartition du tissu nodal dans le coeur (vue interne ventrale)

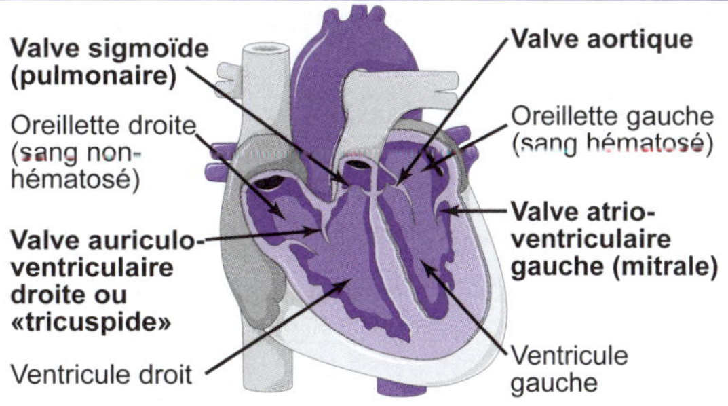

Anatomie des cavités et valves cardiaques (vue interne ventrale)

▶ **Anatomie du cœur (vues internes)**

## 2.2 Histologie du cœur

Le cœur est constitué de deux principaux types de tissus :

- Le **tissu myocardique**, contractile, directement responsable des mouvements du sang ;
- Le **tissu nodal**, à contraction autonome, permettant l'automatisme cardiaque. Les cellules nodales s'excitent de manière spontanée pour un flux sanguin régulier.

## 2.3 La physiologie cardiaque : le cycle cardiaque

Le cycle cardiaque est une alternance de contractions (**systoles**) et de relaxations (**diastoles**). Le signal électrique de contraction se propage le long du tissu nodal, depuis le **nœud sinusal** (« pace-maker »), en passant par le **nœud auriculo-ventriculaire** vers les **faisceaux de His** puis vers le réseau de **Purkinje**.

Lors de son parcours, le message électrique excite les fibres contractiles du myocarde : le cœur se contracte donc depuis les oreillettes, vers les ventricules.

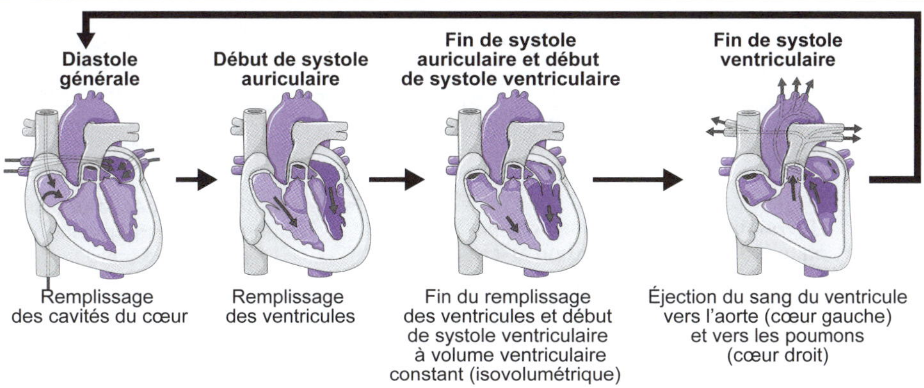


▶ **Les quatre étapes du cycle cardiaque**

Le sang circule d'un système à haute pression (artères) vers un système à basse pression (veines).

## 3 Exemples de pathologies de l'appareil cardiovasculaire

- Anomalie du rythme cardiaque (Arythmie Cardiaque par Fibrillation Auriculaire ou « AC par FA » touchant 4 % de la population) pouvant aboutir à une **thrombose**.

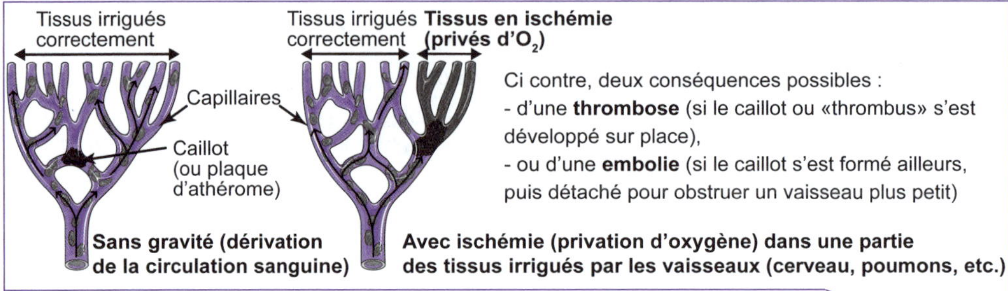


▶ **Conséquences possibles d'une thrombose ou d'une embolie vasculaire**

- Valvulopathie (atteinte des valvules cardiaques causée par certains médicaments).
- Atteinte vasculaire par sténose (rétrécissement) ou anévrisme (dilatation) d'une artère.
- Phlébite (obstruction d'une veine par un caillot empêchant le sang de remonter).
- Insuffisance coronaire (angine de poitrine), pouvant déboucher sur un **infarctus du myocarde** en cas d'occlusion d'une artère coronaire.
- Insuffisance cardiaque, malformation congénitale du cœur (la plus fréquente est la « tétralogie de Fallot »), de gravité variable.
- La cardiomyopathie provient d'une modification de la souplesse ou de l'épaisseur des parois du cœur. Cette maladie peut déclencher des arythmies, infarctus, etc.
- Hypertension artérielle (en raison de **plaques d'athérome**, par exemple).

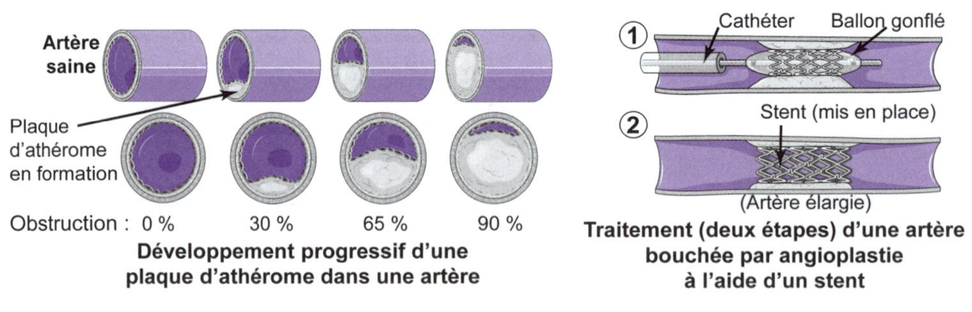


▶ **Développement d'une plaque d'athérome et traitement par angioplastie**

# L'appareil respiratoire et la respiration

# 12



En plus de l'approvisionnement de l'organisme en dioxygène, l'appareil respiratoire permet de rejeter le gaz carbonique produit par l'organisme, d'assurer la phonation ainsi que la purification de l'air inspiré. Les poumons doivent assurer leur fonction d'échange dès la naissance et jusqu'à la fin de la vie même si certains mouvements de l'air sont non respiratoires : toux, éternuement, pleurs, rire, hoquet et bâillement. La maturation des poumons a lieu pendant les trois dernières semaines de la vie fœtale, à 36 semaines de grossesse, date à laquelle ils deviennent fonctionnels.

## 1 Anatomie des différentes parties de l'appareil respiratoire

L'appareil respiratoire est composé d'une zone de conduction de l'air (pas d'échanges gazeux) entre la bouche (ou le nez) et la fin du conduit alvéolaire, ainsi que d'une zone d'échanges : l'alvéole pulmonaire. Les zones de conduction nasale et buccale ne sont pas étudiées dans ce chapitre, car elles ont déjà été étudiées dans le chapitre 8 « Olfaction et gustation ».

Les organes respiratoires peuvent être divisés, selon une considération clinique, en voies aériennes supérieures et inférieures.

- Les **voies aériennes supérieures** sont essentiellement situées dans la tête, on y inclut les cavités nasales et le pharynx.
- Les **voies aériennes inférieures** se situent dans le cou et le thorax, et se composent du larynx, de la trachée et de la ramification de l'arbre bronchique jusqu'aux surfaces d'échange gazeux des alvéoles. Les **poumons** sont dans la cavité thoracique, entourés par deux feuillets qui délimitent l'espace pleural : les **plèvres**.

### 1.1 Les poumons sont les organes principaux de la respiration

Les poumons sont les organes de la respiration et la réserve du flux d'air phonatoire. Organes pairs, ils assurent trois fonctions principales :

- L'hématose du sang ;
- La défense contre les agents pathogènes inhalés ;
- La synthèse du surfactant, agent tensioactif de la stabilité alvéolaire.

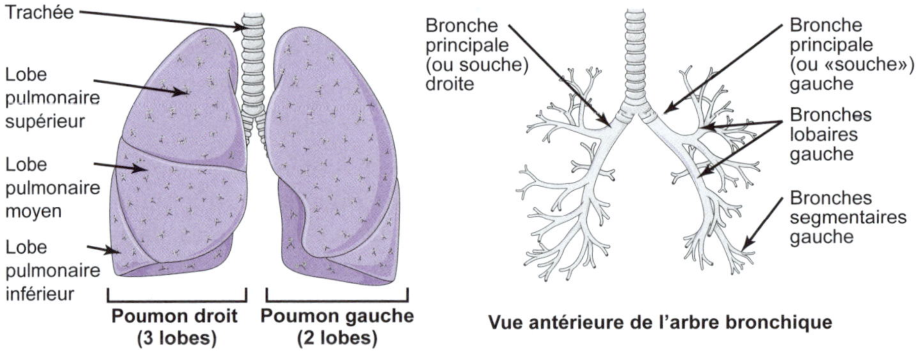


▶ **Anatomie de la fin de la zone de conduction de l'air de l'appareil respiratoire, l'arbre bronchique**

### 1.2 Les alvéoles pulmonaires sont les unités fonctionnelles des poumons

On estime qu'il y a 150 millions d'alvéoles par poumon. Chacune a un diamètre de 100 µm en fin d'expiration et 300 µm en fin d'inspiration.

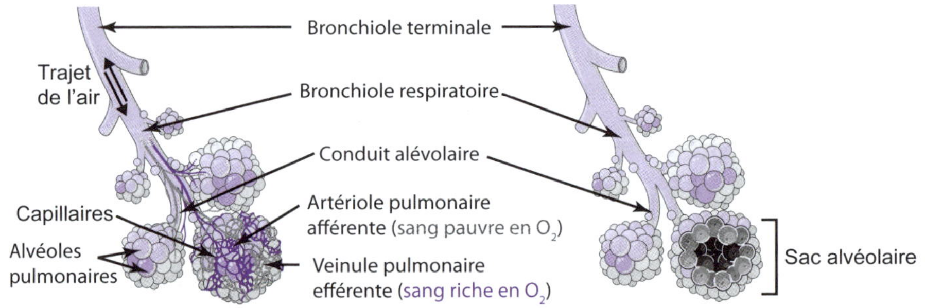


▶ **Anatomie de la zone d'échange gazeux, l'arbre alvéolaire**

L'extrémité des bronchioles porte les sacs alvéolaires qui permettent au sang de s'enrichir en $O_2$ et d'évacuer le $CO_2$. L'intérieur des alvéoles est recouvert de **surfactant**, une sécrétion pulmonaire (sécrétée par les pneumocytes II) permettant notamment aux alvéoles de rester gonflées.

## 2 Physiologie de l'appareil respiratoire

### 2.1 L'appareil respiratoire assure plusieurs fonctions

Le premier rôle de l'appareil respiratoire est d'assurer les échanges gazeux grâce aux poumons, au niveau des alvéoles pulmonaires (surface commune moyenne d'environ 200 m²) : le sang, contenu dans les capillaires pulmonaires, se débarrasse du dioxyde de carbone ($CO_2$) et récupère le dioxygène ($O_2$) de l'air alvéolaire (**hématose** du sang).

En plus de ce rôle, les organes respiratoires possèdent d'autres fonctions :

- **Purification** de l'air inspiré et **protection** de l'organisme à travers l'ensemble des organes des voies aériennes ;
- Formation des sons et de la voix (**phonation**) grâce aux larynx et autres structures ;
- Participation à l'**olfaction** dont les organes responsables sont logés dans le nez.

## 2.2 Les poumons permettent l'oxygénation du sang veineux

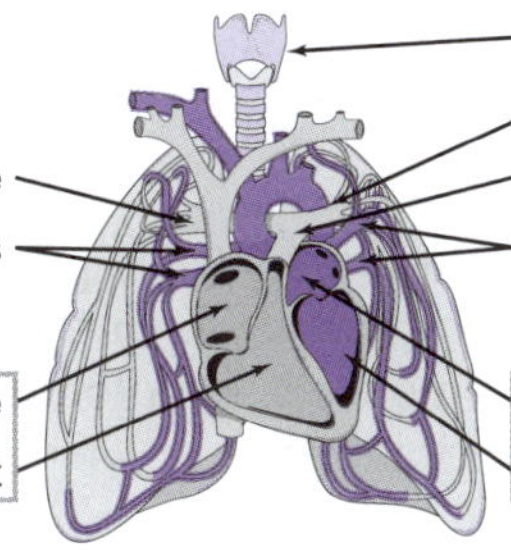


▶ **Circulation du sang dans l'appareil cardio-vasculaire au niveau des poumons**

## 2.3 La mécanique ventilatoire est assurée par des muscles

La ventilation permet l'écoulement de l'air entre l'air atmosphérique et l'air alvéolaire. Elle renouvelle l'air alvéolaire pour maintenir sa composition stable.

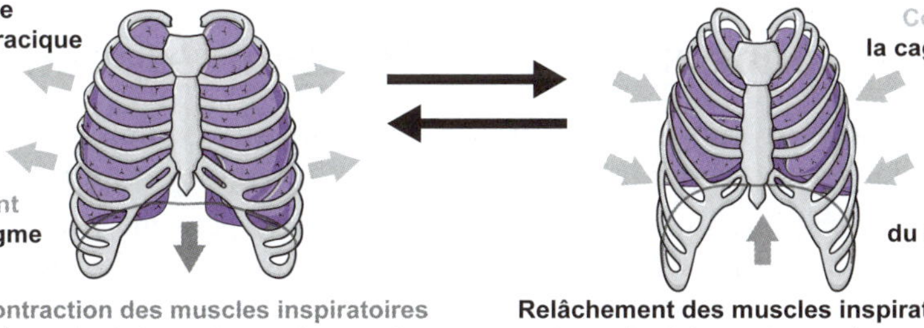


▶ **Mécanisme musculaire des mouvements respiratoires thoraciques**

Lors de l'inspiration, l'air inspiré est **humidifié**, **réchauffé** et **nettoyé** de ses poussières grâce au **mucus** et aux **cils** qui tapissent les bronches. La **toux** aide l'expulsion des particules les plus grosses.

Lors de chaque inspiration, les poumons « collent » la cage thoracique. Ils suivent ses mouvements grâce au liquide pleural et au surfactant qui empêche l'affaissement des alvéoles.

! Attention

L'inspiration est un mouvement actif, provoqué par la contraction de quelques muscles inspiratoires alors que l'expiration est due au relâchement des muscles inspiratoires. L'expiration peut aussi être active lors d'une **expiration forcée** (des muscles expiratoires interviennent).
Le rythme respiratoire est déterminé par un **centre nerveux respiratoire** dans le bulbe rachidien.

### 2.4 Des facteurs physiologiques ou anormaux modifient la respiration

La structure de l'hémoglobine (normale ou drépanocytaire), l'altitude, l'âge de l'individu, l'hématocrite, le pH du plasma, la présence de monoxyde de carbone dans l'air, l'activité physique, les émotions, la volonté, etc. modifient l'**amplitude** et la **fréquence** des mouvements ventilatoires.

### 2.5 La physiologie des échanges gazeux au niveau des tissus

Un gaz dissous dans un liquide de l'organisme va toujours de l'endroit où sa pression partielle est la plus forte vers l'endroit où sa pression partielle est la plus faible : c'est la loi de Henry.

L'$O_2$ diffuse de l'air alvéolaire vers le sang qui est alors hématosé (la diffusion cesse à l'équilibre). En même temps, le $CO_2$ diffuse du sang veineux (où il est plus concentré) vers l'air alvéolaire qui sera rejeté à l'expiration.

## 3 Dysfonctionnements de la fonction respiratoire

- Le **vieillissement** de l'appareil respiratoire entraîne une diminution des mouvements ventilatoires (la paroi thoracique devient plus rigide est moins élastique).
- Les infections respiratoires (grippe, pneumonie, etc.) peuvent être dangereuses pour l'organisme. De plus, les poumons sont une entrée pour les **infections opportunistes.**
- Une **bronchoconstriction** peut être provoquée par une réaction allergique causée par une forte libération d'histamine par des cellules immunitaires. Les bronchioles se referment : c'est l'**asthme**.
- Le manque de surfactant est la cause du **syndrome de détresse respiratoire du nouveau-né prématuré**. On administre alors du surfactant artificiel en attendant la maturation des poumons.
- Le **pneumothorax** est provoqué par une perforation (accidentelle ou non) de la plèvre qui entraîne un affaissement du poumon avec lequel la plèvre perforée était solidaire.

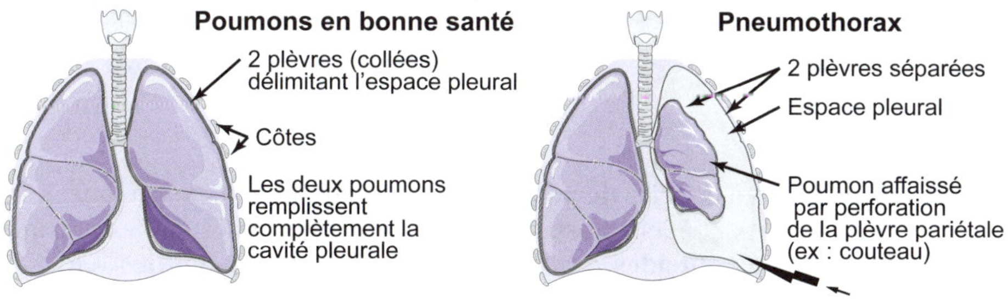


▶ **Exemple d'un dysfonctionnement pulmonaire grave : le pneumothorax**



## Les embolies pulmonaires sont une cause fréquente d'atteinte pulmonaire

Les **embolies pulmonaires** sont provoquées par la formation d'un caillot (thrombus formé dans le bassin ou les membres inférieurs) dans le sang, qui va aller obstruer une artère pulmonaire importante. Ces thrombus veineux peuvent se former en cas de varices, de phlébite favorisée par un long voyage en position assise, d'insuffisance cardiaque (débit cardiaque trop faible), après un accouchement, en cas de déshydratation (rendant le sang trop visqueux), etc. La surface pulmonaire normalement irriguée par le sang veineux n'est alors parfois plus du tout irriguée : les capacités d'oxygénation du poumon concerné sont alors plus ou moins affectées selon la zone bloquée par le thrombus.

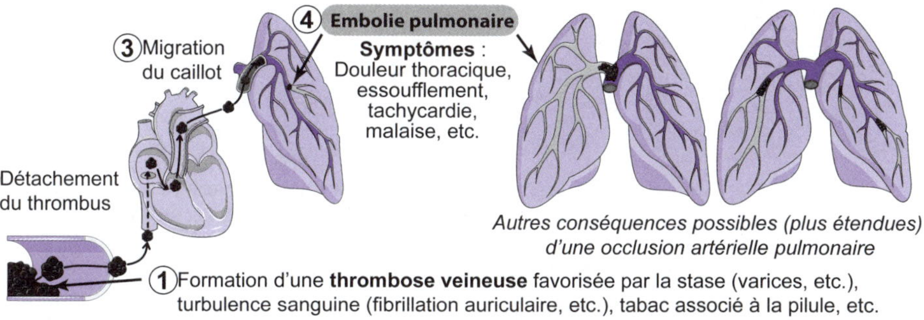


▶ **Mécanisme d'apparition d'une embolie pulmonaire et conséquences possibles**

# 13 L'appareil digestif et la digestion

L'appareil digestif sert à la **prise de nourriture**, à sa dégradation mécanique et enzymatique en **nutriments** et à leur **absorption**. Les aliments apportent les nutriments indispensables à la vie : **glucides**, **protides lipides** et **acides nucléiques**, etc.

## 1 Anatomie générale de l'appareil digestif

### 1.1 Partie céphalique de l'appareil digestif

Elle contient la **cavité buccale**, les **glandes salivaires** et le **pharynx**. Les aliments sont pris et broyés à l'aide des **lèvres**, des **dents** et de la **langue** avant d'être propulsés dans l'œsophage.

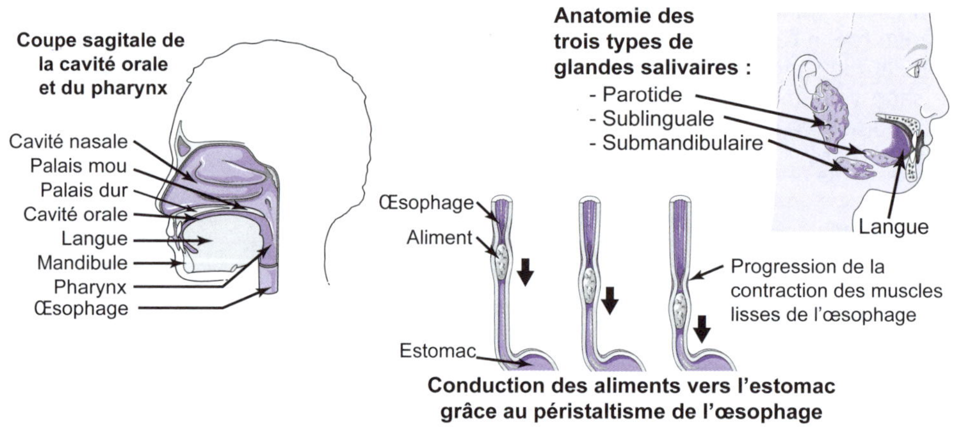


▶ **Anatomie générale de la partie haute de l'appareil digestif et du fonctionnement de l'œsophage**

### 1.2 Partie tronculaire de l'appareil digestif

Elle commence avec l'**œsophage** et se prolonge par l'**estomac** et l'**intestin**.

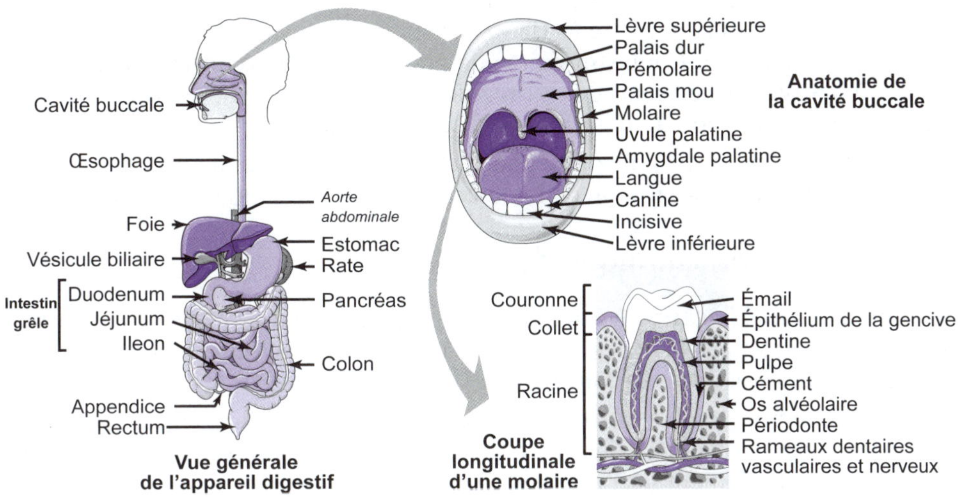


▶ **Anatomie générale de l'appareil digestif**

## 2 Physiologie de la digestion

### 2.1 La dégradation mécanique et la propulsion des aliments

Ces deux étapes indispensables à la digestion impliquent plusieurs organes :

- La **bouche** permet grâce à la **salive** et aux **dents** de fractionner la prise alimentaire.

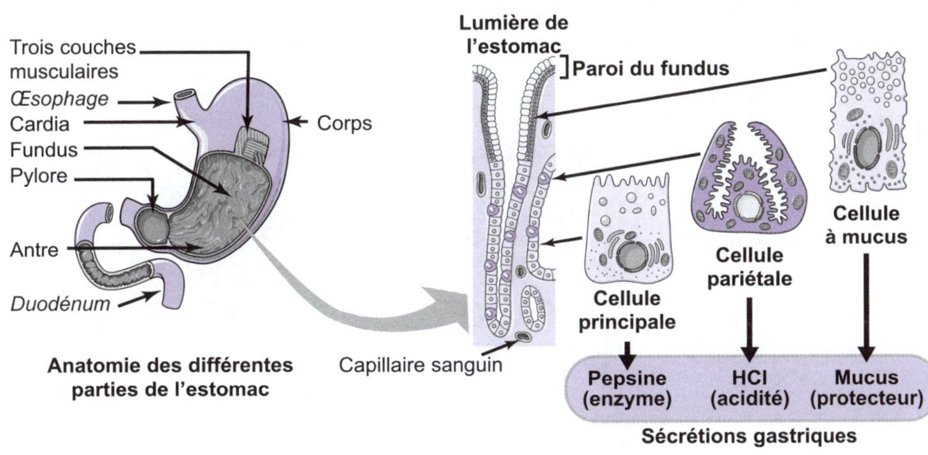


▶ **Rôle des principales cellules de l'estomac**

- Après la propulsion du bol alimentaire dans l'œsophage, l'**estomac** permet le broyage et le brassage des aliments, ainsi que la segmentation de la prise alimentaire grâce aux trois types de muscles lisses qui constituent la paroi.
- L'**intestin grêle** permet par ses mouvements d'assurer une bonne assimilation des nutriments du résidu des aliments (le « chyme ») ainsi que le transit des résidus non digérés vers le côlon. L'intestin grêle possède une **activité contractile autonome** (grâce à des plexus nerveux) qui est régulée par réflexes et par le système nerveux central qui modifie son activité selon les besoins.
- Le **côlon** (gros intestin) réabsorbe une partie de l'eau contenue dans les aliments. Le côlon est aussi responsable de la défécation : l'élimination des selles ou fèces.

## 2.2 La digestion chimique des aliments

- La **bouche** libère la **salive** qui lubrifie les aliments et qui protège l'émail dentaire des bactéries responsables des caries. Elle contient une amylase salivaire qui commence la digestion de l'amidon (glucide).
- L'**estomac** sécrète un **suc gastrique** riche en acide chlorhydrique (HCl) qui digère de nombreuses molécules. Il contient aussi des enzymes (« protéases ») capables de digérer partiellement les protéines alimentaires.
- Le **foie** permet de solubiliser les lipides grâce à la **bile** (synthétisée par le foie et stockée par la vésicule biliaire) qui contient des sels biliaires et des pigments.
  Le foie est un organe très important pour le métabolisme protéique, lipidique, mais surtout **glucidique** : en effet, après un repas, le foie est capable de stocker le glucose dans les hépatocytes sous forme de **glycogène**.
- Le **pancréas** assure une partie de la digestion des protéines et lipides alimentaires grâce à la sécrétion d'un **suc pancréatique** riche en **protéases**, **lipases** et en **sels minéraux**.
- Le pancréas est aussi composé d'**îlots de Langerhans** qui contiennent des cellules importantes pour la régulation de la glycémie : les **cellules α**, productrices de glucagon (**hyperglycémiant**), et de **cellules β**, productrices d'insuline (seule hormone **hypoglycémiante**). Le pancréas régule donc aussi la **glycémie**.

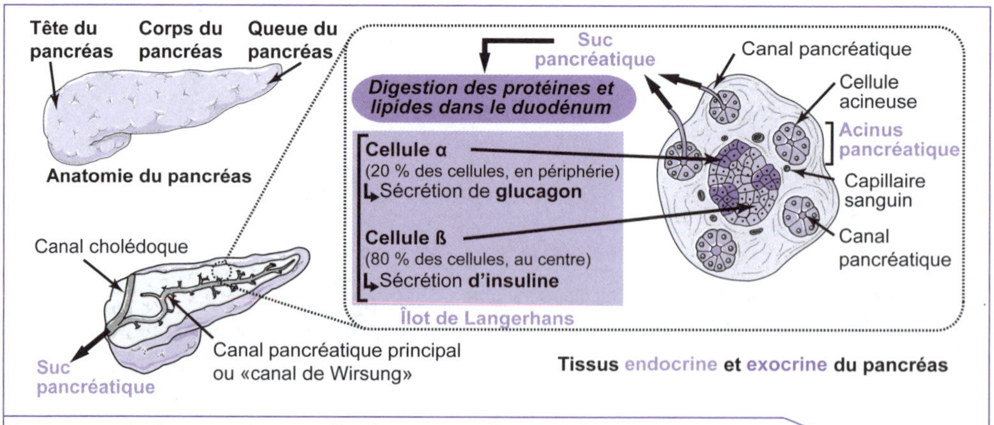


▶ **Anatomie du pancréas et rôle des principales cellules pancréatiques**

### 2.3 L'absorption des nutriments par l'intestin

- L'**intestin grêle** sécrète comme l'estomac et le pancréas des hormones régulant la digestion. Il permet aussi **l'absorption des nutriments** après dégradation chimique des aliments avec les **sécrétions gastriques**, **hépatiques**, **pancréatiques** et **biliaires**.

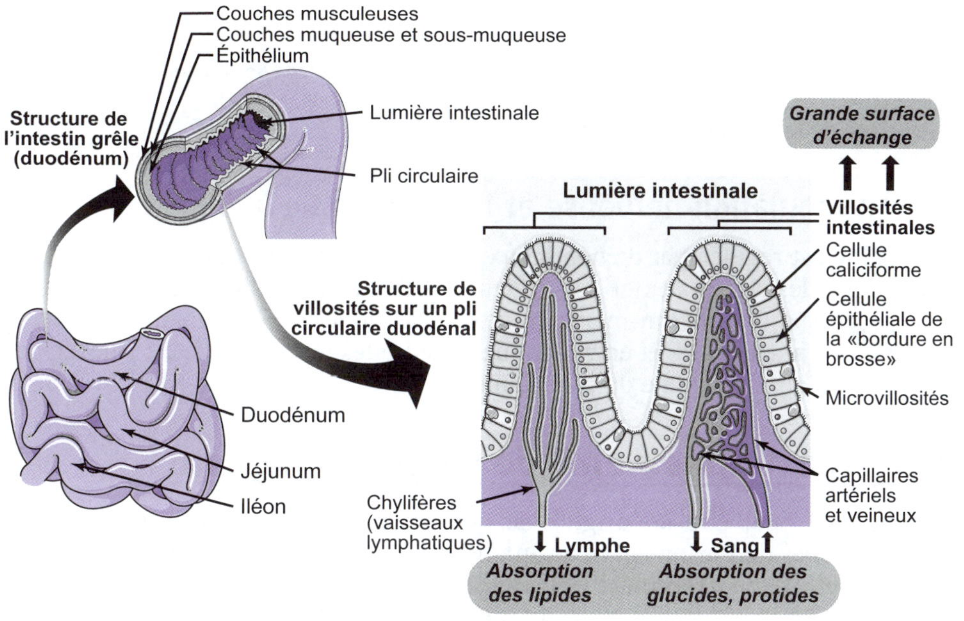


▶ **Structure de la première partie de l'intestin grêle, le duodénum**

L'**absorption** correspond au passage des nutriments, de l'eau, des vitamines et des minéraux depuis la lumière du tube digestif vers le sang et la lymphe. Elle a essentiellement lieu au niveau de l'intestin grêle.

- Le rôle principal du **gros intestin** est l'absorption importante de l'eau et des électrolytes (sels minéraux) depuis la lumière colique qui conduit à la formation des **selles** par **fermentation** et **putréfaction bactériennes**. Le gros intestin transporte alors les résidus de la digestion jusqu'à l'anus où les fèces sont éliminées.

Biologie

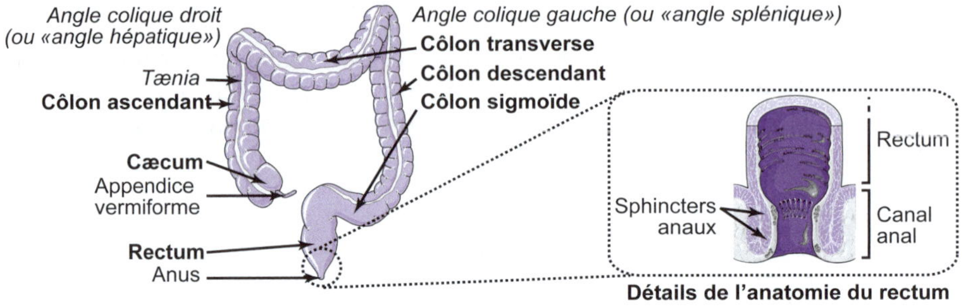


▶ **Structure de la dernière partie de l'intestin, le côlon**

### 2.4 La régulation nerveuse et hormonale de la digestion

La digestion est régulée par de nombreux messages nerveux et hormonaux. Elle est contrôlée par des signaux extérieurs (odeurs, goûts, etc.) ou directement déclenchée par le processus digestif lui-même (réflexes gastriques et intestinaux déclenchant des sécrétions hormonales et enzymatiques). Entre les repas, la bile est stockée dans la vésicule biliaire en attente du prochain repas.

## 3 Dysfonctionnements de l'appareil digestif

- L'**œsophage** peut être à l'origine de nombreuses pathologies : **hernie hiatale** (béance du bas de l'œsophage), **œsophagite** (inflammation de l'œsophage souvent due à un reflux) ou **dysphagie** (difficulté à avaler causée par une tumeur).
- L'**estomac** peut être concerné par des **ulcères** déclenchés par une bactérie, *Helicobacter pylori*, ou des **cancers** (favorisés par la consommation d'alcool).
- La **maladie de Crohn** est un dysfonctionnement immunitaire entraînant une réaction inflammatoire de la muqueuse intestinale. Elle entraîne des douleurs abdominales et des diarrhées, favorisées par l'hygiène, le tabac, l'alimentation, etc.
- Les **hémorroïdes** concernent un jour la moitié des Français et sont responsables d'une hémorragie et de douleurs anales. Ils sont favorisés par l'âge, l'alimentation, etc.
- La **vésicule biliaire** est souvent le siège de lithiases ou calculs biliaires qui peuvent bloquer le canal pancréatique et le canal cholédoque.
- Le **cancer colorectal** est le deuxième cancer le plus meurtrier en France. Favorisé par l'hérédité, l'alimentation riche en viande rouge et pauvre en fibres, la sédentarité, etc.
- Le **foie** est la cible de virus (hépatites A, B, D) pouvant déclencher des **cirrhoses** (accumulation de graisse) après une évolution lente qui peut aboutir à un **cancer**.

# Les nutriments et les besoins nutritionnels 14



Pour leur croissance, les organismes vivants comme l'Homme doivent notamment trouver dans leur environnement et donc dans leur alimentation :

- Une **source d'énergie** : l'Homme est un organisme **chimiotrophe**, car il trouve son énergie dans des molécules chimiques : les glucides (glucose) et les lipides.
- Une **source de carbone** : l'Homme est un organisme **organotrophe**, car ses atomes de carbone proviennent de molécules chimiques (glucides, lipides, etc.) contenues dans les aliments consommés (qui apportent aussi l'énergie nécessaire à la vie).

Après leur ingestion, les aliments sont dégradés lors de la digestion pour libérer les nombreux **nutriments** qui sont utilisés par les cellules.

## 1 Les aliments se classent en six catégories différentes

| | Qualités nutritionnelles | | |
|---|---|---|---|
| **Groupes d'aliments** | **Nutriments bâtisseurs** | **Nutriments énergétiques** | **Nutriments fonctionnels** |
| Viandes, poissons, œufs 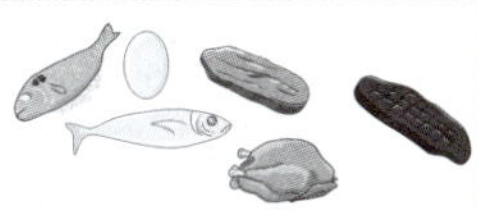 | **Protéines animales** | Lipides | Vitamines A, $B_1$, $B_6$, $B_{12}$ Fer, sodium, potassium, phosphore |
| Laits et produits laitiers (yaourts, fromages, etc.) 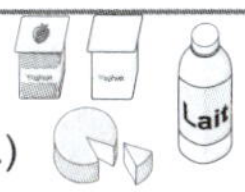 | **Protéines animales Calcium** | Lipides | |
| Beurre, huile, margarine (matières grasses) 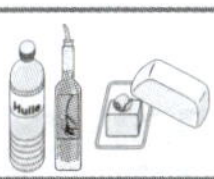 | Acides gras essentiels | **Lipides** | |
| Céréales et dérivés Pain, farine, pomme de terre, légumes secs 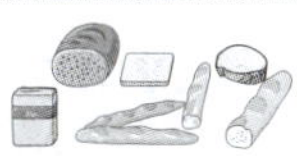 | Protéines végétales | **Glucides à assimilation lente (amidon)** | |
| Fruits et légumes 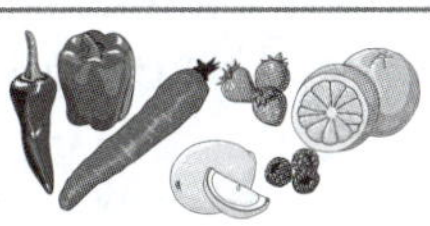 | **Eau** | Glucides (sucres à assimilation rapide) | **Fibres (cellulose) Vitamines (A, B, C, E) Sels minéraux** |
| Sucres et produits sucrés (confitures, chocolat, miels, etc.) 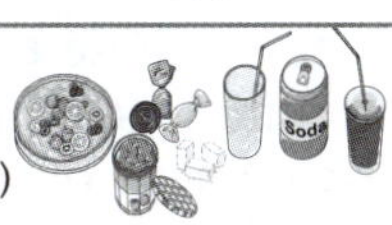 | | **Glucides (sucres à assimilation rapide : saccharose, grande valeur énergétique)** | |

▶ **Variété des apports nutritionnels selon les groupes d'aliments**

Selon leur **composition qualitative** (type de nutriment contenu dans l'aliment) et **quantitative** (concentration en chacun des nutriments), on distingue six grandes catégories d'aliments. Chaque aliment possède certaines vertus nutritionnelles qui lui sont spécifiques.

À l'exception de l'eau et des sels minéraux, les nutriments ne sont pas directement utilisables par les cellules à partir des aliments. Ces derniers doivent être digérés pour libérer les nutriments.

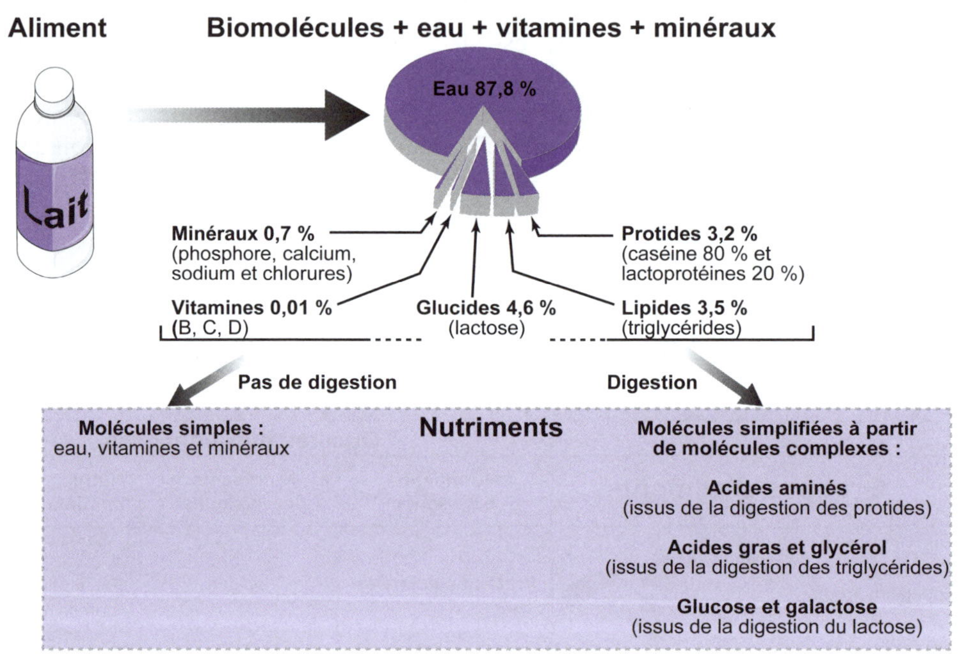


▶ **De l'aliment aux nutriments : l'exemple du lait**

# 2 Les aliments contiennent six catégories de nutriments

## 2.1 Les nutriments assurent trois grands types de fonctions

Un **nutriment** est une molécule ou un ion provenant des aliments, et qui est directement utilisable par les cellules pour assurer la vie cellulaire. Les nutriments sont les outils du **métabolisme**.

> Le **métabolisme** est l'ensemble des réactions de synthèse et de dégradation qui ont lieu dans l'organisme. Le métabolisme comprend donc l'**anabolisme** (ensemble des réactions de synthèse, de fabrication de biomolécules) et le **catabolisme** (ensemble des réactions de dégradation, qui fournissent de l'énergie aux cellules).

On distingue six catégories de nutriments (tous indispensables à la vie) qui assurent trois grands types de fonctions :

- Les **nutriments bâtisseurs** : protéines, lipides, calcium, etc. qui participent directement à la croissance (os, etc.) ou au renouvellement de l'organisme (os, muscles, etc.).
- Les **nutriments fonctionnels** : vitamines, oligoéléments, etc. sont des molécules ou ions qui participent au fonctionnement de protéines ou au déroulement de réactions biochimiques importantes.
- Les **nutriments énergétiques** : glucides, lipides (voire protides dans certains cas de carence énergétique extrêmes). Ils représentent la majeure partie (sauf pour l'eau) des nutriments apportés par l'alimentation.

## 2.2 Chaque aliment apporte des nutriments en proportions variables

Chaque groupe d'aliments apporte des nutriments essentiels à la vie en proportion variable.

| | Groupe 1<br>Viandes, poissons, œufs | Groupe 2<br>Laits et produits laitiers | Groupe 3<br>Corps gras | Groupe 4<br>Céréales et dérivés | Groupe 5<br>Fruits et légumes | Groupe 6<br>Sucre et produits sucrés |
|---|---|---|---|---|---|---|
| Glucides | | + + | | + + | + + | + + + |
| Protides | + + + | + + | | + + | + + | + |
| Lipides | + + | + + | + + + | + + | + | + |
| Eau | + | + | + | + | + + + | + |
| Vitamines | + | + | + | + | + + | + |
| Minéraux | + | + | | + | + + | + |

**Légendes :** + + + = aliment très riche en nutriment + = aliment apportant peu de nutriment

▶ **Composition nutritionnelle des six grands groupes d'aliments**

### *a. L'eau est le nutriment le plus important*

L'eau est le nutriment qui sert de solvant, de réactif aux réactions biochimiques, de transporteur de molécules (hormones, neurotransmetteurs, chaleur, etc.), de protection des structures cellulaires, etc. Elle est apportée directement dans les boissons, mais aussi dans les aliments consommés.

### *b. Les glucides, protides et lipides sont les nutriments majeurs*

Ils ont surtout un rôle énergétique (glucides et lipides), mais ils peuvent aussi servir à la structure de nombreuses molécules (hormones, protéines musculaires, etc.). Certaines molécules doivent absolument être fournies par l'alimentation, car l'organisme est incapable de les fabriquer : c'est le cas des **acides aminés essentiels** (huit chez l'adulte) et des **acides gras essentiels** (acides linoléique et linolénique).

### c. Les vitamines et sels minéraux ont des rôles non énergétiques

La teneur en **sel** (chlorure de sodium ou NaCl) du plasma est très régulée. Toute variation est potentiellement mortelle. L'apport alimentaire est donc très régulé, mais ne doit pas être excessif.

Les **vitamines** sont aussi essentielles au déroulement de nombreuses fonctions de l'organisme. Ce sont des molécules de nature variable, mais dont la présence dans l'alimentation est obligatoire (car non synthétisable par l'organisme).

| | Vitamines | Fonctions | Symptômes si carence |
|---|---|---|---|
| Liposolubles | A (rétinol) | Croissance, synthèse des pigments rétiniens, métabolisme | Retard de croissance, mauvaise vision nocturne |
| | D (cholécalciférol) | Absorption intestinale du calcium | Rachitisme, décalcification |
| | E tocophérol) | Antioxydant | Problèmes métaboliques |
| | K (phylloquinone) | Synthèse des facteurs de coagulation | Troubles de l'hémostase, hémorragies |
| Hydrosolubles | B1 (thiamine) | Métabolisme des glucides et des lipides | Atteintes nerveuses (béribéri) |
| | B2 (riboflavine) | Respiration cellulaire | Trouble de croissance, maladie de peau |
| | PP (niacine) | Métabolisme, respiration cellulaire | Troubles cutanés, nerveux et digestif (pellagre) |
| | C (acide ascorbique) | Antioxydant | Scorbut (fatigue, hémorragies, gingivite) |

▶ Fonctions des principales vitamines et pathologies associées en cas de carence

## 2.3 Les besoins énergétiques de l'organisme sont surtout assurés par les glucides

Le fonctionnement de base de l'organisme utilise la majorité de l'énergie apportée par les aliments.

Les glucides doivent donc constituer la majorité de l'apport alimentaire.

# 3 L'alimentation doit être équilibrée

Lancé en 2001 et mis à jour en janvier 2019 (PNNS 4), le **Programme National Nutrition Santé (PNNS)** validé par le ministère de la Santé donne des recommandations à suivre pour prévenir l'apparition de certaines pathologies et rester en bonne santé. Ainsi, le PNNS recommande de consommer :

- Des **fruits et légumes** : au moins 5 portions de fruits et légumes (crus, cuits, nature, congelés, en conserve, etc.) par jour et une petite poignée par jour de fruits à coques. L'idéal est de varier et d'alterner fruits et légumes.
- Des **produits laitiers** : 2 par jour (3 ou 4 pour les enfants ou les adolescents).

- Des **féculents** : à chaque repas et selon l'appétit (au moins un féculent complet par jour). Dans ce groupe d'aliments, on inclut le pain, les céréales (riz, blé, orge, avoine, seigle, etc.).
- Les **légumineuses** (lentilles, fèves, pois chiches, haricots secs, etc.).
- De la **viande**, du **poisson**, des **œufs** : 1 à 2 fois par jour. Il est recommandé de consommer du poisson ou d'autres produits de la pêche au moins deux fois par semaine (dont un poisson gras), privilégier la volaille et limiter les autres viandes à 500 g par semaine.
- Des **matières grasses** : limiter la consommation d'aliments contenant des graisses saturées (viennoiseries, pâtisseries, charcuteries, chips, beurre, sauces, etc.) et privilégier les huiles de colza, de noix et d'olive.
- Des **produits sucrés** : à limiter, car le sucre raffiné (sucre blanc) est inutile.
- Du **sel** : à limiter. Attention au sel « caché » dans les plats préparés, les charcuteries, etc.
- De l'**eau** : à volonté pendant et entre les repas.



### Remarques

- Les besoins énergétiques dépendent fortement de l'**activité physique** qui doit représenter quotidiennement au moins l'équivalent de 30 minutes d'activité physique.
- Les besoins énergétiques dépendent de l'**âge** : les enfants ont des besoins supérieurs.
- Les boissons alcoolisées ne doivent pas dépasser deux verres de vin par jour (et pas tous les jours) pour les femmes et trois pour les hommes. L'idéal est de ne pas en consommer.
- Le PNNS 4 recommande aussi de limiter les aliments ultratransformés.

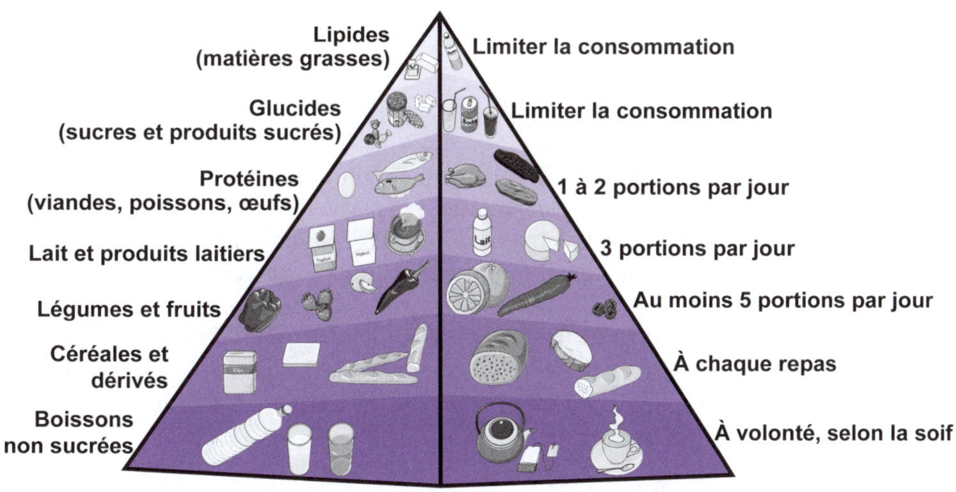


▶ Recommandations (PNNS) des rations alimentaires quotidiennes : la pyramide de l'alimentation

# 15 L'appareil urinaire

L'appareil urinaire est un ensemble d'organes des plus importants de l'organisme qui assure la fonction homéostatique, c'est-à-dire la stabilité nécessaire de nombreux paramètres vitaux (pression artérielle, etc.). Toute atteinte du rein, de quelque nature que ce soit, entraîne à plus ou moins long terme la mort de l'individu en absence de traitement adapté.

Contrairement aux idées reçues, la fonction du rein ne se limite pas à la fonction d'excrétion des déchets de l'organisme : il assure de nombreuses autres fonctions fondamentales pour la vie.

## 1 L'appareil urinaire assure sept fonctions différentes

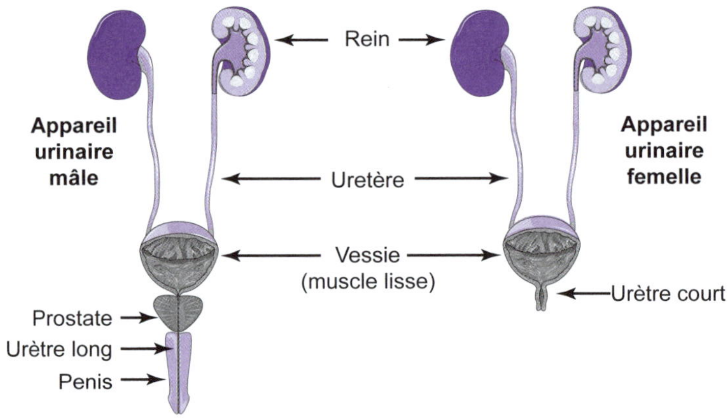


▶ **Anatomies des appareils génitaux mâle et femelle**

L'appareil urinaire est composé de différents organes communs à l'homme et à la femme. L'appareil génital mâle possède une particularité : sa partie terminale (après la vessie) est commune avec l'appareil génital alors que ce n'est pas le cas chez la femme. Néanmoins, les fonctions assurées par le rein chez l'homme et la femme sont communes.

### *a. Le rein assure l'équilibre électrolytique de l'organisme*

Le rein régule les pertes d'eau et de sels minéraux de l'organisme. Or, ces teneurs sont régulées très précisément. Le rein ajuste alors en continu, très finement, l'excrétion d'eau et de sels minéraux.

### *b. Le rein régule l'équilibre acido-basique*

Le rein ajuste les concentrations plasmatiques en $H^+$ et en hydrogénocarbonates. Il est un régulateur majeur du pH plasmatique (pH = 7,35 à pH = 7,45) modifié par la respiration et l'alimentation.

### c. Le rein permet d'épurer l'organisme de nombreux déchets

Grâce à la formation de l'urine, les reins permettent l'excrétion de nombreux **déchets du métabolisme** : l'**urée** (déchets de l'utilisation des protéines), l'**acide urique** (déchets des acides nucléiques), la **créatinine** (déchets de l'utilisation de la créatine musculaire) ou l'**urochrome** (déchets de l'hémoglobine) sont ainsi retrouvés dans l'urine.

Des **hormones** sont également retrouvées dans l'urine (hormone de grossesse...) ainsi que des **xénobiotiques** (additifs alimentaires, pesticides et médicaments).

> **D'autres organes ont également une fonction d'excrétion de déchets :**
>
> - Les **poumons** permettent d'évacuer le $CO_2$, de l'eau et l'alcool consommé.
> - La **peau** élimine eau et sels minéraux par les glandes sudoripares.
> - Le **foie** élimine la bile (bilirubine) et autres molécules toxiques : médicaments, etc.

Biologie

### d. Le rein permet de réguler la pression artérielle

La pression artérielle dépend en grande partie du volume sanguin qui dépend directement du volume d'eau excrété et réabsorbé par les reins. La rénine, hormone rénale stimule cette réabsorption d'eau.

### e. Le rein assure la régulation de l'érythropoïèse

L'érythropoïétine (EPO) est une hormone rénale stimulant la production d'érythrocytes par la moelle osseuse en cas d'hypoxie (anémie, réduction du débit sanguin, séjour en altitude, etc.)

### f. Le rein régule la synthèse de la vitamine D

Le rein transforme la vitamine D3 (produite grâce à l'exposition au soleil) en sa forme active.

### g. Le rein est capable de fabriquer du glucose en cas d'hypoglycémie extrême

En cas de jeûne sévère, le foie assure 90 % de la synthèse de glucose à partir de molécules non glucidiques (pyruvate, lactate, glycérol, acides aminés) ; le rein assure les 10 % restants.

# 2 Le rein est l'unité fonctionnelle de l'appareil urinaire

## 2.1 L'anatomie du rein

Les reins sont des organes pairs situés dans la partie abdominale du corps.

Les reins éliminent les déchets sanguins apportés par les artères et veines rénales. Pour un homme de 70 kg, c'est un flux net d'environ 180 L d'urine primitive qui est produite au niveau de ces organes. Finalement, seul 1 L d'urine définitive est excrété. Le reste est réabsorbé.

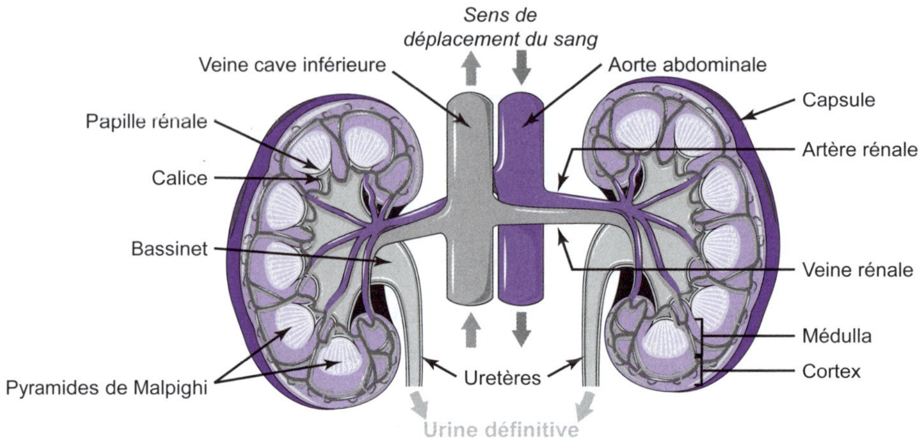


▶ **Anatomie et vascularisation des reins (glandes surrénales non représentées)**

## 2.2 Le néphron est l'unité structurale fondamentale du rein

### *a. Les différentes parties anatomiques du néphron*

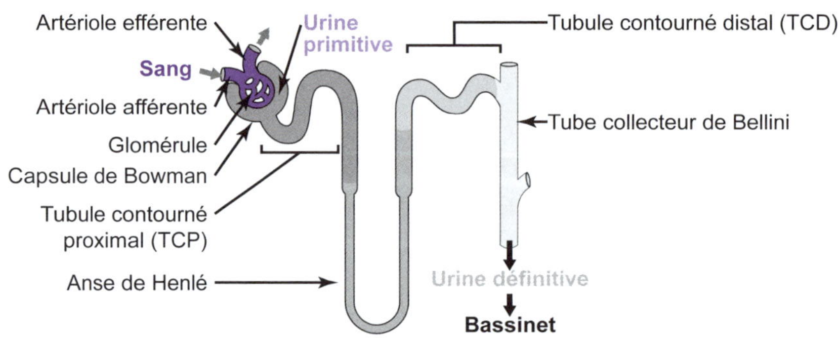


▶ **Représentation schématique de l'anatomie du néphron**

Le plasma est filtré au niveau du glomérule par la capsule de Bowman, formant l'**urine primitive** (180 L par jour). TCP, anse de Henlé et TCD permettent de réabsorber l'eau et les sels minéraux, précieux pour le corps. Le tube collecteur conduit l'**urine définitive** qui est excrétée vers la vessie.

### *b. Le néphron est la structure qui excrète les déchets du sang*

Le **corpuscule rénal** produit l'urine primitive par **ultrafiltration** : la pression sanguine et la petite taille des trous de filtration de la capsule de Bowman permettent de ne filtrer que les petites molécules : déchets et médicaments (excrétés), eau et sels minéraux (en grande partie réabsorbés), etc.

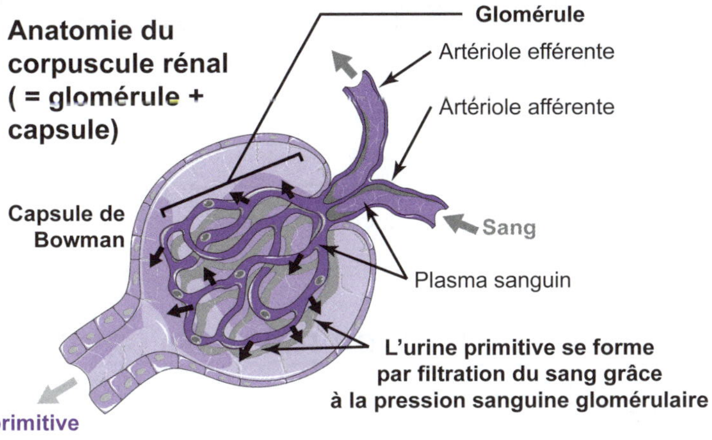


▶ **Mécanisme de formation de l'urine par le néphron**



## 3 Les dysfonctionnements de l'appareil urinaire

- Les différences anatomiques entre hommes et femmes expliquent la forte incidence des **infections urinaires** (débutant par une **cystite**) chez la femme : l'urètre étant très court chez la femme, les bactéries fécales comme ***Escherichia coli*** (99 % des infections urinaires), remontent le long de l'appareil urinaire provoquant des infections de la vessie (**cystite**) ou touchant directement les néphrons (**pyélonéphrites** : fièvre, etc.)
- Le rein est à l'interface entre le milieu extérieur et le plasma : tout dysfonctionnement ou infection peut se traduire par l'apparition de composés urinaires spécifiques ou par la modification de leur concentration. Ces molécules ou cellules peuvent être détectées et/ou dosées simultanément par une **bandelette test** à placer sous le jet urinaire.
- Les maladies du glomérule peuvent être causées par une inflammation (**glomérulonéphrites**) provenant d'une infection. Des toxines ou un diabète altèrent la filtration glomérulaire. La production d'EPO peut diminuer : une **anémie** apparaît.
- Un **diabète**, une **hypertension** (à cause d'une **athérosclérose**), une **pyélonéphrite** provoquée par une infection bactérienne peuvent à court terme entraîner un défaut de la fonction rénale : c'est l'**insuffisance rénale** qui peut entraîner l'**accumulation d'acide urique**. Ce dernier précipite dans les articulations et déclenche la **goutte**, maladie inflammatoire articulaire douloureuse. L'insuffisance rénale chronique doit être régulièrement traitée par une **hémodialyse** qui permet de nettoyer le sang.

# 16 Les systèmes endocrinien et immunitaire

Parmi les systèmes qui contrôlent le fonctionnement de l'organisme, les systèmes endocrine et immunitaire assurent la communication entre les organes et la défense de l'organisme.

## 1 Le système endocrinien régule la physiologie de l'organisme

### 1.1 Nature et action des principales sécrétions endocrines chez l'Homme

Une **hormone** est une molécule sécrétée en petite quantité par une cellule endocrine en réponse à une stimulation. Cette hormone est alors véhiculée par le sang jusqu'à sa cellule cible où sa fixation sur son récepteur spécifique provoque la réponse de l'organe cible : sécrétion, mouvement, réaction chimique, etc.

**▶ Variété et mode d'action des principales hormones humaines**

| Glandes endocrines | Hormones | Organes cibles et effets |
|---|---|---|
| Thyroïde | T3, T4 et calcitonine | Métabolisme, stimulation de la croissance des os longs et baisse de la calcémie |
| Parathyroïdes | Parathormone (PTH) | Os – Augmente la calcémie |
| Corticosurrénales | Aldostérone | Reins – Augmentation de la natrémie (concentration plasmatique en sodium) |
| | Cortisol | Régulation du métabolisme |
| Médullosurrénales | Adrénaline et noradrénaline | Augmente la vigilance, la glycémie, etc. |
| Pancréas | Insuline | Muscles, foie, graisse - hypoglycémiante |
| | Glucagon | Muscles, foie, hyperglycémiant |
| Ovaires | Œstrogènes | Utérus – Caractères sexuels féminins |
| | Progestérone | Utérus – Maintien du corps jaune (grossesse) |
| Testicules | Testostérone | Testicules – Caractères sexuels masculins |

| | | |
|---|---|---|
| Glande pinéale | Mélatonine | Cycles veille/sommeil |
| Estomac | Gastrine | Intestin grêle, estomac – Stimulation des fonctions digestives |
| Intestin grêle | Sécrétine | |
| Rein | Érythropoïétine (EPO) | Moelle os – Augmentation de l'érythropoïèse |
| | Rénine | Rein – Régulation des fonctions rénales |
| Placenta | hCG (gonadotrophine chorionique humaine) | Utérus – Maintien de la grossesse |
| | Progestérone, œstrogènes | Utérus – Maintien du corps jaune |



## 1.2 Un même organe endocrine peut libérer plusieurs hormones

Les glandes endocrines contiennent souvent plusieurs types de cellules très différentes qui permettent la libération d'hormones très variées. Le **complexe hypothalamo-hypophysaire** peut libérer des hormones intervenant dans la fonction de reproduction (FSH, LH, etc.), de lactation (prolactine), de croissance osseuse (GH), de réabsorption rénale d'eau (ADH), etc.

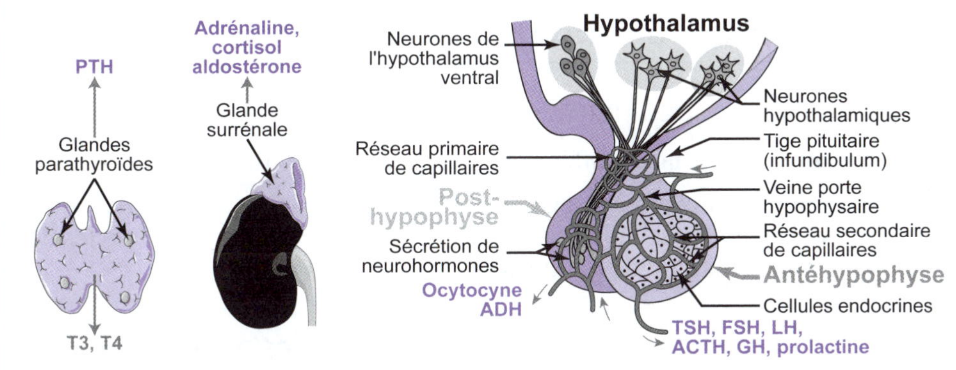


▶ **Anatomie et sécrétions hormonales du complexe hypothalamo-hypophysaire, du rein, de la thyroïde et de la parathyroïde**

## 1.3 Conséquences d'un dysfonctionnement d'une sécrétion hormonale

Diabètes, hypo-(ou hyper-)thyroïdie, ostéoporose, puberté précoce, nanisme, anémie, absence de règles, etc. peuvent s'expliquer par des déficits ou des excès de sécrétions hormonales.

# 2 Le système immunitaire maintient l'intégrité de l'organisme

## 2.1 L'organisme possède différentes barrières pour bloquer les infections

La peau et les différentes muqueuses de l'organisme n'appartiennent pas au système immunitaire, mais elles participent à la défense contre les différents agents infectieux en assurant une protection physique et en favorisant l'élimination (mucus, déglutition salivaire, larmes, etc.) des germes infectieux.

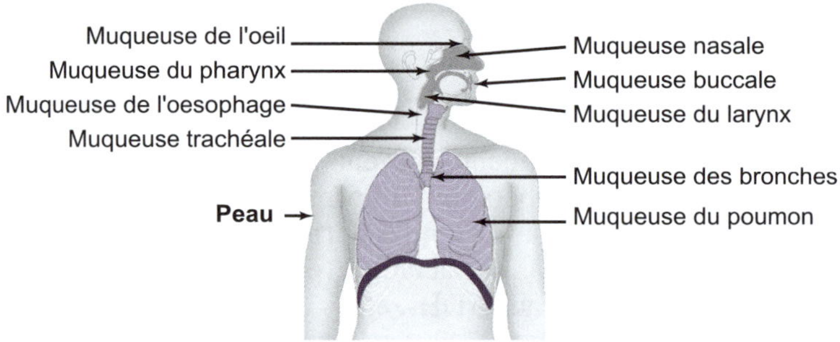


▶ **Les différentes barrières naturelles de la partie supérieure du tronc**

## 2.2 L'organisme est en permanence infecté par des microorganismes

Le corps humain doit faire face à différents agents infectieux : virus, bactéries et parasites.

Le système immunitaire protège également contre le danger du « soi modifié », c'est-à-dire le danger des cellules cancéreuses (ce sont certains lymphocytes T qui assurent cette protection) ou des cellules infectées par un virus.

## 2.3 Les cellules immunitaires sont les principales actrices de l'immunité

Toutes les cellules sanguines (cellules immunitaires comprises) ont la même origine : des cellules souches dans la moelle osseuse rouge des os longs (humérus, fémur, etc.) et plats.

On distingue différentes catégories de cellules immunitaires qu'on retrouve dans le sang et dans la lymphe circulante : les **lymphocytes (B et T)**, les **cellules NK** qui s'attaquent principalement aux cellules infectées par un virus, les **monocytes** (devenant des **macrophages** en dehors du sang) et les **granulocytes** (qui participent à l'inflammation et à la lutte contre de nombreux microorganismes). Les plaquettes participent à l'**inflammation** et à l'**hémostase** et empêchent donc les infections de survenir.

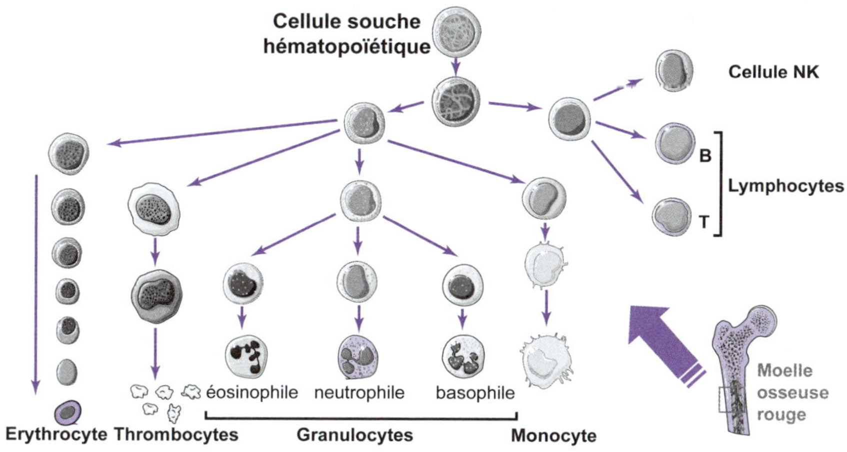


▶ L'hématopoïèse est la synthèse de toutes les cellules sanguines

## 2.4 L'inflammation est la première réponse consécutive à une infection

L'inflammation permet au système immunitaire d'être rapidement efficace, tout en améliorant la réponse immunitaire (augmentation du nombre de cellules immunitaire) et en avertissant l'organisme du danger infectieux (fièvre ou douleur, chaleur, œdème et gonflement pour les inflamations locales).

## 2.5 Des réactions immunitaires spécifiques neutralisent les dangers

Les **anticorps** sont des protéines sécrétées par des lymphocytes qui permettent de bloquer l'activité pathogène de microorganismes ou de protéines en se fixant (= « neutralisation ») sur certains motifs moléculaires : les **antigènes**. Chaque anticorps est spécifique d'un antigène donné.

## 2.6 Les dysfonctionnements de la réaction immunitaire

Il existe de nombreux dysfonctionnements des mécanismes immunitaires comme les **allergies** ou les autres **hypersensibilités** : lupus érythémateux, eczéma, etc. Le SIDA en est un autre exemple.

Les **maladies auto-immunes** sont provoquées par des erreurs de reconnaissance par les cellules immunitaires : **diabète de type I, polyarthrite rhumatoïde**, etc.

Les **rejets de greffe** expliquent les problèmes de compatibilité entre donneur et receveur d'un greffon. Les lymphocytes T sont à l'origine de cette intolérance (normale) au non-soi.

# 17 L'appareil génital et la reproduction

Même si toutes les espèces vivantes n'ont pas besoin de deux individus différents pour se reproduire (les bactéries se reproduisent par **scissiparité**, en se coupant en deux, de nombreuses espèces végétales sont **monoïques** et portent les fleurs mâles et femelles sur le même pied, etc.), l'espèce humaine implique obligatoirement la participation de deux individus de sexes différents pour se reproduire : c'est la **reproduction sexuée**.

La reproduction humaine repose sur deux différences fondamentales entre hommes et femmes : **anatomiques** (les appareils génitaux sont très différents) et **physiologiques** (les mécanismes de la reproduction et leurs durées sont très différents chez l'homme et chez la femme).

## 1 L'appareil génital est l'organe de la reproduction sexuée

### 1.1 Les appareils génitaux de la femme et de l'homme possèdent des organisations très différentes

Bien que leur origine soit commune (la différenciation du sexe se fait entre la 5e et la 7e semaine de grossesse), les appareils génitaux mâle et femelle possèdent une organisation très différente : chez l'homme, les **gonades** (**testicules**) sont en position externe du corps, dans les bourses, alors que chez la femme, les **ovaires** sont en position abdominale. De plus, l'appareil génital de la femme est totalement séparé de l'appareil urinaire alors que chez l'homme, la partie terminale de l'appareil urinaire (l'urètre) est commune avec la partie terminale de l'appareil génital : chez l'homme le sperme et l'urine passent (à la fin de leur trajet) par le même conduit anatomique.

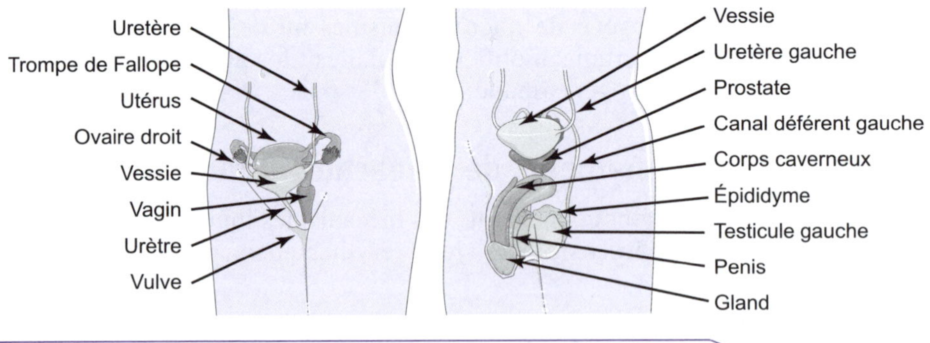


▶ **Anatomies comparées des appareils génitaux mâle et femelle**

### 1.2 L'appareil génital de la femme permet la gestation

Alors que l'appareil génital masculin sert uniquement à la production de cellules reproductrices, les gamètes (**spermatozoïdes**), l'appareil génital femelle doit à la fois permettre :

- La **production** de gamètes femelles (l'**ovocyte II** souvent qualifié « d'**ovule** ») ;
- La **fécondation**, rencontre entre un spermatozoïde et un ovule, l'ovocyte II ;
- La **migration** de l'ovocyte fécondé (dans le tiers supérieur des trompes) vers l'utérus ;
- La **nidation** du zygote (« l'œuf » résultant de la fécondation) dans l'utérus ;
- La poursuite de la **gestation** (nommée **grossesse** chez la femme) ;
- La **parturition** (ou **accouchement** chez la femme) permettant la libération du fœtus.

L'appareil génital femelle possède donc une structure très particulière, avec des organes et cavités qui permettent d'assurer ces différentes fonctions.

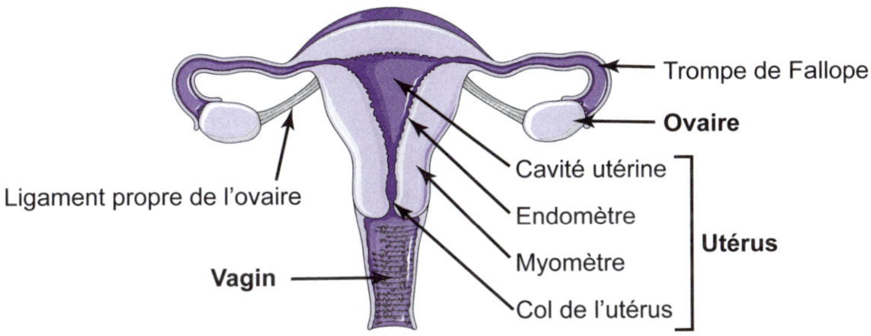


▶ **Anatomie des principaux organes de l'appareil génital femelle**

# 2 Physiologie de la reproduction dans l'espèce humaine

## 2.1 L'appareil génital de la femme a un fonctionnement cyclique et temporaire

Le fonctionnement de l'appareil génital femme présente de nombreuses spécificités au niveau notamment du nombre de gamètes libérés pendant toute la vie (environ 400 ovocytes en tout) et au niveau du rythme de libération.

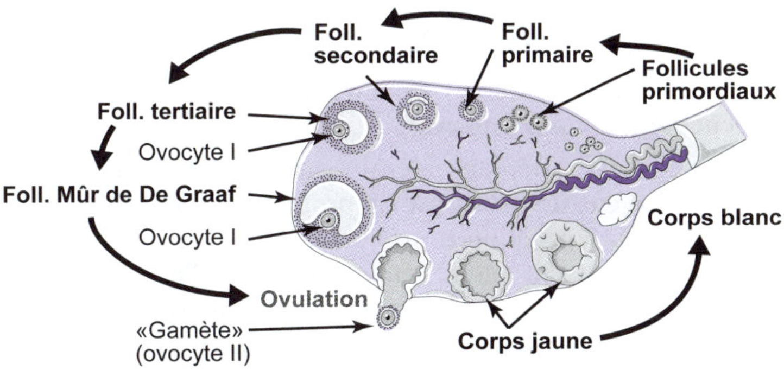


▶ **Le cycle ovarien chez la femme pubère non ménopausée**

### a. Le stock de gamètes (ovocytes) est déterminé pendant la grossesse

Le stock définitif d'ovocytes, les gamètes femelles, est établi chez la future petite fille à six mois de **grossesse**. Pendant toute sa vie (et même avant la naissance) le stock d'ovocytes ne fera que se réduire au cours du temps, indépendamment des ovulations qui ont lieu à partir de la puberté.

### b. La libération d'ovules n'a lieu qu'entre la puberté et la ménopause

L'activité des ovaires débute à la première ovulation chez la fille, généralement entre 11 et 13 ans. Ces ovulations se poursuivront plus ou moins régulièrement jusqu'à la **ménopause** (vers 50 ans environ).

### c. Généralement, un seul ovocyte est libéré par éclatement d'un follicule mûr

Contrairement à l'homme qui libère des millions de spermatozoïdes à chaque éjaculation, les ovaires libèrent un seul ovocyte tous les 28 jours en moyenne. Cet ovocyte est contenu depuis la gestation dans un **follicule** qui commence à évoluer **3 mois avant** l'**ovulation** à partir d'un stock de **follicules secondaires** qui proviennent eux-mêmes d'un stock de follicules primordiaux. Entre la puberté et la ménopause, au 7e jour de chaque début de cycle ovarien, un seul follicule tertiaire (« dominant ») arrive à maturité, tandis que les autres follicules tertiaires qui l'accompagnaient régressent. Puis, 36 heures avant l'ovulation (au 14e jour du cycle), ce follicule devient mûr et finit par éclater, libérant l'ovocyte II (le gamète femelle) : c'est l'**ovulation**.

Le reste du follicule devient un **corps jaune** qui dégénère en **corps blanc** en absence de fécondation. En cas de **fécondation**, le corps jaune est maintenu et libère une hormone, la **progestérone**, qui permet la poursuite de la grossesse.

### d. Les libérations cycliques d'ovocytes sont associées à l'évolution cyclique de l'endomètre utérin

Grâce aux sécrétions cycliques du complexe hypothalamo-hypophysaire, le follicule en croissance sélectionné va libérer deux principales hormones : l'**œstradiol** (surtout pendant la phase folliculaire) et la **progestérone** (pendant la phase lutéale uniquement) :

- L'**œstradiol** libéré par le follicule tertiaire stimule la croissance de la couche utérine qui accueillera le futur embryon : l'**endomètre**.
- La **progestérone** stimule fortement la croissance de l'endomètre pour la nidation du futur embryon. **En cas de grossesse**, la progestérone empêche les contractions de l'utérus et permet la formation d'un bouchon muqueux qui empêche les bactéries ou virus qui se trouvent naturellement (ou non) dans le vagin d'entrer dans la cavité utérine. L'utérus reste alors stérile pendant la grossesse. La progestérone inhibe également le complexe hypothalamo-hypophysaire et bloque donc toute nouvelle ovulation pendant la grossesse.

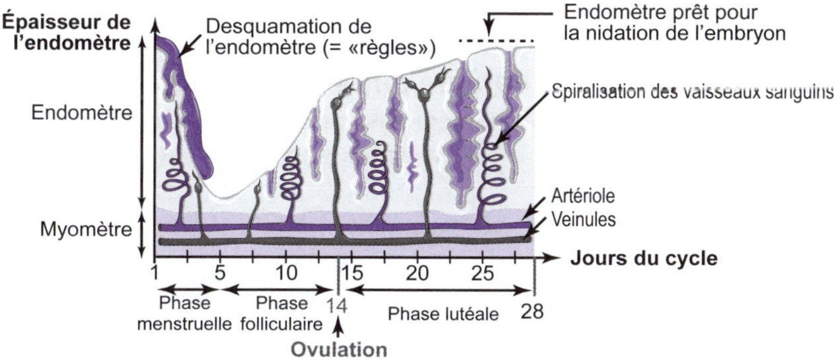


▶ **Les étapes du cycle utérin chez la femme pubère non ménopausée**

**Remarque : les règles peuvent disparaître dans certains cas**

Le cycle utérin (donc l'apparition des règles) peut être bloqué par une trop faible masse graisseuse dans le corps. C'est notamment le cas chez les sportives de haut niveau qui sont très souvent victimes d'**aménorrhées** (absence de règles mais aussi d'ovulation).

### *e. Le stock d'ovules disparaît en quelques semaines à la ménopause*

La ménopause marque la fin **rapide** (en quelques semaines, le stock de follicules primaires hérités avant la naissance disparaît) et **définitive** de toute capacité à procréer. La femme est alors ménopausée. Cet événement a lieu vers l'âge de 50 ans, même s'il peut avoir lieu beaucoup plus tôt chez certaines femmes.

## 2.2 Le testicule produit des spermatozoïdes en continu

### *a. La production des spermatozoïdes a lieu dans la paroi des tubes séminifères*

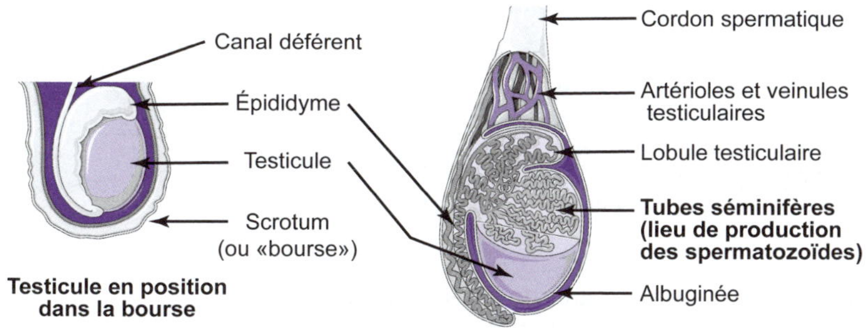


▶ **La paroi du tube séminifère est le siège de la spermatogenèse**

La température légèrement inférieure (35,4 °C) des testicules permet la production des spermatozoïdes (**spermatogenèse**) dans la paroi des tubes séminifères. Les spermatozoïdes sont alors **mobiles**, pour remonter les voies génitales femelles et féconder l'ovocyte.

### *b. La spermatogenèse est continue entre la puberté et la mort*

La spermatogenèse ne cesse généralement pas entre la puberté et la mort. La production d'un spermatozoïde à partir d'une spermatogonie nécessite 74 jours.

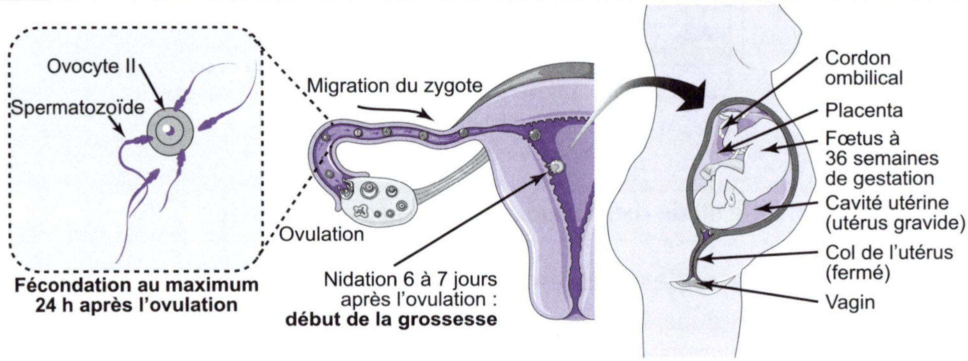


▶ **Les étapes de la spermatogenèse, un processus continu**

## 3 La fécondation a lieu dans l'appareil génital de la femme

Lors de la fécondation, un seul spermatozoïde féconde l'ovocyte II libéré à l'ovulation. Après 6 jours de migration, la grossesse débute et dure normalement 39 semaines avant l'accouchement.

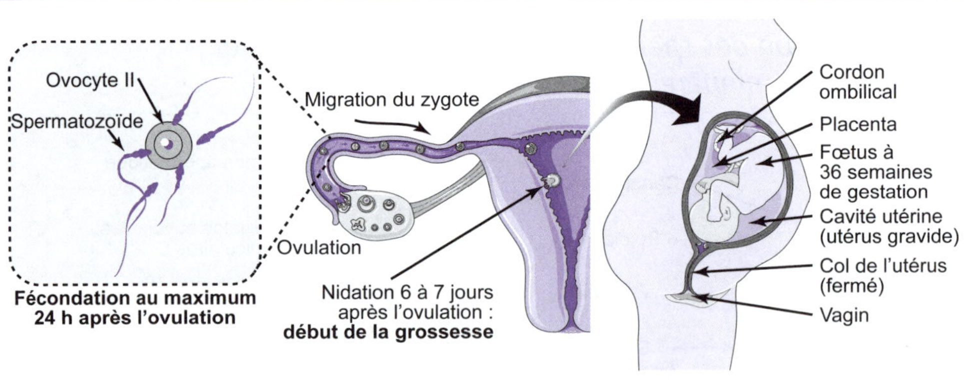


▶ **Séquence des différentes étapes de la fécondation à la grossesse**

# Les médicaments 18

## 1 Les médicaments ont des rôles multiples

Un **médicament** est une **substance** (produit chimique ou extrait de plante), ou un **mélange de substances,** présenté comme possédant des **propriétés curatives** ou **préventives** envers des maladies humaines ou animales, ainsi que toute substance ou tout mélange de substances pouvant être utilisée(s) chez l'homme ou chez l'animal, ou pouvant être administré pour un diagnostic médical, pour restaurer, corriger ou modifier leurs fonctions physiologiques par une action métabolique, pharmacologique ou immunologique.

Ainsi, un médicament étant « présenté comme possédant des propriétés... », un médicament n'aura pas obligatoirement un effet sur le patient même s'il possède, en théorie, certaines vertus.

Un médicament a donc plusieurs applications possibles :

- **Diagnostic** de maladies ;
- **Traitement** de maladies ou des symptômes d'une maladie ;
- **Prévention** d'une maladie.

La mise au point d'un médicament est longue et nécessite plusieurs phases (très longues) aboutissant à l'AMM, l'Autorisation de Mise sur le Marché. Pendant ces phases, l'efficacité du médicament ainsi que sa **tolérance**, son **innocuité**, sa **posologie**, etc. sont vérifiées contre des placebos.

## 2 Composition et présentation d'un médicament

### 2.1 Un médicament est généralement composé de plusieurs éléments

- Un ou plusieurs **principes actifs** qui possèdent l'activité biologique.
- Un ou plusieurs **excipients** : arômes, conservateurs, colorants, agents de texture, agglomérant, etc.

**Remarque : les « excipients à effets notoires »**

Parmi ces excipients, certains peuvent avoir « des effets notoires » : sucre, alcool (sirops) ou gluten. Ces molécules peuvent entraîner des réactions d'intolérance, d'allergies ou d'autres effets indésirables plus ou moins importants ou « notoires ».

- Un **emballage** complet qui comprend l'emballage du produit (flacon pour un sirop, gélule ou ampoule, etc.) qui ne doit pas altérer le produit et le rendre facile à l'emploi, l'emballage secondaire (la boîte) et la notice accompagnée des informations légales.

## 2.2 Le principe actif peut avoir des origines variées

Le principe actif a une origine **végétale** (digitaline, morphine, etc.), **animale** (héparine, etc.), **bactérienne** (antibiotique, insuline, etc.), **minérale** (Fe, Mg, etc.) ou **synthétique** (artificielle).

## 2.3 Les différentes formes galéniques des médicaments

La **galénique** est la science (et l'art) de **présenter** et de **conserver** les médicaments. Elle permet une meilleure stabilité du médicament, une meilleure administration, un meilleur dosage de celui-ci. C'est la forme galénique qui va donc déterminer la qualité du suivi et l'efficacité d'un traitement.

Chaque forme galénique possède des **avantages** et des **inconvénients** : facilité de conservation, à fractionner la prise, à avaler, délai d'action, acceptabilité (goût, aspect, etc.), coût de fabrication, besoin d'eau, dosage précis, facilité de déglutition ou d'administration à de jeunes enfants, etc.

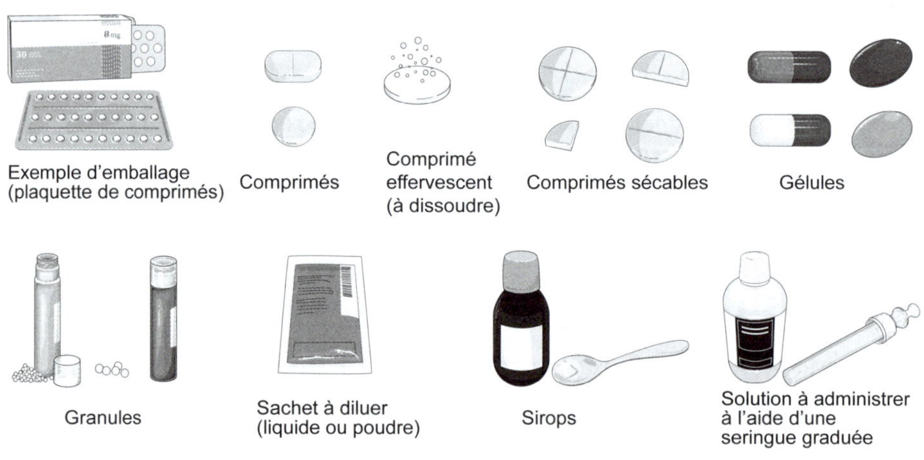


▶ **Variétés des formes galéniques possibles d'un médicament à forme orale**

Par ailleurs, il existe :

- Des médicaments administrables par voie vaginale ou rectale ;
- Des médicaments à étaler sur la peau ;
- Des médicaments à coller sur la peau ou à implanter ;
- Des médicaments à inhaler ;
- Des médicaments ophtalmiques ;
- Des médicaments à injecter ou à perfuser.

# 3 Classification et activité des médicaments

## 3.1 La dénomination d'un médicament

C'est le nom du médicament qui a été choisi par le laboratoire qui le fabrique. Son nom peut être différent d'un pays à l'autre alors que sa composition est la même et à l'inverse, un même médicament peut avoir une composition différente d'un pays à l'autre.

En revanche, tout médicament possède une Dénomination Commune Internationale ou DCI, établie par l'Organisation Mondiale de la Santé (l'OMS) qui identifie le médicament, quel que soit son nom.

## 3.2 Chaque médicament possède un statut légal bien défini

On distingue ainsi plusieurs catégories de médicaments :

- Les **préparations officinales** ou **hospitalières** : elles sont préparées extemporanément pour un patient donné ou un groupe de patients.
- Les **produits sanguins** : sang total, hématies, plasma, plaquettes, etc.
- Les **spécialités pharmaceutiques** : sous conditionnement spécifique.
- Les **radiopharmaceutiques** : contenant un ou plusieurs isotopes radioactifs.
- Les médicaments de **thérapie génique**, **produits cellulaires**, etc.

**Remarque : les médicaments génériques**

Passé un certain délai, une molécule inventée et brevetée par un laboratoire passe dans le domaine public. Sa fabrication et sa vente par d'autres laboratoires sont alors possibles : ce sont des **médicaments génériques** qui possèdent les mêmes compositions qualitative (types de molécules) et quantitative (concentrations). En général, le médicament est dénommé avec la **DCI** suivie du **nom du fabricant**.

## 3.3 Pharmacocinétique

La **pharmacocinétique** correspond à la variation de la concentration d'un médicament dans le plasma au cours du temps. Elle dépend de la concentration en principe actif, de sa forme (liquide ou solide) et de sa fréquence d'administration, c'est-à-dire de la **posologie**.

La **posologie** correspond aux doses auxquelles un médicament doit être donné. La posologie indique **fréquence** et **quantité quotidienne** des prises ainsi que la **durée du traitement.**

Biologie

# Entraînement

**1.** Parmi les propositions suivantes, indiquez celles qui sont correctes :

- ❑ **a.** L'eau est un élément.
- ❑ **b.** Les vitamines sont des molécules uniquement protidiques.
- ❑ **c.** Les tissus sont un ensemble de molécules qui assurent ensemble la même fonction.
- ❑ **d.** La cellule est l'unité structurale fondamentale de tous les êtres vivants et des virus.

**2.** À quels appareils ou systèmes appartiennent les éléments de la liste suivante ? Vous répondrez sous la forme d'un tableau.

Vésicule biliaire, gonades, épiderme, thyroïde, thymus, cervelet

**3.** Parmi les propositions suivantes indiquez celles qui sont correctes :

- ❑ **a.** Il y a 46 paires de chromosomes dans les cellules humaines.
- ❑ **b.** Les vitamines sont des molécules toujours liposolubles.
- ❑ **c.** Les acides nucléiques sont présents dans la cellule sous une seule forme.
- ❑ **d.** L'ADN est l'acide ribonucléique.

**4.** Chassez l'intrus : cholestérol, acides gras, glucose, phospholipides.

**5.** Parmi les propositions suivantes, indiquez celles qui sont correctes :

- ❑ **a.** Le fémur est le plus gros des os du bras.
- ❑ **b.** Le rachitisme provient d'un déficit en vitamine E.
- ❑ **c.** Le tibia est un os de l'avant-bras.

**6.** Le membre supérieur comporte :

- ❑ **a.** Humérus + radius + péroné
- ❑ **b.** Radius + cubitus + humérus.
- ❑ **c.** Humérus + cubitus + tibia.

**7.** Légendez le schéma ci-dessous :

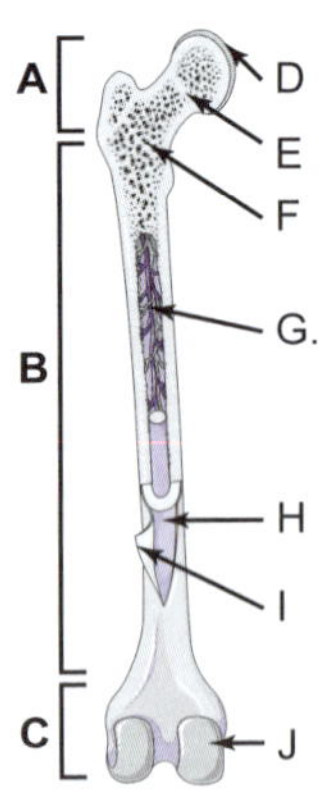

**8.** Parmi les propositions suivantes, indiquez celles qui sont correctes :

- ❑ **a.** Il existe deux types de tissus musculaires.
- ❑ **b.** Le neurone est l'unité structurale de la cellule musculaire.
- ❑ **c.** La myopathie musculaire de Duchenne est compatible avec une vie normale.
- ❑ **d.** Certaines bactéries produisent des toxines entraînant une contraction musculaire permanente.

**9.** Questions à réponses ouvertes courtes (QROC) :

- ❑ **a.** Citez trois fonctions des muscles squelettiques.
- ❑ **b.** Combien de cellules constituent le tissu cardiaque ?
- ❑ **c.** À quoi sert le péristaltisme intestinal ?
- ❑ **d.** Citez deux types de mouvements musculaires antagonistes.

**10.** Parmi les propositions suivantes, indiquez celles qui sont correctes :

- ❑ **a.** Le neurone est une cellule nerveuse.
- ❑ **b.** L'hémisphère cérébral gauche commande l'hémicorps gauche.
- ❑ **c.** L'information nerveuse est de nature électrique.
- ❑ **d.** Une atteinte de la moelle épinière est sans conséquence.

**11.** Légendez le schéma ci-dessous :

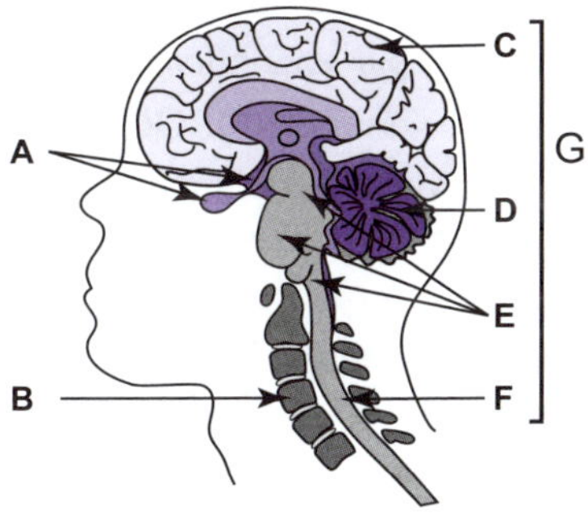


**12.** Parmi les propositions suivantes, indiquez celles qui sont correctes :

- ❑ **a.** Les récepteurs de la rétine sont des photorécepteurs.
- ❑ **b.** Chaque récepteur rétinien est spécialisé dans un type de rayons lumineux.
- ❑ **c.** La cataracte est une anomalie causée par une rétine abîmée.
- ❑ **d.** L'œil ne nécessite pas de vitamine particulière pour fonctionner correctement.

**13.** Associez les lettres correspondant aux chiffres. Vous répondrez sous la forme d'un tableau.

| | |
|---|---|
| **A.** Étrier. | **1.** Vue. |
| **B.** Épiderme. | **2.** Ouïe. |
| **C.** Pupille. | **3.** Toucher. |
| **D.** Papille. | **4.** Goût. |

**14.** Parmi les propositions suivantes, indiquez celles qui sont correctes :

- ❑ **a.** Le marteau, l'enclume et l'étrier sont trois os contenus dans l'oreille.
- ❑ **b.** L'oreille est uniquement impliquée dans l'audition.
- ❑ **c.** Il existe un seul type de surdité.
- ❑ **d.** Le corps humain est sensible à trois types de mouvements.

**15.** Légendez le schéma ci-dessous :

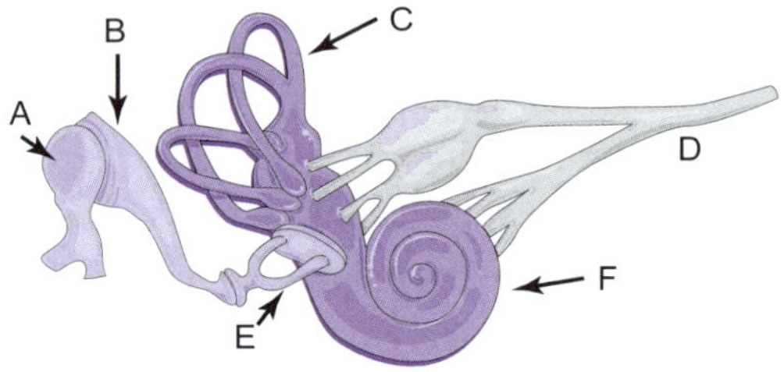


**16.** Parmi les propositions suivantes, indiquez celles qui sont correctes :

- ❑ **a.** Les molécules qui ont un goût sont dites labiles.
- ❑ **b.** Le goût et l'odorat sont soumis à des phénomènes d'adaptation par les organes sensoriels lorsque les stimulations durent.
- ❑ **c.** Une odeur peut être perçue par voie buccale.

**17.** Questions à réponses ouvertes courtes (QROC)

- ❑ **a.** Quelles sont les cinq saveurs fondamentales du goût ? Citez un aliment correspondant pour chacune des saveurs citées. Répondez sous forme d'un tableau.
- ❑ **b.** Quelle est la différence entre une odeur et un arôme ?
- ❑ **c.** Citer un trouble de la gustation.
- ❑ **d.** Citer un trouble de l'olfaction.

**18.** Parmi les propositions suivantes, indiquez celles qui sont correctes :

- ❑ **a.** Le derme renferme les glandes sudoripares et les glandes sébacées.
- ❑ **b.** une atteinte du rachis peut modifier la capacité à percevoir les messages tactiles.
- ❑ **c.** Le cortex somesthésique est situé dans le lobe occipital du cerveau.
- ❑ **d.** La sensibilité corporelle du corps droit est analysée par la partie gauche du cortex cérébral.
- ❑ **e.** Une paresthésie est irréversible.

**19.** Répondre aux questions suivantes :

- ❑ **a.** Citez les trois couches de la peau.
- ❑ **b.** Citez trois causes d'altération de la sensibilité tactile.
- ❑ **c.** Définir le terme « hernie discale ».

**20.** Parmi les propositions suivantes, indiquez celles qui sont correctes :

- ❑ **a.** Le sang est constitué de globules rouges, de globules blancs et de plaquettes.
- ❑ **b.** L'hémoglobine est présente à la surface des globules blancs.

❑ **c.** L'hématose est un phénomène qui implique l'appareil urinaire.

❑ **d.** Les globules rouges transportent du fer.

**21.** Les globules rouges sont :

❑ **a.** Plus nombreux que les globules blancs.

❑ **b.** Moins nombreux que les globules blancs.

❑ **c.** Moins nombreux que les plaquettes.

**22.** Les enveloppes du cœur s'appellent (cochez la ou les bonne(s) réponse(s)) :

❑ **a.** Cardiomégalie. ❑ **b.** Endocarde. ❑ **c.** Péricarde.

**23.** Annotez le schéma ci-dessous :

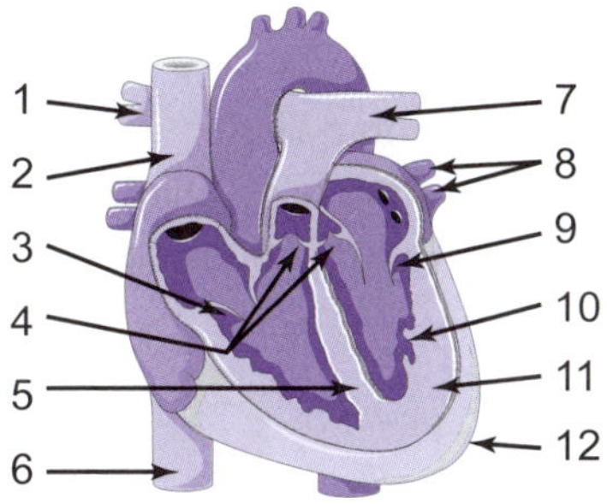


**24.** Parmi les propositions suivantes, indiquez celles qui sont correctes :

❑ **a.** Le larynx est l'organe de la phonation.

❑ **b.** La plèvre permet les échanges gazeux entre le dioxygène et le dioxyde de carbone.

❑ **c.** Le principal muscle respiratoire s'appelle le diaphragme.

**25.** Annotez le schéma ci-dessous :

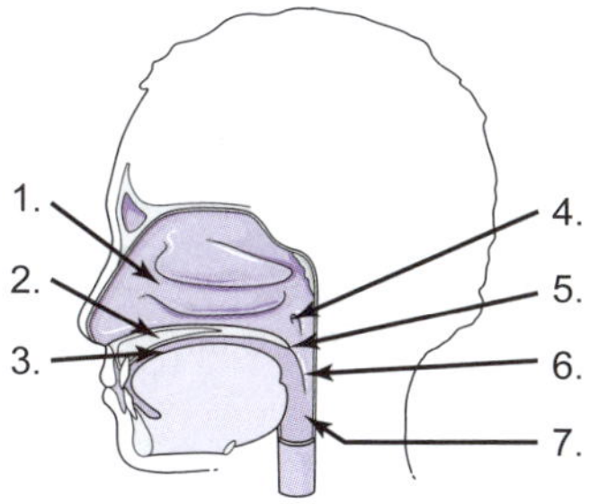


**26.** Parmi les propositions suivantes, indiquez celles qui sont correctes :

❑ **a.** L'œsophage est situé entre l'estomac et l'intestin grêle.

❑ **b.** L'estomac a pour rôle de brasser les aliments.

❑ **c.** La trachée fait partie des voies digestives.

❑ **d.** Le pylore est la partie terminale du côlon.

**27.** La bile est sécrétée par :

❑ **a.** La vésicule biliaire. ❑ **b.** La rate. ❑ **c.** Le foie.

Biologie

**28.** Parmi les propositions suivantes, indiquez celle qui est correcte :

- ❑ **a.** La peau permet de produire de la vitamine D sous l'action de rayons ultraviolets.
- ❑ **b.** Les protides n'ont jamais de rôle énergétique.
- ❑ **c.** Les féculents apportent une majorité de lipides.
- ❑ **d.** L'arachide est un aliment riche en glucides.

**29.** Questions à réponses ouvertes courtes (QROC) :

- ❑ **a.** Citez les quatre aliments à proscrire dans un régime hypolipidique.
- ❑ **b.** Le lait est un produit fragile qui se conserve peu dans le temps. Citez deux modes de conservation du lait.

**30.** Que signifie le terme « diurétique » ?

- ❑ **a.** Substance qui diminue le nombre de mictions.
- ❑ **b.** Substance qui augmente le nombre de mictions.
- ❑ **c.** Substance qui rend difficiles les mictions.

**31.** Légendez le schéma ci-dessous

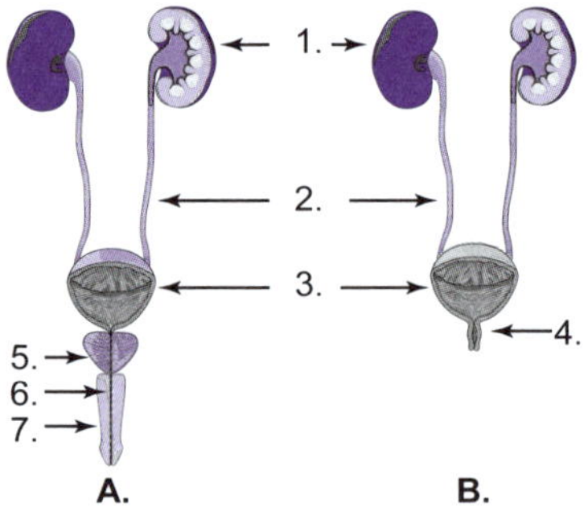


**32.** Parmi les propositions suivantes, indiquez celles qui sont correctes :

- ❑ **a.** Les globules blancs font partie du système immunitaire
- ❑ **b.** La glycémie est le taux de sucre dans le sang.
- ❑ **c.** Les lymphocytes participent directement à la coagulation.
- ❑ **d.** La peau est une barrière naturelle qui appartient au système immunitaire.

**33.** Répondez par vrai ou faux :

- ❑ **a.** La thyroïde secrète des hormones.
- ❑ **b.** Le pancréas est le seul organe à sécréter une hormone hypoglycémiante.
- ❑ **c.** Il existe plusieurs hormones qui font augmenter la glycémie.
- ❑ **d.** L'estomac est un organe endocrine.

**34.** Parmi les propositions suivantes, indiquez celles qui sont correctes :

- ❑ **a.** La fécondation correspond à l'expulsion de l'ovule hors de l'ovaire.
- ❑ **b.** Les ovaires sécrètent des œstrogènes.
- ❑ **c.** L'utérus est un muscle.

**35.** Les spermatozoïdes sont fabriqués par (cochez la bonne réponse) :

❑ **a.** Les testicules. ❑ **b.** La prostate. ❑ **c.** L'urètre.

**36.** Parmi les propositions suivantes, indiquez celles qui sont correctes :

- ❑ **a.** La galénique correspond à la quantité de médicaments absorbés à chaque prise.
- ❑ **b.** Les vaccins sont des préparations à but uniquement curatif.
- ❑ **c.** Les antibiotiques sont inefficaces contre les bactéries.
- ❑ **d.** Un virus peut être éliminé facilement par un traitement antibiotique.
- ❑ **e.** Un antiseptique peut-être utilisé pour nettoyer une surface inerte (plan de travail, matériel médical, etc.).
- ❑ **f.** Un médicament générique est un médicament qui contient une molécule qui a une structure et une efficacité proche de celle du médicament original.

**37.** Définir le terme suivant : posologie.



# Corrigés

**1. Aucune bonne réponse.**

**a.** L'eau n'est pas un élément, mais une molécule.

**b.** Les vitamines sont des dérivés de nombreux types de molécules (protides, lipides, etc.)

**c.** Les tissus sont des ensembles de cellules qui concourent ensemble à la réalisation d'une même fonction.

**d.** Les virus sont des particules et non des cellules.

**2.**

| Nom ou expression | Appareil ou système |
|---|---|
| Vésicule biliaire | Appareil digestif |
| Gonades | Appareil génital |
| Épiderme | Système tégumentaire |
| Thyroïde | Système endocrinien |
| Thymus | Système lymphatique/système immunitaire |
| Cervelet | Système nerveux |

**3. Aucune bonne réponse.**

**a.** Il y a 23 paires de chromosomes dans les cellules humaines somatiques.

**b.** Les vitamines ont des structures chimiques variables. Certaines dérivent de lipides : elles sont liposolubles. Les vitamines non lipidiques sont hydrosolubles.

**c.** Les acides nucléiques existent dans les cellules sous deux formes : ADN et ARN.

**d.** L'ADN est l'acide désoxyribonucléique.

**4.** Glucose.

Le glucose est le principal glucide. Toutes les autres molécules sont des lipides.

**5.** Aucune bonne réponse.

**a.** Le fémur est l'os de la cuisse.

**b.** Le rachitisme provient d'un déficit en vitamine D.

**6. b.**

Le cubitus (de l'avant-bras) est l'ancien nom de l'**ulna** et le péroné (au niveau de la jambe) est l'ancien nom de la **fibula**.

**7.**

**A** : épiphyse proximale

**B** : diaphyse

**C** : épiphyse distale

**D** : cartilage articulaire

**E** : ligne épiphysaire

**F** : os spongieux

**G** : canal médullaire

**H** : os compacte

**I** : périoste

**J** : cartilage épiphysaire

**8. d.**

**a. Faux**. Il existe trois types de cellules musculaires : striées, squelettiques, cardiaques et lisses.

**b. Faux**. Le myocyte est la cellule qui constitue tous les tissus musculaires.

**c. Faux**. La myopathie de Duchenne est une maladie génétique qui est associée à de nombreux troubles graves et à une espérance de vie de 30 ans environ.

**d. Vrai**. C'est le cas de la toxine tétanique produite par le bacille tétanique.

**9.**

**a.** Les muscles squelettiques permettent les **mouvements**, le maintien de la **posture** ainsi que la production de **chaleur** lors d'un exercice physique.

**b.** Deux principaux types de cellules constituent le muscle cardiaque : les cardiomyocytes ainsi que les cellules nodales.

**c.** Le péristaltisme intestinal est assuré par de nombreuses fibres musculaires et permet le déplacement du bol alimentaire (le « chyme ») dans l'intestin.

**d.** Extension/flexion et supination/pronation sont deux mouvements antagonistes.

**10. a.** et **c.**

L'hémisphère cérébral gauche commande l'hémicorps droit (il y a une inversion de côté des voies nerveuses au niveau du bulbe rachidien dans le tronc cérébral).

En effet, on observe un croisement des fibres sensitives et motrices. On parle de « décussation » des voies nerveuses.

**11.**

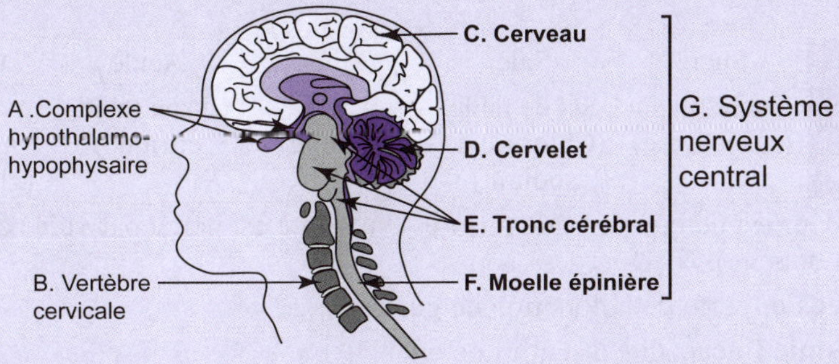


**12.** **a.** et **b.**

**c. Faux**. La cataracte est provoquée par un cristallin devenu opaque.

**d. Faux**. La vitamine A est obligatoire pour un fonctionnement optimal de l'œil. En effet, la vitamine A (ou « rétinal ») est impliquée dans la synthèse des pigments des photorécepteurs en forme de bâtonnets. La vitamine A est donc obligatoire pour une bonne vision en faible condition d'éclairement.

**13.**

| | | | |
|---|---|---|---|
| A-2 | B-3 | C-1 | D-4 |

**14.** **a.** et **d.**

**b. Faux**. Au niveau de sa partie interne, l'oreille est également impliquée dans le processus d'équilibration du corps.

**c. Faux**. Il existe trois types de surdité, selon la partie de l'oreille qui est touchée par le dysfonctionnement : Surdités par réception, par transmission et mixte.

**d. Vrai**. La tête est sensible à trois types de mouvements : **roulis**, **tangage** et **lacet**.

**15.**

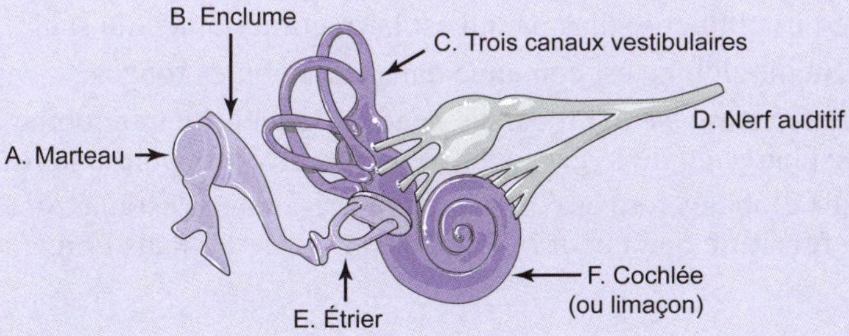


**16.** **b.**

**a. Faux**. Une molécule labile est une molécule qui peut être déformée, modifiée par la chaleur notamment. Une molécule qui a un goût est dite **sapide**.

**c. Faux**. Dans ce cas, on parle d'**arôme** et non d'odeur.

Biologie

**17. a.**

| Saveur | Sucré | Salé | Amer | Acide | Umami |
|---|---|---|---|---|---|
| Exemple d'aliments | Sucre blanc (saccharose) | Sel de table (Chlorure de sodium) | Café (caféine) | Citron (acide citrique) | Soupe asiatique (glutamate) |

**b.** Une odeur est perçue par **voie nasale**. Un arôme est perçu par **voie rétronasale** (par la bouche).

**c.** L'**agueusie** (perte de la fonction de gustation).

**d.** L'**anosmie** (incapacité à sentir une odeur).

**18. a.**, **b.** et **d.**

**c. Faux**. Le cortex somesthésique (responsable de la formation de la sensation tactile) est situé dans le cortex pariétal du cerveau.

**e. Faux**. Une paresthésie correspond à un ensemble de symptômes de types **engourdissements**, **picotements** ou **fourmillements** qui peuvent apparaître ponctuellement suite à un problème mineur (mauvaise position, etc.) ou suite à des pathologies beaucoup plus graves (tumeurs, lésions du rachis, etc.).

**19.**

**a.** Les trois couches de la peau sont l'**épiderme** (la plus superficielle), le **derme** et l'**hypoderme**.

**b.** Une **brûlure** de la peau, une **lésion de la moelle épinière** ou encore une **hernie discale** peuvent entraîner des modifications ou pertes de la sensibilité de la peau.

**c.** Une hernie discale est une pathologie vertébrale provoquée par le déplacement d'un disque intervertébral. Si ce déplacement comprime un nerf rachidien, cette compression se traduira par des **douleurs** ou des **paresthésies**.

**20. a.**

**a. Vrai**. Ne pas oublier le plasma qui est la fraction liquide du sang.

**b. Faux**. L'hémoglobine est contenue dans les globules rouges.

**c. Faux**. L'**hématose** est le processus pendant lequel l'hémoglobine des globules rouges se charge en dioxygène au niveau des alvéoles pulmonaires.

**d. Faux**. Les globules rouges contiennent du fer, mais c'est une protéine plasmatique, la **ferritine** qui a pour but de transporter le fer dans l'organisme.

**21. a.**

Les **globules rouges** sont les plus nombreux dans le sang, suivis des **plaquettes**, des **granulocytes**, des **lymphocytes** et des **monocytes** qui sont les moins nombreux.

**22. b.** et **c.**

La troisième couche qui constitue le cœur est le **myocarde**, la partie contractile.

**23.**

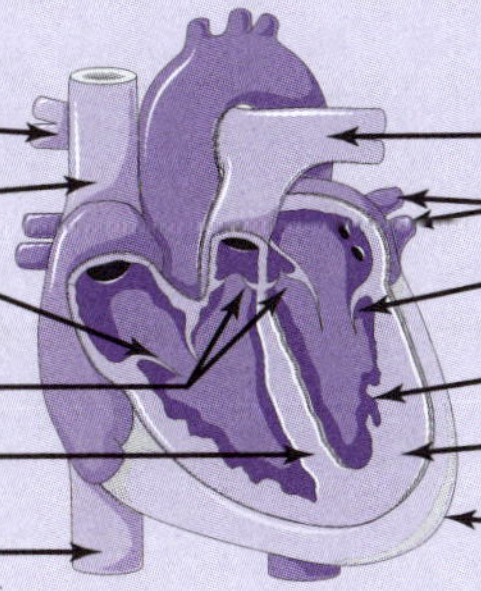


**24.** c.

**a. Faux**. C'est le pharynx qui contient les cordes vocales.

**b. Faux**. Les échanges gazeux ont lieu entre l'intérieur de l'alvéole et le sang.

**25.**

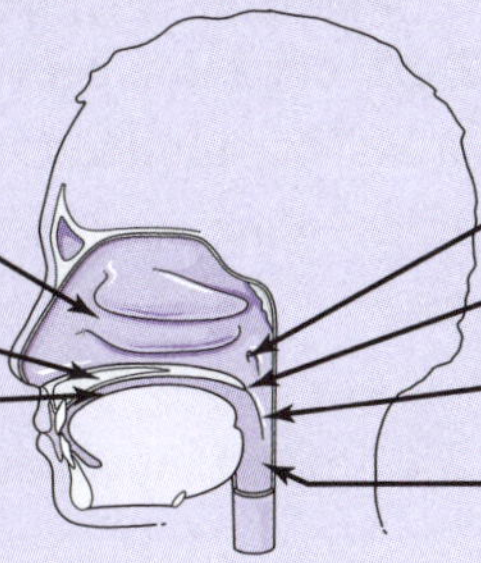


**26.** b.

L'estomac permet de brasser et broyer les aliments. Il poursuit la digestion chimique des aliments à l'aide de la pepsine et de l'acide chlorhydrique.

**27.** c.

La vésicule biliaire est le réservoir de bile sécrétée par le foie.

**28.** a.

**b. Faux**. Dans des cas extrêmes, certains acides aminés glucoformateurs (des protides) peuvent servir à fabriquer de l'énergie.

**c. Faux**. Les féculents apportent essentiellement des glucides.

**d. Faux**. L'arachide est un aliment très concentré en lipides.

**29.**

**a.** Beurre et fromages, viandes, huiles et graines d'oléagineux (les plantes qui permettent de produire de l'huile) ou les poissons gras sont les principaux aliments à proscrire lors d'un régime hypolipidique. Néanmoins, les lipides sont obligatoires dans l'alimentation.

**b.** Le lait se conserve par stérilisation UHT, pasteurisation ou microfiltration.

**30.** b.

Un diurétique est une molécule qui augmente la production d'urine par unité de temps (c'est-à-dire la diurèse). L'excrétion d'urine (la miction) augmente aussi.

**31.**

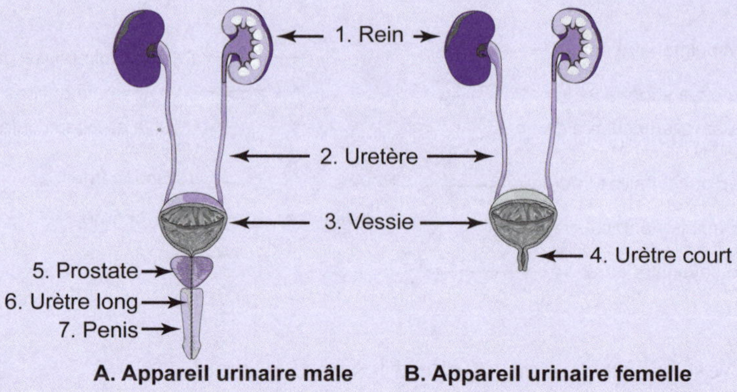


**32.** **a.** et **b.**

**b. Vrai**. La glycémie est un paramètre homéostatique qui est en permanence à une valeur comprise entre 0,8 g/L et 1,2 g/L chez une personne non diabétique.

**c. Faux**. Les lymphocytes participent à la l'immunité et non à l'hémostase.

**d. Faux**. Les téguments (peau, poils, ongles) n'appartiennent pas au système immunitaire.

**33.**

**a. Vrai**. La thyroïde libère la T3 et la T4, importantes pour le métabolisme.

**b. Vrai**. C'est l'insuline.

**c. Vrai**. Le glucagon, le cortisol et l'adrénaline sont hyperglycémiants.

**d. Vrai**. La paroi de l'estomac sécrète une hormone digestive : la gastrine.

**34.** **a.** et **b.**

Les ovaires sécrètent des œstrogènes à partir de la puberté, jusqu'à la ménopause. C'est le myomètre utérin qui est un muscle.

**35.** **a.**

Ils sont fabriqués dans la paroi des tubes séminifères des testicules.

**36.** **Aucune bonne réponse**.

**a. Faux**. La forme galénique correspond à la présentation du médicament.

**b. Faux**. Les vaccins sont, pour leur très grande majorité, des injections qui permettent d'être protégé de manière préventive. Il existe néanmoins certains « vaccins thérapeutiques » (action curative) utiles dans la lutte anticancer qui permettent de stimuler le système immunitaire.

**c.** et **d. Faux**. Les antibiotiques sont uniquement efficaces contre les bactéries.

**e. Faux**. Ce sont les désinfectants qui permettent de nettoyer les surfaces inertes.

**f. Faux**. Les médicaments génériques ont la même formulation et la même efficacité que la molécule originale (mais la forme galénique peut changer).

**37.** La posologie correspond à la durée, à la fréquence et à la quantité de médicaments absorbés pendant la durée du traitement.

# Culture sanitaire et sociale

Partie 4

# 1 La santé et la santé publique

## 1 La « santé »

Selon l'Organisation mondiale de la Santé (OMS), la **santé** est « un état de complet bien-être physique, mental et social, et pas seulement l'absence de maladie ou d'infirmité ».

Pour être en bonne santé, **l'Homme a des besoins variés qui doivent être satisfaits**.

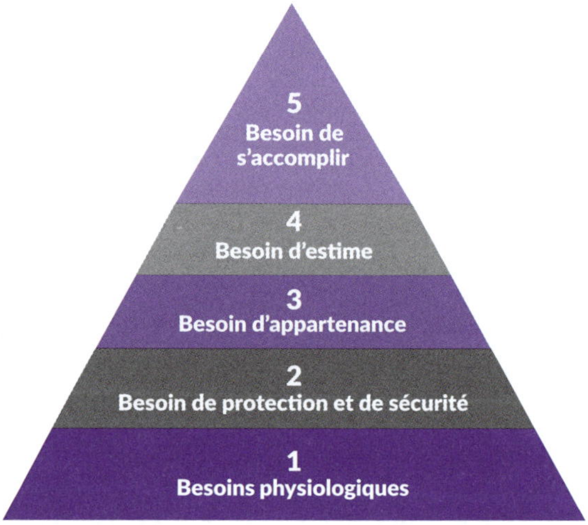


▶ « La pyramide de Maslow »

La santé est un équilibre des dimensions physiques, mentales et sociales.

## 2 La « santé publique »

La **santé publique** est « la science et l'art de **prévenir les maladies**, de prolonger la vie et d'améliorer la santé physique et mentale à un niveau individuel et collectif. » (Organisation mondiale de la Santé).

**Les grands principes de la santé publique** :

La santé est **un droit** garanti par l'État et les pouvoirs publics (**accès aux soins**).

Les pouvoirs publics identifient les besoins de santé de la population pour organiser les **politiques publiques** et l'**offre de soins**.

**Les actions développées par la santé publique** :

- assainir le milieu et lutter contre les maladies ;
- enseigner les règles d'hygiène personnelle ;
- organiser les services médicaux et infirmiers ;
- développer des mesures sociales en faveur de la santé.

En France, Santé publique France étudie l'état de santé de la population.

## 3 Les déterminants de santé d'une population

La santé des individus est liée à leur environnement :

- le **style de vie personnel** est influencé par la société et les contraintes financières ;
- le **lien social** permet de bénéficier d'un soutien (famille, amis, etc.) ;
- les **conditions de vie et de travail** : logement, travail (pénibilité, rémunération, etc.) ;
- le **contexte global** : conditions socio-économiques, politiques et environnementales du pays (niveau de vie de la population et croyances culturelles).

▶ **Les déterminants de santé d'une population**

| | |
|---|---|
| **État de santé de la population** | Santé globale : physique, mentale, psychosociale |
| **Caractéristiques individuelles** | Biologiques et génétiques<br>Habitudes de vie et comportements |
| **Milieu de vie** | Famille, travail, logement, etc. |
| **Contexte global** | Politique, économique, démographique, social, etc. |
| **Les systèmes** | D'éducation, de santé, de solidarité (aides sociales), etc. |

## 4 La prévention

La **prévention** recouvre les actions collectives visant à :

- **protéger la santé des individus** en développant un environnement physique et social favorable à la santé : qualité de l'eau, de l'air, dépistages, etc. ;
- **promouvoir des comportements individuels responsables face à la santé** : incitation à l'activité physique, information sur les risques du tabagisme, etc.

Culture sanitaire et sociale

**Prévention primaire = réduire l'apparition de nouveaux cas**

| | |
|---|---|
| • lutte contre l'apparition des maladies ;<br>• lutte contre le tabagisme, l'alcool, les drogues ;<br>• éducation alimentaire | Exemples :<br>• vaccination ;<br>• plan national « Nutrition santé » ;<br>• spots télévisés, etc. |

**Prévention secondaire = dépister les maladies au stade précoce**

Les campagnes de dépistage précoce pour les cancers du sein chez la femme, les cancers colorectaux chez l'homme, etc.

**Prévention tertiaire = traiter les pathologies avérées**

| | |
|---|---|
| Le but est de sauver les malades, en réduisant les risques de rechute, d'incapacité, de handicaps, liés à la maladie | Exemples :<br>• chimiothérapie ;<br>• radiothérapie ;<br>• chirurgie, etc. |

▶ **Les trois niveaux de prévention (OMS)**

En France, les dépenses de prévention représentent **6,5 % des dépenses totales de santé**.

## 4.1 Les priorités actuelles de la prévention

Depuis 2004, l'État a mis en œuvre des Plans Nationaux de Santé Publique en faveur :

- de la lutte contre le cancer ;
- de la lutte contre les comportements à risque ou violents ;
- de la santé et de l'environnement ;
- de la recherche sur les maladies rares ;
- des soins des maladies chroniques.

Ces plans contribuent à réduire les inégalités de santé et la mortalité prématurée.

## 4.2 Les actions de prévention mises en œuvre

- L'**information sur la santé dans les établissements scolaires**.
- Le **développement de la prévention santé dans les espaces de travail** : visites médicales obligatoires, évaluation des risques d'accidents du travail, etc.
- Le **développement de la prévention destinée aux personnes sans emploi**.
- L'**utilisation des médias** : campagnes de sensibilisation à la radio, à la télévision.
- L'**information des consommateurs** : slogans (« Ne mangez pas trop gras », etc.).

# La santé de la population en France

# 2

La santé des Français a beaucoup évolué grâce aux progrès de la science et de la médecine, à l'amélioration des conditions de travail et au développement de la protection sociale.

## 1 Les indicateurs de santé

Les **indicateurs de santé** sont des éléments quantifiables qui permettent de comparer des informations sur l'état de santé des populations.

**LES CATÉGORIES D'INDICATEURS DE SANTÉ**

**LES INDICATEURS DÉMOGRAPHIQUES**
- la natalité
- la fécondité
- la pyramide des âges
- l'évolution de la population

**LES INDICATEURS SANITAIRES**
- l'espérance de vie
- la mortalité
- la morbidité

**LES INDICATEURS DE BIEN-ÊTRE SOCIAL**
- l'emploi
- les ressources économiques de la population
- l'accès à l'éducation
- l'accès aux soins
- le temps de loisirs

## 2 L'espérance de vie

L'**espérance de vie** est le nombre moyen d'années que vivra un individu, dans un contexte et un lieu précis (un pays par exemple).

L'**espérance de vie en bonne santé** est le nombre moyen d'années qu'un individu vivra en bonne santé, c'est-à-dire, sans handicap, incapacité, dépendance, etc.

En 2022, en France, les **femmes** vivent en moyenne **85,2 ans**, et les **hommes** **79,3 ans**. En 60 ans, l'espérance de vie a **progressé de 14 ans en moyenne**.

L'**évolution favorable** de l'espérance de vie est liée aux progrès de la médecine (traitements, innovations chirurgicales, etc.), à l'amélioration du niveau de vie (logement, réduction du temps de travail, etc.), à une meilleure couverture vaccinale, à la lutte contre les maladies infectieuses (antibiotiques, hygiène publique, etc.), au développement de la prévention, des hôpitaux, de l'accès à la protection sociale, etc.

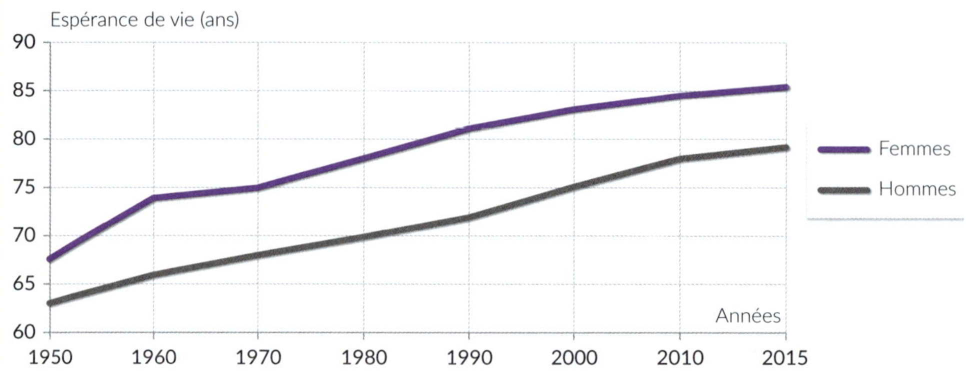


▶ **Évolution de l'espérance de vie en France depuis 1950**

L'écart entre les hommes et les femmes diminue : 8,3 ans en 1992 contre 6,1 ans en 2016. Cela s'explique par :

- des différences biologiques : les femmes vivent naturellement plus longtemps ;
- des conditions de travail plus supportables ;
- des modes de vie féminins plus proches de ceux des hommes (alcool, tabac).

## 3 La mortalité

**Mortalité** : nombre de décès au sein d'une population pendant une période donnée. **Mortalité prématurée** : mortalité avant 65 ans.

La **mortalité générale en France est faible**. Mais, la **mortalité prématurée** reste élevée : elle représente environ **20 % des décès**. Les hommes sont plus touchés, car ils sont davantage concernés par les accidents et les suicides, le SIDA, les pénibilités professionnelles, la consommation de drogues dures (overdoses, cancers, etc.).

▶ **Les principales causes de mortalité en France**

| Principales causes de décès dans la population totale | Principales causes de décès prématurés |
|---|---|
| Cancers : 157 400 décès en 2018 | Cancers : 38 % des décès prématurés |
| MCV : 150 000 décès/an | MCV : 15 % des décès prématurés |
| Maladies respiratoires : 44 000 décès | Morts violentes : 20 % des décès prématurés |
| Morts violentes : 43 000 décès/an | Alcoolisme et tabagisme |

## 4 La natalité, la mortalité infantile et maternelle

Le **taux de natalité** est le nombre de naissances dans une population donnée.

## 4.1 Tendances et chiffres clés

| | |
|---|---|
| **La natalité** | 723 000 naissances en 2022, soit 1,8 enfant par femme. Les naissances prématurées augmentent : 6 à 8 % des naissances (7,4 % des naissances en 2022). Le nombre de grossesses tardives augmente. |
| **La mortalité infantile** | La mortalité infantile recule : 3,9 décès pour 1 000 naissances en 2022. |
| **La mortalité maternelle** | Elle est rare : 85 décès par an environ. |

## 4.2 Les naissances prématurées

La **prématurité** est une naissance avant le terme normal de la grossesse.

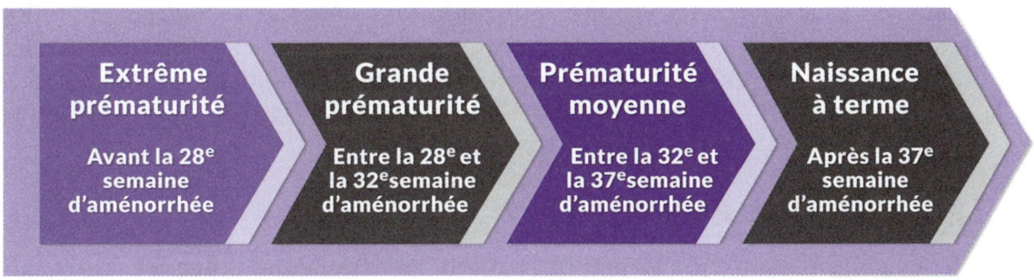
Extrême prématurité
Avant la 28e semaine d'aménorrhée
Grande prématurité
Entre la 28e et la 32e semaine d'aménorrhée
Prématurité moyenne
Entre la 32e et la 37e semaine d'aménorrhée
Naissance à terme
Après la 37e semaine d'aménorrhée

▶**Les niveaux de prématurité**

**Les causes des naissances prématurées sont nombreuses** : antécédent d'accouchement prématuré ; grossesse multiple (jumeaux, triplés ou plus) ; maigreur ou obésité ; grossesse précoce (moins de 16 ans) ou tardive (plus de 35 ans) ; tabagisme, etc.

**Les risques liés à la prématurité sont** : un petit poids de naissance (inférieur à 2,5 kg) ; une surexposition aux infections et aux problèmes de santé dans l'enfance ; un décès néonatal ; un handicap ; le syndrome de détresse respiratoire ; des carences alimentaires ; l'impact émotionnel sur la famille.

## 4.3 Les grossesses tardives

**Grossesse tardive** : grossesse après 35 ans.

20 % des enfants nés aujourd'hui ont une mère âgée de 35 ans ou plus, contre 8 % en 1980. Le nombre d'accouchements après 40 ans a doublé en 20 ans.

Les femmes ont tendance à avoir des enfants de plus en plus tard, à cause de l'allongement de la durée des études et l'entrée tardive sur le marché du travail, et de la conciliation difficile entre vie professionnelle et vie personnelle.

**Les grossesses tardives augmentent** le risque de fausse couche (33 % à partir de 40 ans, 50 % après 45 ans) ; le risque de prématurité ; les risques de malformations, de trisomies 21, de petit poids de naissance, d'hypertension et de diabète chez la mère.

### 4.4 La mortalité infantile et maternelle

La **mortalité infantile** est le nombre de décès d'enfants de moins de un an.

La **mortalité maternelle** est la mort d'une femme pendant son accouchement ou pendant les 42 jours qui suivent.

La **mortalité maternelle en France** est de 85 décès par an en moyenne. La majorité des décès est due à des dysfonctionnements des institutions de soins. Le taux de **mortalité infantile en France** est de 4 pour 1 000.

Les causes les plus courantes de mortalité infantile en France sont les affections périnatales (durant la grossesse) ; les anomalies congénitales ; les maladies de l'appareil respiratoire ; la mort subite du nourrisson ; les maladies infectieuses et parasitaires.

## 5 La santé des enfants

La santé des enfants est extrêmement importante, car elle a une influence sur la santé des individus à l'âge adulte. Plusieurs préoccupations se dessinent actuellement :

- la **santé bucco-dentaire** ;
- le **surpoids** et **l'obésité** qui touchent plus les enfants, et de plus en plus tôt ;
- les **accidents de la vie courante** ;
- l'**asthme** qui touche environ 10 % des enfants.

## 6 Les personnes âgées

Le vieillissement entraîne un ensemble de problèmes liés à la santé :

- l'**ostéoporose** favorise les fractures. Les femmes sont davantage touchées ;
- les **accidents de la vie courante** : en 2010, 16 027 décès sont survenus chez les 65 ans et plus. Les chutes sont la cause la plus importante ;
- les maladies neurodégénératives (comme **Alzheimer** et **Parkinson**).

Les **maladies neurodégénératives** affectent le cerveau et le système nerveux. Les personnes malades perdent progressivement leurs facultés (mémoire, mouvement, etc.).

Le nombre de personnes atteintes d'**Alzheimer** et **Parkinson** est en augmentation. Les **hommes sont plus touchés** que les femmes. Les cas précoces sont en hausse : environ **20 % des patients sont touchés avant 65 ans**.

# Le surpoids, l'obésité et l'alimentation

# 3

L'alimentation est devenue une **problématique de santé publique** à l'échelle mondiale : l'hygiène alimentaire permet de préserver l'état de santé et le confort des individus. L'évolution de **notre alimentation est liée aux évolutions de la société**.

## 1 Surpoids et obésité

Le **surpoids** se définit comme l'accumulation anormale de graisse par le corps, lié à une alimentation déséquilibrée.

L'**obésité** constitue une véritable maladie, voire un handicap, car elle limite les possibilités de déplacements et d'activité physique des individus.

L'**indice de masse corporelle (IMC)** permet de mesurer le taux de surpoids d'un individu. *Le calcul de l'IMC = Poids en kg/taille² en m.*

L'OMS définit :
- le surpoids comme un IMC égal ou supérieur à 25 ;
- l'obésité comme un IMC égal ou supérieur à 30.

### 1.1 État des lieux en France et dans le monde

L'obésité est une épidémie mondiale. L'obésité et le surpoids provoquent le décès de **près de 3 millions de personnes chaque année**.

En 2022, **2,6 milliards** de personnes souffrent d'obésité dans le monde, soit **38 % de la population mondiale**. 50 % de la population mondiale pourrait être obèse ou en surpoids d'ici à 2035. 42 millions d'enfants de moins de 5 ans sont en surpoids ou obèses.

En France : **17 % des adultes sont concernés par l'obésité en 2019**, contre seulement 6,1 % en 1980. En 2015, **40 % de la population française est en surpoids**.

L'Amérique latine et l'Asie sont particulièrement touchées, car elles ont connu l'**installation massive de la restauration rapide** aux dépens de l'alimentation traditionnelle plus saine. **Les espaces urbains sont plus touchés que les campagnes** : entre 1996 et 2006, le nombre d'obèses a augmenté de 156 %.

En 2006, près de **30 % des Asiatiques pratiquaient ce mode de restauration au moins une fois par semaine**. Le nombre de personnes en surpoids en Chine représente un quart de la population.

**REPÈRES**

**Un problème de santé complexe pour les pays du Sud**

Ils connaissent une hausse fulgurante du surpoids et de l'obésité, qui se cumule aux maladies infectieuses et à la dénutrition. Sur leurs territoires, cohabitent des populations suralimentées et sous-alimentées.

## 1.2 Des causes multiples

- Les **facteurs génétiques** favorisent le surpoids chez certains individus. Cependant, en dehors d'une alimentation déséquilibrée, l'obésité ne peut exister.
- Le **manque d'éducation alimentaire** : une partie de la population ne sait plus s'alimenter (trop de protéines animales et peu de fruits, légumes, produits laitiers).
- L'**intensification des rythmes professionnels** : le temps de pause du midi diminue et les individus se tournent vers la restauration rapide.
- La **sédentarisation** : baisse des activités physiques, hausse du travail de bureau, etc.
- Les **supermarchés** et l'**industrie agroalimentaire**.
- La réduction du **temps consacré à la préparation et à la prise des repas**.
- La **précarité** : le nombre de personnes obèses est plus important dans les milieux défavorisés. L'écart entre les catégories sociales s'accroît.

## 1.3 Des conséquences désastreuses

Chez les populations ayant souffert de **carences nutritives**, comme dans les pays émergents, l'impact de ces pathologies sur la santé est décuplé.

Un IMC élevé **augmente** :

- le **risque de maladies chroniques** : diabète, hypertension artérielle, maladies cardiovasculaires, etc. L'apparition du diabète chez certains enfants est très inquiétante ;
- les **troubles musculo-squelettiques**, surtout l'arthrose ;
- la **déformation du squelette**, surtout chez les enfants, peut être irréversible ;
- des **troubles respiratoires** (essoufflement, apnée du sommeil, etc.) ;
- des **dérèglements hormonaux** ;
- des **troubles digestifs**, des vomissements volontaires ou involontaires ;
- le risque de contracter des **maladies non transmissibles** (maladies infectieuses) ;
- le **risque de décès prématuré et d'incapacité**.

**REPÈRES**

**Conséquences du surpoids et de l'obésité sur la psychologie des individus**

Les personnes en surpoids souffrent souvent d'une **forte dévalorisation** d'elles-mêmes. En milieu scolaire et professionnel, elles sont victimes de moqueries et de bizutages. Les **répercussions sur la santé mentale** peuvent être dramatiques : stress, angoisses, dépression, agoraphobie, voire suicide. Des **discriminations** existent, surtout dans certains métiers (esthétique, services, vente).

## 1.4 Les actions de prévention

- Limiter l'apport énergétique provenant des graisses et des sucres.
- Augmenter la consommation de fruits, de légumes, de céréales complètes.
- Valoriser l'activité physique régulière.

- La société doit permettre aux personnes d'avoir un mode de vie sain en :
  - développant l'information et la prévention ;
  - permettant l'accès des plus pauvres à une bonne alimentation ;
  - incitant l'industrie agroalimentaire à jouer un rôle dans la prévention.

Depuis 2001, le **Plan National Nutrition Santé** a pour objectif prioritaire la lutte contre les inégalités sociales de santé. Actuellement, le PNNS 2016 est en cours.

### 1.5 Les traitements

L'**accompagnement médical** est indispensable pour les personnes obèses :

- traitements médicamenteux ;
- thérapie pour soutenir l'individu dans sa perte de poids ;
- reprise d'une activité physique régulière ;
- chirurgie bariatrique, pour les cas les plus difficiles (anneau gastrique, etc.).

## 2 Société et alimentation

### 2.1 Vers un épuisement des ressources alimentaires ?

La population mondiale va augmenter, principalement en ville. Des estimations montrent qu'une augmentation de la production agricole de 30 % d'ici à 2050 sera nécessaire pour couvrir l'ensemble des besoins de la population.

### 2.2 Le gaspillage alimentaire

Plusieurs causes expliquent ce gaspillage :

- l'**esthétique** : l'industrie alimentaire jette les fruits et légumes « laids » ;
- la **péremption** due à l'achat de quantités trop importantes ;
- la **préparation des aliments en trop grande quantité** ;
- le **transport et le stockage des denrées engendrent des pertes**.

### 2.3 Industrialisation alimentaire, éthique et santé

- Les interrogations éthiques sont nombreuses car le **génie génétique** a envahi l'industrie agroalimentaire (organismes génétiquement modifiés – OGM). Il est **impossible de différencier les produits** « OGM » des produits naturels.
- Les **scandales alimentaires se multiplient** (pizzas Buitoni et lait Lactalis contaminés, etc.) et témoignent d'une **difficulté pour les consommateurs d'identifier la provenance de leur alimentation et d'en lire la composition**.

# 4 Les accidents et les conduites à risque

## 1 Les conduites à risque et les comportements ordaliques

Les **comportements ordaliques** sont des pratiques, comportements et attitudes dans lesquels un individu met sa santé, voire sa propre vie (ou celle de son entourage) en danger : expérimentation de sensations fortes, essai de substances psychoactives, conduite routière rapide et irresponsable, etc. Ces comportements sont répétitifs et témoignent d'un malaise intérieur.

### 1.1 Place du risque dans la société actuelle

Le **risque** est envisagé comme quelque chose de louable, de grand, d'admirable : par exemple, l'entrepreneur est celui qui prend des risques. On accorde au risque une légitimité particulière. Il représente une forme de valorisation sociale, car il est associé à la force, au courage, à l'héroïsme.

### 1.2 Jeunes et conduites à risque

Les adolescents/jeunes adultes construisent leur identité, identifient les groupes sociaux et choisissent leur appartenance. Les difficultés rencontrées par certains les incitent à expérimenter des « sensations ».

### 1.3 Prises de risque : le cas des accidents de la route

La conduite routière représente bien la banalisation des prises de risque par certains individus. En effet, l'analyse des causes d'accidents de la circulation met en lumière le fait que **le facteur humain se retrouve dans 90 % des accidents** :

- La conduite sous l'emprise de l'**alcool** est à l'origine de 30 % des décès sur les routes.
- La conduite sous l'emprise de **stupéfiants** (14,5 % des décès). La conduite sous l'emprise de cannabis double le risque d'accident mortel.
- La **vitesse excessive** est constatée dans près d'un quart des accidents mortels.
- Les **distances de sécurité** sont souvent non respectées par les automobilistes, alors que les collisions par l'arrière génèrent 16 % des tués.
- L'**absence de ceinture**, ou de **casque** sur les deux roues, avec pour argument que « le trajet est relativement court » ou encore que « je n'ai jamais eu d'accident ».
- **téléphoner au volant** quadruple le risque d'accident mortel.

- La **fatigue** et la **somnolence** restent l'un des principaux facteurs d'accident, de jour comme de nuit. La prise de certains médicaments peut provoquer un endormissement.
- La **conduite sans permis**.

Les jeunes ne sont pas les seuls concernés. Les individus négligent ou minimisent les risques : la mère de famille qui prend des anxiolytiques, celui qui rentre en voiture après avoir mangé au restaurant et dépassé la limite d'alcool autorisée, etc.

## 2 Les accidents de la vie courante (AcVC)

Les **accidents de la vie courante** se produisent au domicile ou à proximité. Ils touchent essentiellement les enfants de moins 15 ans, et les personnes de 65 ans et plus.

4,5 millions de recours aux urgences, 500 000 hospitalisations, 20 000 décès chaque année.

Les deux tiers des décès concernent les plus de 75 ans.

Les principales causes de décès : chutes, suffocations, noyades, intoxications, accidents causés par le feu, efforts excessifs et les faux mouvements, chocs accidentels, électrocutions et piqûres/morsures.



| | |
|---|---|
| **Les étouffements** | Les enfants de moins de 6 ans sont les plus touchés : objets à la bouche, aliments (noyaux d'olive, etc.).<br>Les autres risques : ceintures, sacs plastiques, etc. |
| **Les brûlures** | Four, gaz, aliments et liquides chauds (renversés sur le corps), bain (un enfant qui ouvre seul l'eau chaude), sèche-cheveux et plaques de cuisson, etc. |
| **Les noyades** | Dans la baignoire, à la piscine, à la mer, etc. |
| **Les chutes** | Tomber d'une chaise, dans les escaliers, par la fenêtre, de la table à langer, etc. Obstacles au sol, sols glissants, manque d'éclairage, etc. |
| **Les électrocutions** | Les prises, fils et appareils électriques, installations défectueuses, etc. |
| **Les chocs, pincements, coupures** | Doigts coincés dans les portes, chute d'objets stockés en hauteur, réalisation de travaux du quotidien (jardinage, bricolage, etc.). |
| **Les intoxications** | Elles sont liées aux médicaments et à l'ingestion de produits toxiques. |
| **Les incendies, les morsures, les piqûres, etc.** | |

# 5 Le système sanitaire français

## 1 Organisation du système sanitaire en France

### 1.1 Les autorités administratives, agences et instituts

| | |
|---|---|
| **Les institutions au niveau national** | Le ministère de la Santé (créé en 1930). Il est devenu en 2022 le ministère de la Santé et de la Prévention. |
| | L'Assurance Maladie. |
| | La Direction générale de la Santé (DGS). |
| | La Direction générale de l'offre de soins (DGOS). |
| | La Direction générale de l'action sociale (DGAS). |
| | L'Inspection générale des affaires sociales (IGAS) contrôle et évalue les politiques publiques. |
| | La Haute Autorité de santé (HAS), créée en 2004. |
| **Les institutions décentralisées (région et département)** | Les Agences régionales de santé (ARS), créées en 2010. |
| | Les Maisons départementales des personnes handicapées (MDPH). |
| | L'Aide sociale à l'enfance (ASE). |
| | La Protection maternelle et infantile (PMI). |
| **Les instituts et agences de sécurité et de contrôle sanitaire** | L'Agence nationale de santé publique (Santé publique France), née de la fusion de l'Institut de veille sanitaire, de l'Institut national de prévention et d'éducation pour la santé, de l'Établissement de préparation et de réponse aux urgences sanitaires et d'Addictions, drogues, alcool info service. |
| | L'Agence nationale de sécurité du médicament (ANSM). |
| | L'Institut national du cancer (INCa). |
| | Le Comité consultatif national d'éthique (CCNE). |
| | L'Agence de la biomédecine. |
| | L'Établissement français du sang (EFS). |

### 1.2 Le système de soins sur le territoire

Le **schéma régional d'organisation sanitaire (SROS)** précise l'offre de soins des territoires et la répartition géographique des établissements de soins.

Le **schéma régional d'organisation médico-sociale** assure les mêmes missions pour les établissements et services médico-sociaux (handicap essentiellement).

**Aujourd'hui, cette offre de soins fonctionne en réseau** :

- les **réseaux intra-établissements** (dans un même établissement de soins) ;
- les **réseaux inter-établissements** (entre établissements d'un territoire) ;
- les **réseaux thématiques** informent les acteurs sur une problématique, un thème ;
- les **réseaux de proximité** (entre professionnels de la santé sur un territoire).

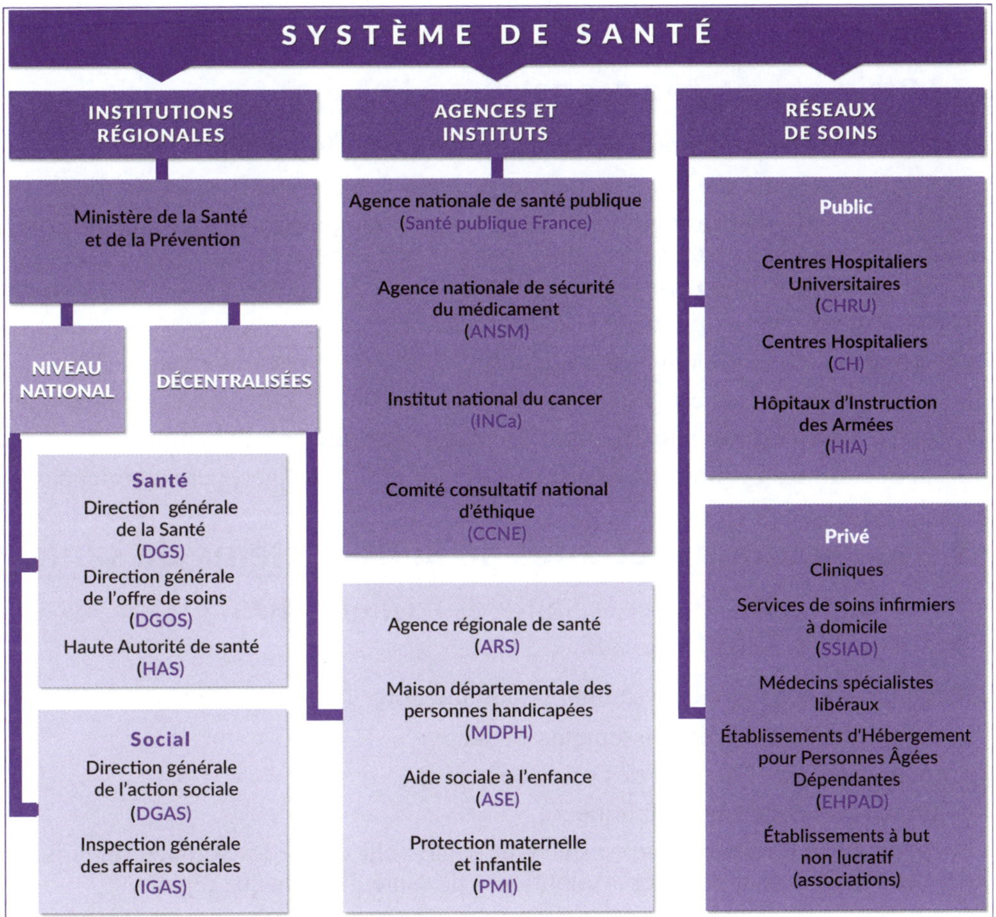


▶L'organisation du système de santé en France

## 2 L'hôpital

### 2.1 Valeurs et missions

L'hôpital est un **service public**. Il répond donc aux **valeurs de service public** :

- L'**égalité** : l'accès aux soins doit être garanti à tous sans discrimination.
- La **neutralité** : les soins sont donnés à tous, en faisant abstraction des croyances et opinions.
- La **continuité** : le système de soins doit être permanent, même en cas de grève.

- L'**adaptabilité** : l'hôpital doit suivre les réorganisations nécessaires pour répondre aux besoins de la population, et garantir une qualité des soins.

L'hôpital est devenu un centre de soins au XX^e^ siècle. Ses **missions** se sont diversifiées :

- La **prévention** : il associe les logiques curatives et préventives.
- L'**enseignement** : les centres hospitaliers universitaires forment des étudiants.
- La **recherche** : les CHU peuvent expérimenter des traitements.
- La **qualité** : il est soumis à une démarche qualité (sécurité des soins, etc.).

### 2.2 Droits et bien-être des patients à l'hôpital

- Les patients peuvent **déposer des réclamations auprès des hôpitaux**.
- Le Code de la santé publique permet au patient l'**accès à son dossier médical**.
- Le **respect de la déontologie médicale** : information du patient sur sa pathologie, sur les traitements, aucun soin réalisé sans son consentement, etc.
- La **loi du 4 mars 2002** précise qu'un patient peut demander à être assisté d'une personne de son choix pour prendre ses décisions.
- Les hôpitaux doivent mettre en place une « Charte de la personne hospitalisée ».
- Le secret professionnel est garanti par le Code pénal et le Code de la santé publique.
- L'hôpital est un espace laïc : il laisse une **place au culte et à la religion**.
- Les **associations** y proposent des services : coiffure, massages, perruquerie, etc.

## 3 Des évolutions récentes de notre système de santé

### 3.1 La loi Hôpital Patients Santé et Territoire (HPST) du 21 juillet 2009

Elle réorganise notre système sanitaire pour améliorer l'offre de soins, grâce à :

- la **modernisation** des établissements de santé ;
- l'**amélioration** de l'accès à des soins de qualité ;
- la **prévention** et la santé publique ;
- l'**organisation territoriale** du système de santé : elle a créé les **Agence régionales de santé (ARS)** pour décliner les politiques de santé dans chaque région.

### 3.2 La loi de modernisation du système de santé du 26 janvier 2016

La nécessité de réformer est liée au vieillissement de la population, à l'émergence de nouvelles maladies et à l'inacceptable inégalité en matière de santé.

**Les mesures sont** :

- l'instauration d'une **médecine de proximité** pour limiter les déserts médicaux ;
- l'amélioration de la **prévention sanitaire et de l'éthique** ;
- la **transparence entre industrie pharmaceutique** et professionnels de santé ;
- l'expérimentation des **salles de consommation pour les toxicomanes** ;
- la suppression du **délai de réflexion** avant l'IVG ;

- la **généralisation du tiers payant** ;
- l'amélioration de l'**information nutritionnelle** ;
- l'extension des **tarifs sociaux** pour les lunettes, prothèses auditives et dentaires ;
- la **refondation du système hospitalier** ;
- l'amélioration de l'**accès aux données de santé**.

## 3.3 La loi du 24 juillet 2019 relative à l'organisation et à la transformation du système de santé

Cette loi rénove le mode d'accès aux études médicales en supprimant le *numerus clausus*. Elle encourage les projets de santé de territoire, avec la création de communautés professionnelles territoriales de santé (CPTS). Elle crée une plateforme des données de santé qui réunie, organise et met à disposition les données du système national. Chaque usager peut désormais créer son espace personnel sur cette plateforme. Enfin, elle adapte le cadre légal pour permettre le développement de la télémédecine.

## 3.4 La loi du 26 avril 2021 visant à améliorer le système de santé par la confiance et la simplification

Cette loi regroupe les mesures non-budgétaires issues du Ségur de la Santé de 2020. Ses objectifs sont de poursuivre la modernisation du système de santé, d'améliorer le quotidien des soignants et la prise en charge des patients.

Face à une gouvernance trop rigide des hôpitaux, la loi prévoit de redonner place aux services et aux chefs de services, et de favoriser une plus grande souplesse dans la gestion des services et établissements de soins. Elle promeut également un management plus participatif dans le but de lutter contre les risques psychosociaux et de promouvoir l'égalité femmes/hommes.

Enfin, la loi prévoit :

- le déploiement des SAS (Service d'accès aux soins) expérimentés dans certains territoires. Il s'agit d'un service d'orientation et de guidage dans le système de santé ;
- le développement de la plateforme numérique d'information et de service « Mon parcours Handicap » d'ici à 2025. Elle a pour but de faciliter les démarches administratives des per-sonnes en situation de handicap et des aidants, grâce au développement des téléservices.

# 6 Les maladies cardiovasculaires (MCV)

Les **maladies cardiovasculaires (MCV)** sont l'ensemble des maladies liées au cœur et à la circulation sanguine.

### Chiffres clés en France

- 150 000 décès par an, soit une des toutes premières causes de mortalité.
- Les maladies cardiovasculaires sont la 1re cause de mortalité chez les femmes.
- 13 % des Français sont traités pour maladie ou risque cardiovasculaire.
- On recense chaque année 120 000 infarctus du myocarde.
- Les MCV coûtent 28,7 milliards d'euros par an (17 % des dépenses de santé).

## 1 Les principales MCV

### 1.1 L'infarctus du myocarde

L'**infarctus du myocarde**, couramment appelé crise cardiaque, correspond à la destruction d'une zone du muscle cardiaque. Un caillot de sang se forme dans une artère coronaire, ce qui empêche le cœur d'être alimenté en sang et en oxygène.

Il est responsable de 27 % des décès cardiovasculaires. Il touche essentiellement les hommes de plus de 55 ans et les femmes de 65 à 70 ans.

### 1.2 Les accidents vasculaires cérébraux ou AVC

L'**AVC** est provoqué par un arrêt brutal de la circulation sanguine dans le cerveau.

Les AVC représentent 25 % des décès cardiovasculaires. En France, on recense en moyenne un AVC toutes les 4 minutes. L'âge moyen de survenue d'un AVC est de 70 ans chez la femme et de 76 ans chez l'homme.

## 2 Facteurs et conséquences

Les facteurs qui favorisent les MCV sont le tabac et l'alcool ; le diabète ; l'hypertension artérielle ; l'âge ; les antécédents familiaux ; le cholestérol ; le surpoids et l'obésité ; la sédentarité (manque d'activité physique) et le stress.

Les conséquences des MCV sont des risques d'insuffisance cardiaque ; un risque accru de mort subite ; des complications médicales, telles que l'accident vasculaire cérébral.

# Le cancer

7

## 1 Définition et chiffres

**Cancer** : prolifération anarchique de cellules anormales à un endroit du corps.
**Métastases** : dissémination de ces cellules anormales vers d'autres organes.

### Chiffres clés en France

- 382 000 nouveaux cas de cancer en 2018 en France métropolitaine (204 600 hommes et 177 400 femmes) ;
- 157 400 décès sont liés au cancer en 2018 en France métropolitaine (89 600 hommes et 67 800 femmes) ;
- L'âge médian du diagnostic est de 68 ans chez l'homme et de 67 ans chez la femme.
- 3 millions de personnes de plus de 15 ans ont eu un cancer au cours de leur vie en France :
- La prise en charge du cancer représente 5,349 milliards d'euros de dépenses chaque année.

**REPÈRES**

**Les conséquences du cancer pour les personnes**

- 3 personnes sur 5 présenteraient des séquelles deux ans après le diagnostic.
- 9 % des personnes malades seraient touchées par le rejet ou la discrimination.
- Deux ans après le diagnostic, 25,1 % des personnes atteintes du cancer ont des revenus inférieurs au seuil de pauvreté.

## 2 Les principaux cancers

- Prostate : 1er cancer masculin ; 50 430 nouveaux cas en 2015 et 8 100 décès en 2018.
- Cancer colorectal : 3e rang des cancers les plus fréquents (3e rang chez l'homme 2e chez la femme). 43 336 nouveaux cas en 2018.
- Cancer du poumon : 4e rang des cancers en France (2e chez l'homme). 46 363 nouveaux cas en 2018, dont 71 % chez l'homme. 15 % sont liés à l'exposition professionnelle, et plus de 70 % au tabac. 33 117 décès en 2018 (22 761 hommes et 10 356 femmes).
- Cancer du sein : 1er rang chez la femme (58 459 nouveaux cas en 2018 et 12 146 décès).

**Le cancer chez les enfants et les adolescents**

Le cancer touche 2 500 enfants et adolescents chaque année : 1 700 chez les moins de 15 ans et 800 chez les adolescents de 15 à 19 ans

50 % des cancers de l'enfant surviennent avant 5 ans. Les principaux cancers chez les enfants de moins de 15 ans sont :

- les leucémies (28 % des cas) ;
- les tumeurs du système nerveux central ou SNC (25 %) ;
- les lymphomes (11 %).

## 3 Les facteurs favorisant le cancer

Les facteurs internes :

- l'âge : le vieillissement surexpose au risque de cancer ;
- l'hérédité : certains gènes « mutés » se transmettent de génération en génération. 5 à 10 % des cancers sont liés au facteur d'hérédité.

Les facteurs externes :

- l'exposition à des produits industriels, des rayonnements, etc. ;
- le mode de vie (alcool, tabac, drogue, alimentation, etc.) ;
- les virus ou des bactéries : le cancer du col de l'utérus peut être lié au papillomavirus ; le cancer du foie peut être lié à l'hépatite B, etc. ;
- l'exposition au soleil.

## 4 Les traitements

### 4.1 La chimiothérapie

**La chimiothérapie** désigne un ensemble de traitements fabriqués chimiquement. Le traitement peut être réalisé par perfusion, ou par prise de médicaments (voie orale).

**Les effets secondaires sont nombreux** : nausées/vomissements, très grande fatigue, chute des cheveux, diarrhées, douleurs musculaires et articulaires, etc.

### 4.2 La radiothérapie

La **radiothérapie** consiste à exposer la zone atteinte à des radiations afin de détruire les cellules cancéreuses sans toucher les tissus sains de l'organisme.

198 168 patients atteints du cancer ont été traités par radiothérapie en 2014.

Les séances de radiothérapie sont réalisées en ambulatoire. Les effets secondaires sont moins importants que ceux de la chimiothérapie. Les patients peuvent cependant présenter des brûlures sur la peau à cause de l'agression des rayons.

## 4.3 La chirurgie

Elle est très souvent utilisée dans le traitement du cancer. Selon les cas, elle permet :

- de poser le diagnostic : **chirurgie diagnostique** ;
- de retirer la totalité de la tumeur : **ablation complète** ;
- de retirer une partie : **ablation partielle** ;
- d'éviter des complications liées au cancer ;
- de réparer l'esthétique du corps du patient (prothèse mammaire, etc.).

**REPÈRES**

**Le Plan cancer 2021-2031**

Depuis 2003, la France a mis en œuvre une succession de Plans cancer, fixant des objectifs sur une période de 5 ou 10 ans. Le Plan cancer 2014-2019 a favorisé un ensemble de mesures, comme les développements de la recherche et de la formation, la qualité des soins, ou encore la prévention liée au travail et à l'environnement. Achevé fin 2019 avec 90 % des objectifs fixés remplis, un nouveau Plan cancer 2021-2031 est désormais en vigueur autour de quatre axes stratégiques :

- améliorer la prévention, primaire comme secondaire ;
- limiter les séquelles et améliorer la qualité de vie des patients ;
- lutter contre les cancers de mauvais pronostic chez l'adulte et chez l'enfant ;
- s'assurer que les progrès en matière de lutte contre les cancers bénéficient à tous.

# 8 Les maladies mentales ou troubles mentaux

## 1 Définitions et chiffres

Selon l'OMS, les **troubles mentaux** se caractérisent par une combinaison de pensées, d'émotions, de comportements et de rapports à autrui anormaux.

### Chiffres clés

- 1re cause d'invalidité en France, et second motif d'arrêt de travail
- 19 % des Français (15 à 75 ans) font une dépression au cours de leur vie.
- 9 715 personnes se sont suicidées en France en 2012.
- 1 % de la population souffre de troubles bipolaires et 1 % de schizophrénie.
- La maladie mentale 8 % des dépenses de soins en France (13,1 milliards d'euros).

L'enquête CoviPrev de Santé publique France (septembre 2022) fait état d'une dégradation de la santé mentale générale des Français depuis l'épidémie de Covid en 2019 :

- 18 % des Français montrent des signes d'état dépressif, soit 8 points de plus qu'en dehors de l'épidémie ;
- 26 % montrent des signes d'état anxieux, soit 13 points de plus qu'en dehors de l'épidémie ;
- 71 % déclarent avoir présenté des troubles du sommeil au cours des 8 derniers jours, soit 21,5 points de plus qu'en dehors de l'épidémie ;
- 12 % ont eu des pensées suicidaires au cours de l'année, soit 8 points de plus qu'en dehors de l'épidémie.

## 2 La dépression

La **dépression** se caractérise par un état durable et profond de tristesse et d'abattement, de perte de motivation, de désir de vivre.

Les **troubles anxieux** sont une anxiété démesurée (sentiment de peur). Ils peuvent se transformer en dépression.

10 % des Français consomment des antidépresseurs.

22 % des 18-65 ans présenteront un trouble anxieux au cours de leur vie.

### 2.1 Les symptômes et causes

La dépression se manifeste par une grande irritabilité, une inquiétude profonde, une tristesse permanente, des troubles de l'appétit, du sommeil, une dévalorisation, etc.

La dépression est essentiellement liée à :

- des **facteurs génétiques** ;
- des **facteurs psychologiques et sociaux** : événement traumatisant (agression) ; événement douloureux (deuil, séparation) ; situations difficiles (chômage, maladie) ; perte d'estime de soi (échec professionnel, violence conjugale).

### 2.2 Les conséquences pour la personne et son entourage

Le risque de suicide augmente avec la durée de la dépression. Les arrêts de travail peuvent aller jusqu'à l'installation de la longue maladie. Les problèmes de sommeil entraînent un épuisement. La consommation de substances (alcool, drogues) est plus importante. L'interruption des activités et loisirs provoque l'isolement et l'irresponsabilité.

## 3 Les troubles du comportement alimentaire

Les **troubles du comportement alimentaire (TCA)** sont des conduites alimentaires extrêmes, en lien avec l'image du corps.

L'**anorexie mentale** est un refus de s'alimenter lié à une profonde angoisse qui provoque une obsession du poids.

La **boulimie** est l'ingestion massive de nourriture, le jour et/ou la nuit.

L'anorexie touche 1,5 % des femmes et 0,3 % des hommes.
L'anorexie apparaît principalement entre 13 et 17 ans.
20 % des anorexiques présenteraient des conduites boulimiques.
La boulimie touche 1,5 % des 11-20 ans.
La boulimie apparaît principalement vers 20 ans.

### 3.1 Les signes de l'anorexie mentale et/ou de la boulimie

L'anorexie se manifeste par un discours obsessionnel sur la nourriture, le poids, la minceur ; le développement de stratégies pour refuser de s'alimenter et une activité physique très intensive.

Pour la boulimie, l'entourage de la personne observe une prise de poids mais ne la voit pas manger. La personne fait des « crises » au cours desquelles elle éprouve la sensation de perdre tout contrôle. Elle développe des comportements compensatoires extrêmes (prise de laxatifs, coupe-faim, vomissements, sport intensif, etc.).

### 3.2 Facteurs favorisant les TCA

- Les facteurs génétiques.
- Les facteurs psychologiques : faible estime de soi, dépression, traumatismes, etc.

- Les facteurs biologiques.
- Les facteurs socioculturels : certains sont plus exposés (mannequins, danseurs, etc.).

### 3.3 Les conséquences des troubles alimentaires

Les conséquences sur la santé sont nombreuses : ralentissement de la croissance ; aménorrhée (absence de règles), risques d'infertilité, problèmes dentaires et lésions digestives (à cause des vomissements répétés), troubles cardiaques ou rénaux, carences, perte des cheveux, anxiété, perte de l'estime de soi, dépression, isolement, etc.

**REPÈRES**

**La maigreur : critère de beauté actuel ?**

Depuis plusieurs années, des scandales se sont succédé dans le secteur de la mode. Isabelle Caro, mannequin touchée par l'anorexie, avait créé la polémique en France en 2007, en posant entièrement nue pour exposer l'horreur de cette maladie. Ana Carolina Reston était également décédée, en 2006 à São Paulo, des suites de complications liées à son anorexie (40 kg pour 1,74 m).

### 3.4 Prévention des troubles du comportement alimentaire

- Développer l'éducation pour la santé.
- Veiller à l'épanouissement des adolescents.
- Éviter de se focaliser sur l'apparence (mettre en garde contre les médias, les réseaux sociaux, etc.).

## 4 Les troubles de la personnalité

Les **troubles de la personnalité** se manifestent par une altération de la personnalité de la personne. La schizophrénie est le trouble de la personnalité le plus connu.

6 à 12 % de la population serait concernée par un trouble de la personnalité. La majorité de ces personnes ont connu des abus, des négligences, des violences, des carences affectives dans leur enfance ou au début de l'âge adulte.

Les troubles de la personnalité se manifestent par des troubles du comportement, des difficultés à avoir des relations normales, un comportement défensif, un changement marqué de l'humeur, une impulsivité, une hypersensibilité et des pleurs.

## 5 Les traitements

- La psychothérapie permet à la personne de se sentir écoutée et soutenue, de travailler sur ses difficultés en comprenant les éléments déclencheurs de ses troubles.
- Les antidépresseurs et anxiolytiques redonnent de l'énergie, des pensées positives, et permettent de stabiliser l'humeur.
- Les mesures hygièno-diététiques permettent de stabiliser le mode de vie de la personne : sommeil, équilibre alimentaire, activité sportive, etc.
- L'hospitalisation peut être nécessaire en cas de risque suicidaire.

# Les maladies infectieuses

9

Les **maladies infectieuses** sont causées par des micro-organismes pathogènes (bactéries, virus, parasites ou champignons). Elles sont contagieuses.

Les principales maladies infectieuses sont les virus d'hiver, la tuberculose, la pneumonie, les hépatites et les IST.

## 1 Les virus saisonniers d'hiver

Deux grands types de virus émergent principalement l'hiver : les virus responsables des **gastroentérites** et les **virus respiratoires** (grippe, rhume, rhinopharyngite).

Ils sont très contagieux et se diffusent par la **salive** (postillon, toux, etc.), le **contact** avec les mains, les objets (chasse d'eau, jouets, etc.) et l'**air** (transports en commun, etc.).

### 1.1 Les grippes

L'épidémie de grippe survient annuellement de décembre à mars/avril. Chaque année, 2,5 à 3 millions de personnes sont touchées et 4 000 à 6 000 personnes en décèdent, dont 90 % ont plus de 65 ans.

La grippe peut entraîner des complications liées à des surinfections, comme la pneumonie. Les personnes âgées et les enfants sont très exposés à ces risques. Le virus de la grippe est très contagieux et mute en permanence.

**REPÈRES**

**Le vaccin contre la grippe**

Chaque année, un nouveau vaccin est créé pour suivre les mutations du virus. Il est destiné aux 65 ans et plus, aux personnes malades et fragilisées par leur état de santé, aux femmes enceintes et à l'entourage des personnes fragiles.

### 1.2 La gastroentérite

La gastroentérite est très contagieuse. Les symptômes peuvent apparaître brutalement : nausées, vomissements, diarrhées, etc. La déshydratation est très risquée.

### 1.3 Les mesures de prévention des virus d'hiver

- Se laver les mains pour éviter que les germes restent sur la peau et sur les objets.
- Couvrir sa bouche en cas de toux, d'éternuement, porter un masque chirurgical.
- Éviter de serrer les mains, d'embrasser, les contacts avec personnes fragiles.
- Aérer, s'hydrater et adapter son alimentation.

## 2 La tuberculose

La **tuberculose** est due à une infection par la bactérie Bacille de Koch. Il existe deux types de tuberculose : la tuberculosc pulmonaire (2 tiers des cas) qui est très contagieuse, et la tuberculose extra-pulmonaire, qui atteint les reins, le cerveau, les os ou les ganglions, qui n'est pas contagieuse.

On recense environ **5 000 cas de tuberculose** chaque année en France. En 2021, 4 306 cas ont été déclarés.

La tuberculose se manifeste par de la **fièvre**, une **toux** accompagnée de crachats pouvant contenir du sang, un **essoufflement** et des **douleurs** dans la poitrine et les articulations, une grande **fatigue**, une **perte de l'appétit** et des **maux de tête**.

### 2.1 Problématiques

L'Île-de-France, Mayotte et la Guyane sont les régions les plus touchées.

La tuberculose pulmonaire est **très contagieuse**. Les personnes les plus touchées sont les **personnes vulnérables** : SDF, migrants, personnes immunodéprimées (séropositives, traitées par chimiothérapie ou radiothérapie, etc.), personnes âgées.

### 2.2 Solutions et traitements

La tuberculose se traite par antibiotiques. La prise du traitement doit être longue pour que la bactérie disparaisse totalement. En cas de diagnostic d'une tuberculose pulmonaire, le patient est isolé 10 jours minimum à l'hôpital pour éviter toute contagion.

## 3 La pneumonie

La **pneumonie** est une infection des poumons liée à la bactérie appelée pneumocoque.

Les **personnes les plus exposées** à la maladie sont les personnes de plus de 65 ans, touchées par des maladies pulmonaires (asthme, mucoviscidose, etc.), infectées par le VIH, soignées par chimiothérapie et corticothérapie, et les fumeurs.

**Les risques de complications sont importants** :

- la septicémie : le germe se répand dans le sang et contamine d'autres organes ;
- l'abcès du poumon : le pus forme une cavité dans le poumon.

# Les IST et le SIDA 10

## 1 Les infections sexuellement transmissibles (IST)

Les **IST** sont des maladies transmises lors de **rapports sexuels non ou mal protégés**, et par **voie sanguine**.

La **contamination** peut se faire selon différents modes : génital, oro-génital, ano-génital, oro-anal. Les **répercussions sur la santé** sont importantes : risque de stérilité, maladie chronique, décès de la personne contaminée. Les **symptômes** peuvent être virulents ou très peu visibles : pertes ou écoulements anormaux des voies génitales, sensations de brûlure, démangeaisons, plaies au niveau des organes génitaux, douleurs permanentes ou pendant les rapports sexuels.

## 2 Le virus d'immunodéficience humaine (VIH)

Le **VIH** est un virus qui perturbe l'ensemble du système immunitaire : il s'attaque aux cellules permettant la lutte contre les infections. Les porteurs du virus sont dits **séropositifs** (1^er^ stade de la maladie). Dès que l'immunité est détruite, l'individu est porteur du SIDA (syndrome d'immunodéficience acquise).

- En 2020, 173 000 personnes vivent avec le VIH/SIDA en France.
- En 2021, 5,7 millions de sérologies VIH ont été réalisées.
- En 2021, 5 013 personnes ont découvert leur séropositivité.
- En 2013, 60 % des personnes diagnostiquées ignoraient leur séropositivité, et 25 % en avaient connaissance mais n'étaient pas traitées par antirétroviral.
- 64 100 autotests VIH ont été vendus en 2021.

### 2.1 Symptômes et phases de la maladie

- **La première phase est dite asymptomatique (sans symptômes)** : la personne peut ignorer pendant plusieurs années qu'elle est contaminée par le virus.
- **La seconde phase est dite chronique symptomatique** : Les signes de l'affaiblissement immunitaire apparaissent : fièvre, perte de poids, infections, etc.
- **La phase d'apparition de la maladie est le SIDA** : les complications de santé deviennent plus graves : maladies infectieuses, cancers, atteinte du cerveau, etc.

### 2.2 Tendance et problématiques

- 55 % des découvertes de séropositivité concernent les hétérosexuels.
- Les usagers de drogues par voie intraveineuse représentent 1 % des découvertes.
- Les personnes séropositives ne présentent aucun symptôme.
- Les toxicomanes sont surexposés aux risques (partage de seringues).
- La baisse de la prévention a favorisé l'idée que le SIDA se soignerait.
- Les personnes les plus précaires sont moins bien informées.
- Les 15-24 ans et les plus de 50 ans sont les plus concernés par la contamination.
- Actuellement, on estime que 150 000 personnes en France vivent avec le virus.
- 30 000 personnes ne seraient pas informées de leur contagion par le VIH.
- De nombreux préjugés génèrent la discrimination des personnes séropositives.

### 2.3 Traitement

Les **antirétroviraux** sont une association de médicaments empêchant la multiplication du virus. Ils ne guérissent pas mais bloquent la détérioration du système immunitaire, ce qui augmente l'espérance de vie et réduit le risque de transmission.

## 3 Les autres IST répandues en France

| | |
|---|---|
| **L'Hépatite B** | Infection du foie par le virus VHB. Elle peut évoluer vers la fibrose hépatique voire la cirrhose, et dans 10 % des cas vers une forme chronique. Les risques de cancer du foie augmentent avec la maladie. |
| **Les gonococcies** | Aussi appelées « chaude pisse » : l'individu présente une fièvre et des écoulements jaunes par la verge, le vagin ou l'anus. Chez la femme, l'absence fréquente de symptômes les rend dangereuses, car elles entraînent la stérilité. |
| **L'herpès génital** | Des plaies ou des petits boutons apparaissent sur les organes génitaux. Chez la femme, les douleurs en urinant sont très fortes et des sensations de brûlure perdurent. Une fois contracté, le risque de récidive est important. |
| **Les papillomavirus** | Ils provoquent des lésions et des petites verrues sur les organes génitaux. La contamination augmente les risques de cancer du col de l'utérus. |
| **Les chlamydias** | Elles sont souvent asymptomatiques chez la femme et favorisent les grossesses extra-utérines, la stérilité et les cancers. |
| **La syphilis** | Elle provoque des éruptions sur la peau et les muqueuses. Elle peut entraîner des atteintes au cerveau, nerfs et yeux. |

**REPÈRES**

**Les partenaires multiples et autres risques**

Depuis 1998, le nombre de contaminations a augmenté. Les pratiques sexuelles dites « libérées » concernent davantage les adolescents et jeunes adultes. La circulation des IST est favorisée, d'autant plus que certaines personnes sont porteuses de maladies sans le savoir. Enfin, les rapports sexuels sous l'emprise de produits (alcool, drogues) favorisent les comportements à risque : l'individu développe des comportements irresponsables et peut être amené à accepter des relations sexuelles non protégées.

# 4 Les solutions

## 4.1 La prévention

- L'**éducation à la sexualité** est obligatoire dans les établissements scolaires. Elle dispense des connaissances sur les modes de transmission des IST.
- Les **campagnes de prévention médiatiques** à la télévision, à la radio, dans les lieux publics, etc. sont développées par Santé publique France.
- La **mise à disposition de préservatifs gratuits** dans les établissements scolaires, associations, plannings familiaux, etc.
- L'**installation de distributeurs de préservatifs** (pharmacies, discothèques, etc.).
- Le **développement du dispositif Sida Info Service**.

## 4.2 Le dépistage

**Il est conseillé de réaliser un dépistage pour les personnes** :

- souhaitant ne plus utiliser de préservatifs dans le cadre d'une relation stable ;
- ayant des partenaires multiples ;
- utilisant des drogues par voie intraveineuse ;
- ayant eu plus d'un partenaire au cours des 12 derniers mois ;
- ayant eu des relations sexuelles « à risque » ;
- pratiquant la prostitution.

**Il est possible de réaliser un dépistage dans** :

- les centres de dépistage anonymes et gratuits (CDAG) ;
- les centres d'information, de dépistage et de diagnostic des IST (CIDDIST) ;
- les centres de planification et d'éducation familiale (CPEF) ;
- les laboratoires d'analyses privés (prescription du dépistage par les médecins).

***REPÈRES***

Depuis 2015, des autotests de dépistage du VIH, fiables à 99 %, sont en vente dans les pharmacies.

## 4.3 La vaccination

Depuis 2006, le **vaccin contre le papillomavirus** s'est banalisé : il est proposé aux adolescentes de 11 à 14 ans par les médecins traitants et en rattrapage aux jeunes femmes de 15 à 23 ans.

# Les toxicomanies 11

**Toxicomanie :** « état de dépendance physique, psychique, ou les deux, vis-à-vis d'un produit s'établissant chez un sujet et à la suite de l'utilisation périodique ou continue de celui-ci » (OMS).

**Dépendance :** incapacité à se passer d'une substance psychoactive sans ressentir un profond mal-être.

**Addiction :** dépendance aliénante pour l'individu.

## 1 Le tabac

- En 2022, **15 millions** de Français fument : 34,7 % des hommes et 29,2 % des femmes. Parmi eux, 12 millions fument quotidiennement : 27,8 % des hommes et 23 % des femmes (Santé publique France).
- 32 % des 15-85 ans et 50 % des 18-34 ans en consomment régulièrement.
- L'expérimentation du tabac augmente : 80 % des 15-75 ans l'ont essayé.
- Près de 60 % des fumeurs réguliers déclarent avoir envie de s'arrêter.
- À l'adolescence, les filles consomment autant de tabac que les garçons.
- **75 000** décès sont attribuables au tabac en 2015.
- L'industrie du tabac tue 50 % des consommateurs des produits qu'elle fabrique.

### 1.1 Problématiques actuelles

#### *a. Un fléau pour la santé publique*

**Le tabac est la 1re cause évitable de mortalité**. Le monoxyde de carbone **diminue l'oxygénation des tissus** et le goudron favorise les **cancers**. Les agents irritants du papier provoquent des **bronchites chroniques** et des **infections respiratoires**. Le tabac provoque **troubles de l'érection**, **stérilité**, **vieillissement de la peau**, etc.

#### *b. L'augmentation de la consommation des femmes*

Elles encourent des risques plus élevés (grossesse extra-utérine, ménopause précoce, décalcification osseuse, etc.). La **pilule contraceptive** combinée au tabac favorise les risques d'AVC et d'infarctus. Chez la femme enceinte, les **risques de prématurité, de fausse couche** et **de mort subite du nourrisson** augmentent.

#### *c. La consommation précoce*

Les adolescents fument davantage. La dépendance est plus rapide et plus importante.

### d. Le tabagisme passif

L'exposition à la fumée est très nocive. Chez les fumeurs passifs réguliers, les risques de cancer du poumon et de MCV augmentent de 25 %.

### e. Les inégalités sociales en matière de consommation

Les personnes socialement précaires fument davantage que les catégories sociales aisées. Elles sont moins nombreuses à déclarer vouloir arrêter de fumer, ce qui contribue à leur pauvreté.

### f. L'industrie du tabac s'est tournée vers les pays du Sud

L'absence de contraintes réglementaires a permis son implantation massive. Les populations y sont peu informées sur les risques encourus et leur état de santé est parfois fragilisé. Cela aggrave les dégradations sur leur environnement et leur pauvreté.

## 1.2 Solutions, dispositifs

### a. Les mesures législatives contraignantes

La loi de 1976 limite la **publicité** et interdit de fumer dans certains lieux à usage collectif. La mention « abus dangereux » devient obligatoire sur les paquets de cigarettes. La **loi Évin (1991)** renforce la lutte contre le tabac : hausse des prix, interdiction de fumer dans les lieux collectifs, de la publicité, de la vente aux mineurs. Depuis le 1er janvier 2007, il est totalement interdit de fumer dans les lieux publics. Depuis 2011, les paquets comportent des photos et slogans choquants.

### b. L'aide et la prévention

Le gouvernement a développé une stratégie globale de lutte contre le tabac, fondée sur la prévention des comportements individuels grâce :

- au soutien aux fumeurs qui veulent arrêter (dispositif Tabac Info Service) ;
- au développement et à la diversification des modes de consultation.

### c. Les traitements nicotiniques de substitution

Il existe des **traitements de substitution** : patch, chewing-gum, inhaleur ou prise médicamenteuse. La **cigarette électronique** a aussi fait son apparition.

# 2 L'alcool

- En 2019, **41 000 décès** sont attribuables à l'alcool.
- 11,9 litres d'alcool pur ont été vendus par habitant en 2019.
- **20 % des adultes** et **10 % des jeunes** de 17 ans en consomment régulièrement.
- **8 % des adultes** ont des **ivresses répétées (27,8 % des jeunes de 17 ans)**.
- En 2014, 8 % des 18-75 ans sont des **consommateurs à risque**.
- En 2019, 14 % des Français consomment de l'alcool quotidiennement.

### 2.1 Problématiques

L'ivresse entraîne **troubles digestifs**, nausées, vomissements, voire **coma éthylique**. À long terme, l'alcool entraîne des **risques de cancers** (œsophage), des maladies du foie, du pancréas, des troubles cardiovasculaires, de l'hypertension artérielle et des **maladies psychiques** (dépressions, troubles du comportement, angoisses). **Au cours d'une grossesse**, il provoque prématurité, retards de croissance, malformations, troubles des fonctions cognitives, etc. L'**abus d'alcool** favorise les **situations de violence** (agressions sexuelles, homicides, accidents, etc.).

### 2.2 Solutions et dispositifs

La **loi Évin** encadre la consommation et la vente d'alcool : la publicité est autorisée avec un message de mise en garde. La consommation d'alcool est interdite aux mineurs dans les lieux publics, la vente d'alcool dans les points de vente de carburant est interdite et les débitants de boissons doivent disposer d'une licence. Il existe des **centres de cure ambulatoire en alcoologie** ainsi qu'un dispositif **Alcool Info Service**.

## 3 Les drogues

- 41,5 % des jeunes de 17 ans ont déjà expérimenté le cannabis.
- 17 millions de personnes ont expérimenté le cannabis en France.
- 3 % des jeunes de 17 ans ont expérimenté la cocaïne.
- 1,9 % des jeunes de 17 ans ont expérimenté l'ecstasy.

### 3.1 Le cannabis

- 3,4 % des hommes consomment régulièrement du cannabis.
- 90 % des interpellations pour usage de stupéfiants concernent le cannabis.
- Le nombre de cannabiculteurs est estimé à 80 000.

Le **cannabis** se consomme mélangé à du tabac, dans des préparations alimentaires ou des infusions. Il **se banalise** dans l'ensemble des milieux sociaux : 44 % des Français perçoivent son interdiction comme une atteinte à la liberté, et plus de 86 % déclarent préférable d'orienter les consommateurs vers des dispositifs de soins plutôt que de les condamner. Les effets du cannabis sur la santé et la société sont pourtant graves : accidents, décrochage scolaire, troubles psychiatriques, etc. Une **dépendance** peut s'installer avec des symptômes de manque à l'arrêt (agitation, irritabilité, etc.).

## 3.2 Les drogues « dures »

| | |
|---|---|
| **La cocaïne et le crack** | Ces drogues se consomment par voie nasale, inhalation, injection. Elles procurent un sentiment d'euphorie. Conséquences : perforation de la cloison nasale, infarctus, AVC, troubles psychiatriques, etc. |
| **L'ecstasy et les amphétamines** | Ce sont des drogues de synthèse provoquant une accélération du rythme cardiaque et de la tension artérielle. |
| **Les hallucinogènes** | Ils sont présents dans des végétaux (« champignons hallucinogènes ») ou sont produits chimiquement (LSD, kétamine, GHB). Ils procurent des hallucinations, des sensations de bien-être et des modifications sensorielles. |
| **Les opiacés** | Ce sont des dérivés de l'opium (l'héroïne est le plus courant) qui procurent une sensation de transe. La dépendance physique et psychique est très forte. |
| **Les nouveaux produits de synthèse (NPS)** | Ils limitent les effets des autres produits illicites. Depuis 2010, une substance nouvelle est identifiée chaque mois. Les consommateurs diversifient les substances pour éviter la dépendance. |

## 3.3 Problématiques actuelles

La **polyconsommation** est en hausse : les consommateurs cherchent à moduler les effets ressentis. Les **partages de seringues** sont responsables de contaminations par le VIH, l'hépatite C, etc. Le **développement des conduites dopantes** est lié à la recherche de performance individuelle. Le **décrochage scolaire** augmente chez les adolescents et jeunes adultes consommateurs. La **consommation de drogue favorise l'exclusion** : difficultés à trouver un emploi, à organiser sa vie, etc.

**La drogue est à l'origine de situations de violence**. Elle **accroît le risque de recourir à la prostitution ou à des pratiques délinquantes** pour consommer.

## 3.4 Solutions

Les **médecins traitants** orientent vers des dispositifs de soins adaptés :

- les **lieux pour les jeunes consommateurs** ;
- les **consultations en addictologie à l'hôpital** ;
- les **centres de soins, d'accompagnement et de prévention en addictologie**.

## 3.5 La prévention

**Le gouvernement a développé un plan de lutte contre les drogues et les conduites addictives prévoyant** :

- la formation à la prévention des professionnels au contact des jeunes ;
- la création d'une ligne téléphonique pour les parents ;
- le développement de lieux de parole pour les jeunes.

# Les lois de bioéthique 12

## 1 Définition de la bioéthique

L'**éthique** est l'ensemble des principes moraux que l'homme doit appliquer pour mettre en œuvre « ce qui est bon pour lui ». Le mot « bio » désigne le « vivant ».

La **bioéthique** est donc le champ des questions éthiques et sociétales en lien avec les innovations médicales permettant une manipulation du vivant.

Face aux progrès de la science et des techniques, la loi doit garantir :

- la **dignité** des personnes ;
- le **respect du corps** ;
- la **protection de l'embryon humain** ;
- l'**intérêt de l'enfant**.

**REPÈRES**

Le **Comité international de bioéthique** s'interroge sur les enjeux juridiques et éthiques des progrès scientifiques dans le domaine des sciences de la vie et de la médecine. En France, le **Comité consultatif national d'éthique (CCNE)** a été créé en 1983.



## 2 Les lois de bioéthique

### 2.1 Les lois de 1994 et du 6 août 2004

Elles définissent les principes généraux de protection de la personne humaine.

- La **loi du 1er juillet 1994** définit les règles de traitement des données des personnes ayant pour but la recherche dans le domaine de la santé.
- Les **lois du 29 juillet 1994** énoncent les **principes relatifs au respect du corps humain** (inviolabilité, obligation de consentement, impossibilité d'être un objet évaluable en argent), **aux dons et à l'utilisation des produits du corps humain** (consentement nécessaire au diagnostic prénatal, gratuité, anonymat, etc.).

La **loi du 6 août 2004** complète et actualise les lois de 1994 :

- l'interdiction du clonage reproductif ou thérapeutique ;
- la création de l'Agence de la biomédecine et d'un « crime contre l'espèce humaine » ;
- l'interdiction du diagnostic préimplantatoire, excepté dans le but d'apporter un espoir de traitement à un aîné atteint d'une maladie ;
- la priorité donnée à l'information et au consentement des personnes ;
- la révision de la loi par le Parlement tous les cinq ans.

L'enjeu est de **protéger** les personnes, sans **empêcher les avancées scientifiques**. Les recherches sur l'embryon et les cellules embryonnaires doivent permettre des progrès majeurs et sont limitées à 5 ans. La révision tous les cinq ans permet de **suivre l'évolution de la recherche scientifique et d'intégrer les nouvelles interrogations** (élargissement de l'AMP, gestation pour autrui, etc.).

### 2.2 La loi du 7 juillet 2011

Elle a été élaborée à la suite des **États généraux de la bioéthique** (débat public pour recueillir l'expression de la population) dont les conclusions sont :

- l'interdiction de la **gestation pour autrui** et de l'AMP pour les **couples homosexuels** ;
- l'instauration de **mesures préventives** contre le **tourisme procréatif** ;
- la possibilité pour les familles de juger si elles ont les moyens financiers de garder un enfant handicapé ou malade (en cas de diagnostic prénatal), la **surveillance des diagnostics prénataux et préimplantatoires** ;
- le maintien **total de la gratuité**, du **désintérêt** et de l'**anonymat** du don ;
- la **levée du secret médical pour la médecine prédictive** ;
- l'autorisation du **don croisé d'organe** en cas d'incompatibilité entre deux proches ;
- l'autorisation de la **vitrification ovocytaire** (congélation ultrarapide).

### 2.3 La loi du 16 juillet 2013

Depuis le 16 juillet 2013, la recherche sur l'embryon et les cellules-souches est autorisée en France **sous conditions** :

- la **pertinence** de la recherche, la **finalité médicale** ;
- l'**utilisation restreinte** aux embryons *in vitro* et non objet d'un projet parental ;
- le **consentement** écrit du couple dont les embryons sont issus, le respect d'un **délai de réflexion de 3 mois**.

### 2.4 Révision de la loi de bioéthique du 4 mars 2020

Le Sénat s'est prononcé en faveur de plusieurs apports :

- l'ouverture de la PMA aux couples de femmes et aux femmes seules (mesure promulguée par la loi de bioéthique du 2 août 2021) ; une procédure d'adoption accélérée pour la mère d'intention ;
- l'articulation du droit au respect de la vie privée des donneurs de gamètes et de l'accès aux origines de toutes les personnes issues d'un don, en interrogeant les donneurs sur leur volonté de communiquer ou non leur identité ;
- la création d'un statut de donneur d'organe ;
- la réaffirmation de l'interdiction du recours à la GPA ;
- l'interdiction des embryons transgéniques et chimériques ;
- la préservation de la technique du double diagnostic préimplantatoire permettant la naissance d'un enfant indemne d'une maladie grave et compatible pour une greffe avec un aîné malade ;
- la suppression d'une clause de conscience spécifique pour les professionnels de santé en matière d'interruption médicale de grossesse (IMG).

# Les dons d'organes, de sang et les greffes 13

## 1 Les dons d'organes

> Le **don d'organe** consiste à **prélever un organe sur une personne vivante ou décédée,** dans le but de le **transplanter** à une autre personne compatible. Le don des **tissus**, tels que la peau ou la moelle osseuse, est également possible.

**En 2015, 57 171 personnes sont porteuses d'un greffon fonctionnel**. Les greffes les plus fréquentes sont le rein, le foie, le cœur et les poumons. Les greffes d'intestin, de cornée et de pancréas sont possibles mais restent rares.

> En 2022, 5 494 greffes ont été réalisées en France, dont 533 à partir de donneurs vivants. En 2019, 5 897 greffes avaient été pratiquées, dont 3 641 greffes de rein, 1 355 greffes du foie et 425 greffes du cœur. 23 828 personnes étaient inscrites sur les listes d'attente de greffe en 2017, contre 12 512 en 2006.

### 1.1 Que dit la loi ?

- La **loi du 15 novembre 1887** autorise à faire don de son corps à la science.
- La **loi Lafay du 7 juillet 1949** autorisait le prélèvement *post mortem* des yeux en vue de permettre des greffes de la cornée.
- La **loi Caillavet du 22 décembre 1976** est la 1re grande loi sur les prélèvements. Elle affirme le **principe du consentement présumé**.
- La **loi du 29 juillet 1994 relative au respect du corps humain** affirme la primauté et la dignité de la personne et proclame l'inviolabilité et la non-patrimonialité du corps : il ne peut faire l'objet d'un commerce.

Concernant les transplantations, **cette loi, ainsi que la loi du 6 août 2004**, précisent :

- L'**anonymat et la gratuité des dons**. Deux dérogations existent à l'anonymat :
  - La **nécessité thérapeutique** (les médecins ont accès aux identités).
  - Le **prélèvement sur une personne vivante**, **autorisé pour un proche** (parents, frères, sœurs, grands-parents, cousins germains, conjoint, concubin sur preuve d'une vie commune d'au moins 2 ans).
- L'**instauration de garanties sanitaires** : sélection clinique des donneurs, sécurité des transports d'organes, tests de dépistage des maladies transmissibles.
- Les **conditions de prélèvement** :
  - Le **consentement** du défunt est pris en considération.
  - Le constat de la **mort**.
  - La **finalité thérapeutique** (en cas de nécessité médicale).
  - La **restauration complète du corps** après un prélèvement *post mortem*.

- Les conditions de prélèvement sur une **personne vivante** :
  - Le **consentement éclairé**, écrit devant le président du tribunal de grande instance
  - L'appartenance à la famille du receveur (ou le conjoint).
  - Être **majeur**, excepté pour les dons de moelle osseuse.
  - Être **informé des risques**.

Pour garantir la non-patrimonialité du corps, les lois **interdisent toute publicité « en faveur d'un don d'éléments ou produits du corps humain »**. La sensibilisation du public au don est possible, sous contrôle du ministère en charge de la santé.

L'**Agence française de sécurité sanitaire** contrôle la qualité des greffons.

**Les patients en attente d'une greffe**

La pratique des greffes d'organes nécessite l'inscription des patients sur une liste nationale établie par type de transplantation. [...]. Le principe de la liste nationale d'attente a été reconnu par un décret du 24 septembre 1990 relatif aux activités de transplantation d'organes [...]. La loi du 18 janvier 1994 [...] a confié à l'Agence de la biomédecine l'enregistrement de l'inscription sur cette liste et sa gestion. [...]. Afin de tenter d'homogénéiser les durées d'attente de greffe, et de respecter des principes d'équité, des règles de répartition des greffons ont été élaborées selon un système de score, tenant compte de critères tels qu'une menace vitale à court terme, l'âge, l'ancienneté d'inscription sur la liste [...]

https://www.france-adot.org/la-legislation-en-matiere-de-don-d-organes.html

## 1.2 Problématiques actuelles

### *a. Le manque de greffons*

- Chaque année, **250 à 300 personnes meurent, faute de greffe**.
- 1 prélèvement possible sur 3 est refusé par la famille du défunt.

**Le nombre de personnes greffées et le besoin de greffons augmentent**, car :

- les résultats sont de qualité (allongement de la durée et de la qualité de vie).
- Le recours à la greffe concerne des situations de plus en plus diversifiées.

**Le manque d'organes est lié à** :

- La **rareté des états de mort encéphalique** à l'hôpital (1 % des décès), alors que cette source d'organes représente près de 93 % des greffes réalisées.
- La **loi sur les dons *post mortem* n'est pas véritablement appliquée** : certaines familles ignorent le souhait du défunt et préfèrent refuser le don d'organe.
- **L'accompagnement des familles est insuffisant** : l'évocation d'un prélèvement d'organe peut apparaître d'une grande brutalité après un décès.

### *b. Les interrogations éthiques*

- L'**augmentation des dons par des donneurs vivants** : comment assurer au donneur une véritable liberté de choix ? Il doit être informé des risques pour sa santé.

- L'**attribution des greffons en fonction d'un ensemble de critères** : les critères d'attribution des greffons doivent être pensés au regard de l'éthique.
- L'**augmentation permanente du trafic d'organes et du « tourisme de transplantation »**, surtout dans les pays pauvres.

### 1.3 Les mesures mises en œuvre

- La **sensibilisation** (écoles, Internet) favorise une meilleure connaissance de la loi.
- L'OMS a instauré la **Journée mondiale du don d'organes** (le 17 octobre).
- Les lois de bioéthique ont mis en place un ensemble de mesures :
  - L'augmentation des centres équipés et habilités aux prélèvements.
  - La hausse des prélèvements chez des donneurs âgés (plus de 65 ans).
  - L'autorisation du don croisé (2011).
  - L'autorisation du prélèvement sur un donneur vivant.
- La **lutte contre le trafic d'organes** : le Conseil de l'Europe a élaboré en 2015 le premier traité de lutte contre le trafic d'organes.

## 2 Les dons de sang

Le **sang** est un tissu vivant, composé de cellules baignant dans un liquide, appelé le plasma. Le sang comprend différentes composantes :

- le **plasma** (55 % du volume sanguin) contient les facteurs de coagulation.
- les **globules rouges** transportent l'oxygène des poumons vers les tissus.
- les **plaquettes** sont des cellules permettant de prévenir les hémorragies.

8,5 millions de dons ont été prélevés entre 2019 et 2021 en France.

- Les dons sont utilisés pour soigner les maladies du sang, les cancers, les urgences.
- Toute transfusion sanguine doit respecter une compatibilité au groupe sanguin.
- Le don de sang est **anonyme** et **gratuit**.
- L'**Établissement français du sang (EFS)** est un service public créé en 1999. Il assure la gestion des dons de sang. Il repose sur le **volontariat** et la **générosité** des Français. Il doit **assurer l'autosuffisance du pays en sang**.
- Le scandale du sang contaminé a conduit à **renforcer les règles de sécurité**.

Dans le cadre de la non-discrimination dans le domaine du don du sang, Olivier Véran a annoncé la levée de l'ajournement pour les hommes ayant des relations sexuelles avec des hommes depuis le 16 mars 2022.

***REPÈRES***

La **Journée mondiale du donneur de sang** (14 juin), créée en 2004 par l'OMS, est utilisée pour communiquer et réaliser des collectes.

# 14 La procréation, les tests génétiques et le clonage

Les **progrès scientifiques** offrent des possibilités nouvelles touchant la procréation et la manipulation du vivant.

## 1 La procréation médicalement assistée (PMA)

La **PMA** permet la rencontre entre les **gamètes** mâle et femelle, grâce à une **intervention médicale**. Elle offre la possibilité d'avoir un enfant à des couples présentant une **infertilité** ou une problématique de santé, ou celle d'éviter la transmission à l'enfant d'une maladie génétiquement transmissible. Le **gamète** est une cellule reproductrice (spermatozoïdes chez l'homme, ovocytes chez la femme).

En 2019, **157 593 tentatives de PMA** ont été recensées. **27 180 enfants** sont nés d'une AMP, dont 5,3 % enfants issus d'un don.

Après un an de tentatives sans contraception, **18 % à 24 %** des couples restent sans enfant.

**Après deux ans**, **8 % à 11 %** des couples attendent encore une grossesse.

En 2018, 1 enfant sur 30 est conçu grâce à la PMA en France.

Depuis l'ouverture de la PMA pour toutes, le nombre de demandes est en forte hausse : 6 800 femmes concernées par cette extension de la PMA ont demandé à en bénéficier en 2021. Les causes de l'infertilité sont variées : âge, maladies génétiques, facteurs psychologiques ou environnementaux, alcool, tabac, maigreur ou surpoids, drogues, etc.

### 1.1 Les techniques de PMA

- L'**insémination artificielle** : les spermatozoïdes sont récupérés auprès du conjoint ou d'un donneur et sont déposés à l'intérieur de l'utérus.
- La **fécondation in vitro (FIV)** : les gamètes sont recueillis et mis en présence dans une éprouvette. Puis, l'embryon est implanté dans l'utérus de la mère. Cette technique est longue et contraignante : la femme doit recevoir un traitement hormonal préalable à la ponction des follicules contenant les ovocytes.
- Le **don et** l'**accueil d'embryons** sont possibles en cas d'une double infertilité ou d'un risque de transmission d'une maladie génétique à l'enfant. Lors du recours à la FIV, les embryons non implantés sont congelés. Quand le projet parental d'un couple aboutit, il peut interrompre la conservation des embryons, les donner à la recherche ou à un autre couple en difficultés pour procréer. Les principes qui encadrent cette pratique sont le **consentement/volontariat**, la **gratuité** et l'**anonymat**.

### 1.2 Débats éthiques actuels

Pour les partisans de l'**extension de la PMA aux couples homosexuels**, l'aboutissement du mariage homosexuel est inévitablement l'accès à la PMA. Mais celle-ci n'a pas pour vocation de répondre à un désir d'enfant sans problème de stérilité avérée.

Au niveau psychologique, l'enfant a besoin de la **référence à la filiation biologique**.

## 2 Les tests génétiques et la manipulation du vivant

### 2.1 Le génie génétique

> Le **génie génétique** vise à isoler un ou plusieurs gènes d'un organisme pour en identifier la séquence et pouvoir le manipuler.

Le **génome humain** se compose de **30 000 gènes**. Les manipulations génétiques sont notamment utilisées en agriculture (OGM), en écologie (manipulations génétiques pour la restauration des écosystèmes), etc. Concernant l'homme, ces progrès ont permis d'**identifier les gènes responsables de certaines maladies** (myopathie, mucoviscidose, cancers).

### 2.2 Tests génétiques, diagnostics prénataux et préimplantatoires

> La **thérapie génique** vise à remplacer un gène muté par un gène sain pour tenter de guérir certaines maladies.

Les tests génétiques se sont développés et sont utilisés pour :

- Le **conseil génétique** (risques de transmission d'une maladie héréditaire).
- Les **diagnostics prénataux** (DPN) ou **préimplantatoires** (DPI).
- La **médecine prédictive**.
- La **recherche de l'identification d'un individu** (justice, par exemple).

> Le **diagnostic prénatal (DPN)** consiste à réaliser des examens durant la grossesse pour déterminer si l'enfant présente une grave maladie ou une anomalie chromosomique (trisomie 21). Les parents peuvent alors choisir d'interrompre la grossesse.
>
> Le **diagnostic préimplantatoire (DPI)** est réalisé sur un embryon obtenu par FIV, avant l'implantation dans l'utérus de la mère.

Le DPI, autorisé en France depuis 1999, est très encadré : le couple doit présenter un risque avéré de transmission d'une maladie grave et incurable à son enfant.

### 2.3 Une pratique réglementée et encadrée

Les tests génétiques ne peuvent être réalisés qu'à des **fins médicales, judiciaires ou de recherche**, et uniquement dans des laboratoires autorisés à réaliser de tels tests.

Pour les tests à finalités médicales :

- aucun test ne peut être fait **sans l'accord de la personne** ou de ses représentants.
- la personne **peut refuser d'en connaître le résultat** ;
- la personne est **obligée d'informer les membres de sa famille** s'il est diagnostiqué une anomalie génétique nécessitant prévention ou soins ;
- les tests ne peuvent être prescrits que par les **professionnels de santé** ;
- toute **manipulation visant à influer sur la descendance d'une personne**, ou à sélectionner les êtres humains **est interdite** (**eugénisme**).

### 2.4 Débats éthiques actuels

#### *a. Les risques de dérives eugéniques*

> Les **recherches eugéniques** sont l'ensemble des pratiques cherchant à améliorer la race humaine (sélection des caractéristiques génétiques des individus dans le but de faire correspondre l'Homme à un certain idéal).

L'**ouverture du champ de la génétique au domaine commercia**l pourrait entraîner un tri d'embryons pour offrir la possibilité aux parents de « choisir » les caractéristiques de leur enfant (sexe, couleur des yeux, des cheveux, etc.). Les techniques actuelles pourraient être mises au service d'idéologies politiques.

#### *b. La commercialisation du génome humain et animal*

Le développement du génie génétique permet de modifier **génétiquement des espèces vivantes** pour les commercialiser (ex : commercialisation des « saumons OGM » aux États-Unis). Quels sont les risques pour notre organisme et les écosystèmes ?

#### *c. La vente de tests génétiques sur Internet*

La vente de tests génétiques sur Internet explose. Certains sont des arnaques, mais d'autres sont valides. Le risque principal est la possibilité d'échapper à la loi française. Le recours à ces tests ne permet pas d'encadrement par un professionnel de santé.

## 3 Le clonage

> Le **clonage** est la **multiplication naturelle ou artificielle d'un être vivant à l'identique**. Des vrais jumeaux (monozygotes) sont des **clones naturels**.
>
> Le **clonage thérapeutique** consiste à cultiver des cellules-souches pour reproduire des tissus comme la peau, les muscles, le foie, etc.

## 3.1 Les usages du clonage

Plusieurs usages du clonage sont utilisés actuellement :

- Le **clonage thérapeutique** offre des perspectives en **médecine régénérative**.
- Le **clonage reproductif** est utilisé pour la recherche sur les cellules-souches, dans un but thérapeutique.
- Dans le **cadre de l'élevage**, la multiplication des « meilleurs animaux » permettrait un meilleur rendement et une meilleure qualité de la viande.
- Le clonage permettrait la **sauvegarde d'espèces** en voie de disparition.

***REPÈRES***

La Déclaration universelle sur le génome humain et les droits de l'Homme, adoptée par l'Assemblée générale des Nations Unies en 1998, proclame le **clonage reproductif humain** « contraire à la dignité humaine ».

## 3.2 Débats éthiques actuels

La communauté scientifique s'accorde sur la condamnation du **clonage reproductif** :

- Les risques de **dérives eugéniques** sont trop importants.
- Un clone serait **considéré comme une copie**, non comme un individu original et singulier.
- Les parents ayant perdu un enfant pourraient lui « redonner vie ».
- Le clonage humain ouvrirait la porte à des folies : recherche d'atteinte d'une « immortalité », développement de services commerciaux, etc.
- Le **clonage reproductif animal** pourrait être **destiné à l'alimentation**.

En revanche, le **clonage thérapeutique** divise, car son développement permettrait :

- De **mettre fin aux problèmes de rejet de greffe et de réduire la pénurie d'organes** : les organes seraient reconstitués à partir de cellules-souches des receveurs.
- De **mettre au jour de nombreuses découvertes** médicales.

La question du « **statut de l'embryon** » est importante, car les cellules-souches sont obtenues à la suite de la création d'un embryon. En effet, si l'on considère la cellule-œuf comme un être humain, alors sa destruction pour obtenir des cellules-souches constitue un crime.

# 15 La fin de vie et l'euthanasie

## 1 Les soins palliatifs

Les **soins palliatifs** sont des « soins actifs, complets, donnés aux malades dont l'affection ne répond pas au traitement curatif. La lutte contre la douleur et les autres symptômes, ainsi que la prise en considération des problèmes psychologiques, sociaux et spirituels sont primordiaux. Ils ne hâtent ni ne retardent le décès. Leur but est de préserver la meilleure qualité de vie possible jusqu'à la mort. » (OMS). L'accompagnement en soins palliatifs concerne également les proches du malade.

Chaque année en France, **150 000 décès** interviennent à la suite d'une longue maladie et auraient nécessité un accompagnement en soins palliatifs.

### 1.1 Cadre légal

La loi Léonetti-Clayes du 2 février 2016 énonce les droits du patient en soins palliatifs :

- **Limiter l'acharnement thérapeutique (ou obstination déraisonnable)** : la mort ne doit être ni « précipitée », ni retardée de manière acharnée.
- **Renforcer la possibilité de refus de soins pour le patient**. Le médecin est obligé de respecter la volonté du patient, après l'avoir informée des conséquences.
- Permettre au patient d'écrire ses **directives anticipées** et de désigner une personne de confiance, dans l'éventualité où il deviendrait incapable d'exprimer sa volonté.

### 1.2 Avantages et limites des soins palliatifs

#### *a. Avantages*

- Les soins palliatifs améliorent la qualité des soins dispensés aux personnes en fin de vie, en proposant un **accompagnement global et adapté à leur situation**.
- Le patient et ses proches bénéficient d'écoute et de soutien psychologique.
- Le développement des soins palliatifs à domicile permet aux patients de décéder dans l'**intimité** et la **dignité**.

#### *b. Limites*

Les soins palliatifs ne sont pas adaptés à toutes les situations :

- Ils permettent de soulager la douleur physique, mais pas toujours la douleur morale liée à la perte de ses propres capacités. La personne devient progressivement dépendante des soignants et de son entourage, et doit parfois supporter des traitements très lourds contre la douleur qui favorisent l'anesthésie.
- Cette attente de la mort pose la question de l'euthanasie.

## 2 L'euthanasie et le suicide assisté

**Euthanasie** vient du grec « eu » (bon) et « thanatos » (mort). C'est l'**acte médical consistant à donner intentionnellement la mort à un patient**. Le « suicide assisté » consiste à donner la possibilité au patient de mettre fin à ses jours.

On distingue :

- L'**euthanasie active** qui consiste à administrer d'une dose létale au patient.
- L'**euthanasie passive** qui consiste en l'arrêt des traitements et des réanimations.

Cette distinction fait débat : pour certains, l'euthanasie passive ne relèverait pas de l'euthanasie, car cette dernière consisterait uniquement à donner délibérément la mort ; pour d'autres, l'intentionnalité de précipiter la mort existe dans l'euthanasie passive.

Dans le cas du suicide assisté, le médecin participe indirectement à la mort de la personne : il lui fournit délibérément les moyens de mettre fin à ses jours. Dans l'euthanasie active, le médecin réalise l'acte, ce qui lui donne un pouvoir immense.

### 2.1 Cadre légal en France

En France, un premier projet de loi, déposé en 1978 par le sénateur Henri Caillavet, est refusé en 1980, mais a permis l'ouverture d'un débat entre :

- Le **respect total de la vie humaine**, sur laquelle l'homme ne doit pas intervenir.
- Le **droit de mourir dans la dignité**.

La loi Léonetti du 22 avril 2005 a permis des avancées : interdiction de toute « obstination déraisonnable » ou du « prolongement artificiel de la vie du patient ».

Cependant, **l'euthanasie active est toujours interdite en France** :

- Pour le Code pénal, elle est assimilée à un meurtre, voire à un assassinat (c'est-à-dire un meurtre avec préméditation).
- L'euthanasie s'apparente à l'infraction de non-assistance à personne en péril.

**La position de la loi est très claire** :

- L'euthanasie active est interdite ;
- Le médecin se doit « d'éviter toute obstination déraisonnable » ;
- Les soins palliatifs doivent préserver la dignité du malade et réconforter l'entourage.

## 2.2 Débats actuels

**REPÈRES**

Le cas de Vincent Lambert, jeune homme devenu tétraplégique à la suite d'un accident, resté entre 2008 et 2019 dans un état végétatif, est devenu le symbole du débat sur la fin de vie. Le 11 juillet 2019, le patient est décédé après un nouvel arrêt des traitements le maintenant en vie. Entretemps, l'affaire Chantal Sébire, atteinte d'un esthésioneuroblastome (tumeur rare des sinus et de la cloison nasale), avait aussi ému de nombreux Français.

### *a. Les arguments en faveur de l'euthanasie*

- Le **respect de la vie humaine** : chaque personne doit pouvoir rester maître de son corps et de son esprit. Le patient doit disposer du pouvoir de décider de sa propre vie, mais aussi de sa mort, en cas de dépendance.
- Le **choix de la mort et la dignité humaine** : les médecins sont souvent peu « armés » pour considérer pleinement les souffrances psychologiques des personnes. Le sentiment d'abandon, de dépendance et de vision de l'avancée de la maladie serait contraire à toute dignité humaine.
- La **fin de la souffrance** : toute personne doit être libre d'interrompre les souffrances qu'elle endure. Cela correspond à sa liberté de choix.
- La loi aurait la **possibilité d'encadrer une telle pratique** et de la contrôler.
- L'interdiction de l'euthanasie est **contraire à la liberté individuelle** qui veut que chacun puisse décider ce qu'il veut faire de son corps et de son esprit.

### *b. Les arguments contre l'euthanasie sont*

- Les **dérives de l'euthanasie active** sont trop difficiles à juger et donc, à encadrer.
- **Une personne malade peut avoir des variations intenses de l'humeur**, ce qui la situe entre espoir et désespoir, passant nécessairement par des phases de dépressions profondes. Certains peuvent donc être amenés à demander la mort, mais il est très difficile pour une équipe médicale d'évaluer la gravité de l'état psychologique d'un patient.
- La demande de la mort peut aussi signifier le souhait d'être considéré et reconnu en tant que personne vivante.
- Légaliser l'euthanasie **reviendrait à légaliser le meurtre**. Les médecins disposeraient d'un véritable pouvoir de vie ou de mort.
- **Pour les religions, le suicide est interdit**, car la vie est un don.
- **Les risques de dérives concernant les plus pauvres peuvent apparaître** : face au coût élevé des soins, des pressions peuvent être exercées de manière insidieuse pour influencer un patient vers l'euthanasie.
- L'affaiblissement de certains patients peut les **inciter à laisser leurs proches prendre pour eux une telle décision**.
- Aujourd'hui, les **progrès pour lutter contre la douleur** et les maux rendent inutile l'euthanasie.
- Enfin, **l'euthanasie est contraire au serment d'Hippocrate** : « Je ne provoquerai jamais la mort délibérément ».

# Le handicap

16

## 1 Une reconnaissance progressive de la personne handicapée

Les personnes handicapées étaient qualifiées d'« attardés », d'« inadaptés », d'« infirmes ». Aujourd'hui, chacun prend conscience qu'il peut être touché par le handicap. La personne en situation de handicap a acquis un véritable statut social.

### 1.1 Définition actuelle du handicap

La définition actuelle du **handicap** est celle de la loi de 2005 : « Constitue un handicap [...] toute limitation d'activité ou restriction de participation à la vie en société subie dans son environnement par une personne en raison d'une altération substantielle, durable ou définitive d'une ou plusieurs fonctions physiques, sensorielles, mentales, cognitives ou psychiques, d'un polyhandicap ou d'un trouble de santé invalidant » (Art. L. 114 du CASF).

Cette définition instaure une **reconnaissance** des facteurs d'inégalité. Le refus de la ségrégation des personnes handicapées passe par leur inclusion dans la société.

### 1.2 Les types de handicap

- Les handicaps **physiques** : amputations, déficience motrice, tétraplégie, etc.
- Les handicaps **mentaux** : déficience mentale légère, moyenne ou profonde.
- Les handicaps **sensoriels** : surdité, cécité, déficience visuelle ou auditive.
- Les handicaps **cognitifs** : troubles de l'apprentissage et de la communication.
- Le **polyhandicap** : combinaison de plusieurs handicaps.

Les **handicaps « acquis »** sont liés à des facteurs variés (toxicomanie, accidents de la route, du travail, maladies cardio-vasculaires, paraplégie, etc.).

Les **handicaps « innés »** sont liés à des facteurs génétiques (trisomie 21, etc.), à la transmission de maladies infectieuses à l'enfant pendant la grossesse (rubéole), à l'accouchement (prématurité).

L'**intensité du handicap** est évaluée grâce à :

- l'évaluation de la **déficience** ;
- l'évaluation de l'**incapacité** ;
- l'évaluation du **désavantage** : identification des difficultés de l'individu en comparaison des personnes de même sexe, âge, profession, etc.

# 2 La loi du 11 février 2005 pour l'égalité des chances

Cette loi garantit aux personnes en situation de handicap une égalité des droits et des chances dans la société : elles sont reconnues comme de véritables **citoyens**. Le **principe de non-discrimination** oblige la collectivité à garantir des conditions d'accès aux droits.

▶ **Les principes de la loi et les actions mises en œuvre**

| Principes de la loi | Actions développées |
|---|---|
| **La compensation du handicap** : l'environnement s'adapte à la personne | La prestation de compensation du handicap (aide financière).<br>L'aménagement de l'environnement et l'équipement de la personne : ordinateur pour communiquer, aménagement du logement, etc.<br>Aides humaines pour les déplacements, le ménage, les soins, etc. |
| **Le principe d'accessibilité généralisée** | Accès aux transports en commun, aux bâtiments, etc.<br>Accès aux loisirs : aménagement des accès (cinémas, théâtres, etc.)<br>Accès à l'enseignement : établissements spécialisés, etc.<br>Accès à l'emploi : obligation pour les entreprises de recruter un taux de travailleurs handicapés, compensation financière, etc. |
| **La participation à la vie sociale** | Le maintien en milieu ordinaire est priorisé pour la scolarité et l'emploi. Les droits fondamentaux doivent être garantis. |

## 2.1 La scolarité et l'accès à l'apprentissage

Dès que le handicap le permet, l'enfant est scolarisé en milieu ordinaire. **L'accès aux apprentissages est une priorité** : ils garantissent l'accès à la citoyenneté et au monde professionnel quand le handicap de la personne le permet.

## 2.2 Le travail

L'objectif est d'inciter les entreprises à recruter des travailleurs en situation de handicap. La loi de 2005 réaffirme l'obligation d'embauche d'au moins 6 % de travailleurs handicapés dans les entreprises de plus de 20 salariés, sous peine de sanctions financières.

# 3 Problématiques actuelles

## 3.1 Une hausse préoccupante des handicaps lourds

Les évolutions de notre société favorisent une **hausse progressive et régulière des handicaps lourds** :

- les grossesses tardives augmentent : elles favorisent la survenue de handicaps mentaux lourds et de déformations physiques ;
- les comportements à risque des femmes au cours des grossesses (alcoolisme, tabagisme) sont également des facteurs de risques lourds ;

- les accidents de la route peuvent avoir pour conséquences des handicaps physiques ainsi que la perte des capacités intellectuelles liée aux chocs ;
- l'augmentation de l'espérance de vie fait progresser le nombre de personnes âgées dépendantes.

### 3.2 Handicap et exclusion sociale

Les **comportements sociaux** témoignent d'une méconnaissance du handicap :

- attitudes malsaines, réactions d'intolérance, etc. ;
- un grand nombre de personnes handicapées **peinent à avoir un emploi stable et valorisant**, ce qui entraîne leur **précarité** ;
- **l'accessibilité reste problématique** : transports en commun inadaptés, bâtiments non équipés (absence d'ascenseurs, couloirs et portes étroites, etc.) ;
- **l'accès aux apprentissages et à la scolarisation est parfois difficile à mettre en œuvre** : éloignement des établissements scolaires, manque de personnel, de formations, nombre de places insuffisant en établissements spécialisés, etc. ;
- les **discriminations** favorisent l'exclusion sociale.

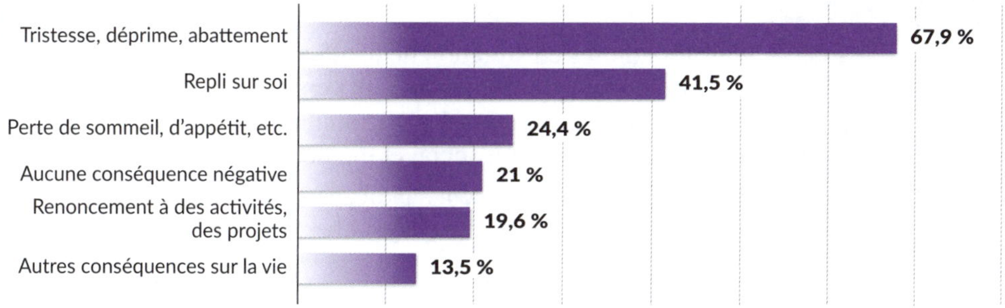


▶ **Conséquences des discriminations chez les jeunes repérés en situation de handicap**

## 4 Dispositifs de prise en charge et solutions

### 4.1 La prévention

Le dispositif de prévention des handicaps congénitaux permet :

- de renforcer la surveillance des grossesses ;
- d'inciter. les femmes à réaliser l'ensemble des rendez-vous gynécologiques ;
- de proposer le diagnostic prénatal aux futurs parents présentant des risques de transmission génétique de certaines pathologies.

La lutte contre la prématurité est favorisée par :

- le respect des congés de maternité ;
- la mise en place d'accouchements sécurisés ;
- la prise en charge précoce des handicaps est possible grâcc au développement d'établissements spécialisés pour les enfants en situation de handicap.

## 4.2 Les associations

Les associations détiennent la majorité des établissements d'accueil spécialisés pour les personnes en situation de handicap.

**▶ Exemples d'établissements spécialisés pour personnes en situation de handicap**

| | |
|---|---|
| **IME (Institut médico-éducatif)** | Pour les enfants de 6 à 21 ans présentant un handicap mental moyen ou lourd. Ils proposent des soins et une scolarisation adaptée. |
| **CAMSP (Centre d'action médico-sociale précoce)** | Pour les enfants de la naissance à 6 ans. Ils proposent un dépistage et une rééducation médicale. |
| **ESAT (Établissement et service d'aide par le travail)** | Pour les adultes en situation de handicap mental. Ce sont des entreprises qui permettent aux personnes de travailler dans des conditions adaptées à leur situation et de bénéficier d'un accompagnement social et médical. |
| **Maisons d'accueil spécialisées** | Pour les adultes lourdement handicapés, en difficulté pour assumer les actes de la vie courante et ayant besoin d'un accompagnement médical. |

Le **développement d'associations de loisirs adaptés** témoigne d'une prise de conscience de la dimension identitaire des personnes handicapées et de la nécessité de considérer leur bien-être.

## 4.3 Les aides pécuniaires

Des aides financières peuvent être attribuées en fonction de chaque situation. Parmi les principales, nous pouvons citer l'allocation adulte handicapé (AAH), l'allocation personnalisée d'autonomie (APA), ainsi que l'allocation d'éducation de l'enfant handicapé (AEEH).

# La maltraitance

17

L'État français a mis en œuvre des dispositions pour prévenir les maltraitances dans les établissements d'éducation et de soins.

La **maltraitance** est extrêmement complexe et recouvre de nombreuses formes :

- la **maltraitance physique** (coup, brûlure, pincements, etc.) ;
- la **maltraitance psychologique** (insulte, dévalorisation, dénigrement, refus de tendresse, indifférence, regard menaçant, chantage) ;
- la **maltraitance sexuelle** (viol, attouchement, atteinte sexuelle, obligation à certaines pratiques non désirées, inceste) ;
- les **situations de privation** (de nourriture, d'argent, de soins, d'affection).

## 1 Violence ou maltraitance ?

! Attention

Violence et maltraitance sont deux notions différentes :
Le concept de **maltraitance** recouvre des réalités plus variées que la violence.

La **violence**, c'est contraindre une personne à faire des choses qu'elle ne souhaite pas. « **Traiter** » signifie « mener difficilement », « toucher souvent ».

La maltraitance considère les négligences, les ambiances, les absences d'actes, tout autant que les violences. L'aspect diffus de la maltraitance peut la rendre invisible.

## 2 La maltraitance faite aux enfants

- 1 enfant est tué tous les 5 jours des suites de violences familiales (80 enfants tués en 2018).
- 355 000 mesures d'aide sociale à l'enfance ont été engagées en 2018.

- **Un enfant identifie mal ce qui est normal et ce qui ne l'est pas** : il peut s'écouler plusieurs années avant qu'un jeune ne dénonce les sévices subis.
- Les **parents maltraitants** ont souvent eu une histoire personnelle difficile. Ils éprouvent une dépréciation personnelle, des difficultés affectives, etc.
- Les **enfants victimes de maltraitances psychologiques** présentent essentiellement des troubles du comportement.

Ces abus se produisent majoritairement dans un cadre très familier pour l'enfant.

> Les **abus sexuels sur mineur** se définissent comme toute participation d'un enfant ou adolescent à des activités sexuelles (stimulation, visionnage d'images pornographiques, masturbation, viol, etc.) qu'il ne peut pas comprendre, car non-adaptées à son développement, et qu'il subit sous la contrainte ou la séduction.

**REPÈRES**

**Les signes d'alerte chez l'enfant** : troubles du sommeil, douleurs physiques, difficultés scolaires, troubles de l'alimentation, de la conduite et du comportement, fugues, etc.

## 3 La maltraitance faite aux adultes vulnérables

- Ils subissent davantage des **maltraitances psychologiques et financières**.
- **Les femmes âgées sont davantage victimes** (75 %), surtout les veuves.
- **La moyenne d'âge des victimes est de 79 ans**.

**REPÈRES**

Dans près de 50 % des cas de maltraitance, le bourreau est un membre de la famille ; les professionnels soignants dans 20 % des cas.

## 4 Les maltraitances institutionnelles

> Les « **maltraitances institutionnelles** » sont produites par les institutions et/ou se déroulent dans l'institution : humiliation, dégradation, atteinte à la dignité humaine (ramassage d'excréments, privation de repas, dévalorisation, insultes, etc.).

Dans les établissements de soins, les maltraitances peuvent être :

- des limitations de mouvements : maintien forcé de l'individu dans un lit, etc. ;
- une négligence de l'hygiène de la personne ;
- un langage inadapté (parler à un adulte comme à un enfant), etc. ;
- des violences physiques, verbales, sexuelles : coups, étranglements, insultes, etc.

Les secteurs du social et de la santé présentent un risque particulier d'émergence de ces violences à cause :

- de la dépendance aux professionnels des personnes vulnérables ;
- des difficultés d'accompagnement, des émotions, de l'épuisement professionnel.

# La protection sociale en France

# 18

> La **protection sociale** est l'ensemble des moyens qui permettent aux personnes de se protéger contre les risques sociaux : perte d'emploi, vieillesse, maladie, etc.

Nous sommes dans un **État-providence** : la protection sociale est développée par l'État. Notre **système de Sécurité sociale** a été créé par Pierre Laroque en 1945.

## 1 Notre système de protection sociale

### 1.1 Les domaines de la protection sociale

- Le **risque vieillesse-survie** est la branche qui regroupe le plus de dépenses car le vieillissement démographique a généré une forte augmentation des dépenses de retraites et de prise en charge des personnes âgées dépendantes.
- Le **risque santé** comprend la maladie, les accidents du travail, l'invalidité.
- Le **risque maternité-famille** inclut toutes les prestations « jeune enfant » et les allocations familiales.
- Le **risque emploi** comprend les indemnisations chômage et des aides à la réinsertion professionnelle.
- Le **risque exclusion sociale** regroupe les prestations de revenu minimum comme le Revenu de solidarité active (RSA).

### 1.2 Les « logiques » de notre système de protection sociale

Plusieurs logiques se combinent dans notre système de protection sociale :

- la **logique d'assurance** couvre les individus en cas de perte de revenus (chômage, maladie, vieillesse et accident du travail) ;
- la **logique d'assistance** instaure une solidarité entre les individus pour lutter contre la pauvreté ;
- la **logique de protection universelle** couvre certaines dépenses pour l'ensemble des individus (les prestations familiales, par exemple).

### 1.3 Les différentes prestations sociales

#### *a. À destination des familles*

La protection des familles regroupe une vingtaine de prestations, afin de :

- **compenser les charges des familles** : allocations familiales, complément familial, prestation partagée d'éducation de l'enfant, etc. Ces prestations viennent soutenir les premières années de la vie parentale, notamment en compensant une interruption de l'activité professionnelle pour un des parents ;
- **aider les familles modestes** : des aides sont attribuées sous conditions de ressources pour le logement, les parents isolés, la prise en charge du handicap ;

- **prendre en compte les évolutions des familles** : des prestations récentes visent à permettre une meilleure conciliation entre vie familiale et professionnelle (les aides à la garde de l'enfant) et un partage des responsabilités parentales (congé de paternité).

#### *b. L'assurance chômage*

Notre système d'assurance chômage est destiné aux salariés ayant suffisamment cotisé pour y prétendre. Il a été réformé en 2000, puis de nouveau en 2013 et 2014 : les demandeurs d'emploi trouvant un emploi ponctuel ont la possibilité de « recharger » leurs droits, car avant, une partie des cotisations pouvait être perdue.
La loi du 21 décembre 2022 sur le marché du travail introduit de nouvelles modalités d'indemnisation des demandeurs d'emploi, afin de lutter contre le recours excessif aux contrats courts, d'inciter à la reprise de l'activité professionnelle et de renforcer l'accompagnement dans le cadre du retour à l'emploi. Les syndicats ont vivement contesté la possibilité d'introduire une mesure de modulation de la durée d'indemnisation en fonction de l'état du marché du travail.

#### *c. Les retraites*

En 2018, le **régime général des retraites** couvre 7 actifs sur 10.
- 14,3 millions de personnes sont retraitées du régime général en 2018.
- 1 Français sur 4 est retraité en 2016.

Notre système de retraite est fondé sur la répartition : les actifs financent les retraites des retraités actuels et cotisent pour leurs futurs droits.

Mais, l'arrivée des enfants du baby-boom à la retraite fait que le nombre d'actifs par rapport au nombre de retraités met en danger notre système. Plusieurs réformes ont été engagées, comme le passage de l'âge légal de départ à la retraite à 64 ans.

Selon le métier exercé, les actifs cotisent dans des caisses différentes :

- le **régime général des retraites** correspond à la retraite de base des salariés des commerces, des services et de l'industrie. 90 % des Français y ont cotisé, y cotisent ou y cotiseront ;
- les **régimes complémentaires obligatoires** correspondent à des cotisations complémentaires pour les salariés du secteur privé ;
- les **régimes particuliers** sont destinés à certaines professions (fonctionnaires, agriculteurs, etc.).

## 2 Les problématiques actuelles

### 2.1 Un système « en crise »

Notre système de protection sociale fait débat, car :

- les **dépenses sont trop importantes** :
  - les nouvelles pauvretés entraînent une hausse des besoins sociaux ;
  - le nombre de retraités augmente.
- notre **modèle serait inefficace**, car les inégalités ne cessent d'augmenter ;

- les **valeurs individualistes** s'opposent à ce système de protection universel.

En parallèle, on assiste à une **montée de la privatisation du risque *via* des assurances** vers lesquelles se tournent les plus favorisés.

## 2.2 Des réformes nécessaires

En 2004, l'**Assurance Maladie** a été réformée pour préserver les piliers fondamentaux de notre système :

- l'**égalité** d'accès aux soins ;
- la **qualité** des soins ;
- la **solidarité** (chacun contribue au système en fonction de ses moyens, et peut en bénéficier en fonction de ses besoins).

Plusieurs mesures ont été mises en œuvre :

- le choix du médecin traitant, permettant une coordination du parcours de soins ;
- le dossier médical personnel, contenant toutes les informations sur la santé ;
- la carte Vitale avec photographie, pour limiter par exemple les prêts de cartes à des personnes non assurées.

> En 2022, le **déficit** de la Sécurité sociale est de 19,6 milliards d'euros.

**Plusieurs causes sont à l'origine de ce déficit massif** :

- le ralentissement de la croissance ;
- l'augmentation du nombre de bénéficiaires accélère ;
- l'allongement de l'espérance de vie ;
- les progrès scientifiques et médicaux entraînent des dépenses de santé plus importantes ;
- les générations en âge de travailler ne sont plus assez nombreuses pour financer le fonds de solidarité vieillesse.

## 2.3 Du RMI au RSA

Le Revenu minimum d'insertion est devenu le 1er juin 2009 le **Revenu de solidarité active**. Alors que le RMI constituait un assistanat pour les individus, le RSA a pour vocation de favoriser un **retour à l'emploi**, en incitant les personnes démunies à reprendre une activité, même partielle. Pour cela, les individus ont la possibilité de cumuler le RSA à des revenus d'activités à temps partiel. Le second objectif est de prendre en considération la diversité des situations, en créant plusieurs types de RSA : le RSA jeune, le RSA socle, le RSA activité et le RSA majoré.

## 2.4 La prime d'activité

Créée par la loi n° 2015-994 du 17 août 2015, elle remplace le RSA activité et la prime pour l'emploi. Elle permet aux personnes ayant une activité professionnelle faiblement rémunérée de bénéficier d'un complément de ressources versé par la CAF.

# 19 Les inégalités femmes/hommes

> Le **sexe biologique** est différent du **sexe social ou genre**.
> Le **genre est une construction sociale des différences** entre les filles et les garçons, au cours de l'éducation : c'est l'**identité sexuée**.

## 1 Les causes des inégalités femmes/hommes

### 1.1 Stéréotypes et préjugés

> Les **stéréotypes** sont des jugements et idées reçues sur un groupe social.
> Les **préjugés** sont des opinions qui ne se fondent sur aucune information concrète et vérifiable. Ce sont des généralisations hâtives.

- Les stéréotypes et préjugés sont tenaces : « les femmes sont plus douées pour le ménage » ; « c'est un métier d'homme », etc.
- La **répartition des rôles sociaux** est différente entre les femmes et les hommes.
- L'**image traditionnelle de la femme perdure** : elle évolue dans la sphère domestique, elle est attentive aux besoins de sa famille. Son rôle est d'éduquer, de soigner, de gérer les tâches domestiques, etc.

### 1.2 Socialisation et identité sexuée

> Les **instances de socialisation** sont la famille, l'école, le travail, le groupe de pairs et les communications dans l'espace public (médias, Internet, publicité, musique, etc.). Elles contribuent à reproduire les inégalités femmes/hommes.

#### *a. L'éducation familiale*

**La socialisation primaire reproduit les rôles sociaux** : les filles intériorisent leur identité de femme, intègrent leurs futures contraintes pour trouver un équilibre entre vie familiale et professionnelle.

Dans la famille, il existe une différence dans l'éducation des filles et des garçons :

- **les filles sont moins valorisées**, leurs capacités sont davantage sous-évaluées ;
- les parents insistent plus sur la **réussite professionnelle des garçons**, l'ambition, la compétition, l'affirmation de soi et la virilité, tandis que, **pour les filles, ils valorisent la réussite domestique**, le rôle de mère, l'attention à l'autre.

### b. L'institution scolaire

Les enseignants sont plus critiques et plus exigeants envers les garçons et adoptent une attitude plus conciliante avec les filles. Ils attendent des garçons qu'ils soient logiques, sûrs d'eux, indépendants et dissipés ; et des filles qu'elles soient calmes, dociles, attentionnées et persévérantes. Cela a des conséquences sur les choix d'orientation : les filles choisissent les filières les moins prestigieuses (tertiaire) ; les garçons investissent les grandes écoles et les voies scientifiques.

### c. Les médias

**Les publicités utilisent les stéréotypes et préjugés sur les filles et les garçons**. Les jouets proposés aux enfants s'appuient sur l'imitation des adultes (dînettes, poupées, voitures, jeux de construction, etc.). La publicité surexploite la représentation du corps féminin au service du fantasme masculin de la **femme-objet**.

Les modèles développés par les médias incitent les jeunes filles à adhérer aux standards de la mode, à attirer l'attention des garçons, à veiller au succès de la relation amoureuse. Les émissions de téléréalité véhiculent des stéréotypes de sexe très forts, et les publicités destinées aux filles les confinent dans leur rôle de séduction.

Culture sanitaire et sociale

# 2 Des inégalités généralisées ?

Malgré de nombreuses avancées, les femmes restent largement discriminées.

## 2.1 Dans le système scolaire

Bien que les filles soient plus nombreuses à obtenir un Baccalauréat et à poursuivre des études supérieures, les choix de **filières** présentent encore des écarts importants :

- Les filles représentent 70 % des étudiants en lettres et sciences humaines.
- Elles représentent moins de 30 % des étudiants en sciences fondamentales.
- Elles sont 25 % à obtenir un diplôme supérieur contre 20 % pour les hommes.
- Elles représentent 75 % des élèves de classes préparatoires littéraires, contre 30 % pour les classes préparatoires scientifiques.

## 2.2 Dans le monde professionnel

Les **écarts salariaux** restent préoccupants :

- les femmes touchent 24,5 % de moins que les hommes ; et 14 % de moins si l'on considère uniquement les temps complets.
- À poste et expérience équivalents, les femmes touchent 9 % de moins.
- L'inégalité salariale est plus forte chez les cadres : les femmes cadres touchent en moyenne un salaire inférieur de 16 % à celui des hommes cadres.
- En 2011, 8 % des femmes sont en situation de temps partiel subi, contre 2,8 % des hommes.

La **ségrégation professionnelle** : les femmes occupent des emplois dans les secteurs où les salaires sont bas (services, commerce, aide à la personne). Certains secteurs restent peu ouverts aux femmes : ingénieurs de l'industrie, architectes, cadres du BTP, cadres de la logistique.

**REPÈRES**

**Une diminution de la ségrégation professionnelle**

La **mixité** professionnelle progresse en France. La part d'hommes dans les métiers très féminins progresse : l'entretien, la vente, la petite enfance, l'accueil de caisse. Le taux de femmes a augmenté parmi les cadres commerciaux, formateurs et professionnels du droit.

**Les discriminations à l'embauche :** pour certains employeurs, une femme constitue un risque, car elle est susceptible d'interrompre son activité en cas de grossesse et d'avoir à assumer sa double responsabilité de mère et de salariée.

### 2.3 Dans la vie domestique

> Les femmes consacrent 3 h 33 par jour aux **tâches domestiques et à l'éducation des enfants**, contre 1 h 15 pour les hommes.

En plus de leur journée de travail, les femmes cumulent de nombreuses activités qui se superposent dans le temps (supervision des devoirs des enfants tout en cuisinant, faire les courses en allant chercher les enfants à l'école, etc.).

## 3 Problématiques actuelles

- Les femmes **plus touchées par la précarité et l'exclusion** : la majorité des emplois à temps partiel est occupée par des femmes et elles investissent des champs professionnels peu valorisés (services à la personne, etc.). Leur plus grande implication dans la vie de famille (congé parental, temps partiel, renoncement à des promotions) complique leur évolution professionnelle.
- Le problème de la **dépendance des femmes** : âgées, elles sont exposées à la dépendance. Même jeunes, elles sont davantage dépendantes des aides sociales à cause de leurs difficiles conditions de travail : près de 70 % des troubles musculo-squelettiques concernent des femmes ; 1 femme sur 3 subit un stress intense au travail (contre 1 homme sur 5).

> Parmi les 3 millions de personnes âgées de plus de 80 ans, 70 % sont des femmes.

- Les femmes sont **davantage victimes de violences** : agressions verbales, notamment dans leur contexte professionnel, les transports en commun, etc.

> Chaque année, près de 20 % des femmes déclarent subir des comportements humiliants et rabaissants au travail, tels que l'attribution de tâches pénibles et dont personne ne veut, des critiques répétées et infondées ou encore des formes d'isolement diverses.

# Les violences conjugales 20

La lutte contre les violences faites aux femmes a été **grande cause nationale en 2010**.

En 2022, 112 femmes ont été tuées par leur compagnon ou ex-compagnon. 149 meurtres par conjoints ont été recensés en 2018 (121 femmes et 28 hommes). En 2022, 10 enfants ont été tués dans le cadre de ces violences au sein du couple. Les violences conjugales ont augmenté de 10 % lors du premier confinement.

## 1 Définir les violences conjugales

La **violence conjugale** est un processus de domination. L'agresseur utilise la force et la contrainte pour maintenir l'autre sous son emprise. Cette violence est parfois invisible.

| Psychologique et verbale | Économique et contrôle du temps | Physique | Sexuelle |
|---|---|---|---|
| • **La violence verbale** s'exerce à coup de dévalorisations récurrentes, menaces, insultes, hurlements, etc. portant atteinte à l'estime que la victime a d'elle-même et favorisant un climat quotidien de terreur.<br><br>***« T'es bonne à rien » ; « si tu me quittes tu te retrouveras seule », etc.*** | • **La violence économique** consiste à priver l'autre de ses ressources.<br>• **Le contrôle du temps** consiste à l'empêcher d'organiser librement son emploi du temps.<br>***Exiger un rendu de monnaie au centime près, confisquer ses moyens de paiement, exiger de la personne d'être systématiquement à la maison à 18h, etc.*** | • **La violence physique** porte atteinte à l'intégrité corporelle de la victime et cause des blessures ; elle peut être exercée en utilisant des objets.<br><br>***Cracher, pousser, jeter des objets, frapper, tirer par les cheveux, traîner au sol, etc.*** | • **La violence sexuelle** prend des formes variées : viols ou sévices sexuels, coups sur les parties génitales, pornographie.<br><br>***Imposer à la victime de poser pour des photos ou des vidéos à caractère pornographique, d'accepter des pratiques sexuelles dégradantes, etc.*** |

▶ **Diversité des violences conjugales**

**REPÈRES**

### Comprendre l'escalade de la violence conjugale

Dans la majorité des situations de **violences conjugales**, les conjoints ont partagé de nombreuses années de vie commune sans violence. Le comportement violent du conjoint s'aggrave avec le temps : l'installation de la violence est progressive. La violence psychologique est la première étape. La violence économique et le contrôle du temps s'inscrivent dans la continuité des premières violences psychologiques. Le passage à la violence physique peut se faire après plusieurs années de violences psychologiques. L'homicide est le stade ultime de la violence conjugale : le conjoint ne maîtrise plus la force des coups.

Les violences conjugales **relèvent de sanctions pénales**, sont considérées comme des **violences volontaires** et constituent des délits. Le fait qu'elles soient commises par un proche constitue une **circonstance aggravante**.

## 2 Ampleur du phénomène en France

En 2000, l'**enquête nationale de la violence envers les femmes en France** (ENVEFF) a permis d'avoir les indications les plus précises sur ce phénomène. Cette enquête révèle **qu'au cours des 12 derniers mois :**

- **1 femme sur 10 a été victime** de violence de la part de son conjoint.
- Les **violences psychologiques sont les plus répandues** (37 % des violences), suivies des **violences verbales** (4,3 %), des **agressions physiques** (2,5 %) puis **sexuelles** (1 %).
- **Les jeunes de 20 à 24 ans sont les plus touchées**.
- Peu de victimes entreprennent des démarches : 24 % des victimes se tournent vers leur médecin traitant ; 13 % des victimes ont énoncé les faits à la police ou à la gendarmerie, dont **seulement 8 % ont déposé une plainte**.

## 3 Problématiques actuelles

### 3.1 La difficile dénonciation des violences psychologiques

- La violence psychologique est un harcèlement qui peut générer de **graves troubles sur la santé des victimes** : dépression, dévalorisation, consommation d'alcool, suicide. Les victimes sont trop affaiblies pour entreprendre des démarches.
- **L'aspect diffus de ces attaques rend difficile la dénonciation** : tout dépôt de plainte doit s'appuyer sur des **scènes concrètes** et des preuves.

### 3.2 Le viol entre conjoints

> Les viols conjugaux constituent 20 % de l'ensemble des viols (enfants et hommes compris), soit **40 000 chaque année**. Seulement 52 condamnations par an concernent des viols entre époux.

Les violences sexuelles au sein du couple se déroulent dans l'intimité. La **honte** éprouvée par les victimes est un frein à l'engagement de démarches pénales. Le « **devoir conjugal** », **en vigueur depuis 1810, n'a été remis en cause qu'en 1990** avec la pénalisation par le droit français du viol entre époux. La loi du 9 juillet 2010 supprime enfin la présomption de consentement des époux à l'acte sexuel.

### 3.3 Répercussions sur la santé des victimes et leur entourage

> Selon l'OMS, la prise en charge d'une femme victime de violence coûte **deux fois plus cher** que celle d'autres femmes. Une femme battue perd 1 à 4 années de vie en bonne santé.

**Les enfants de mères violentées ont plus de risques dans leur vie future, d'adolescent puis d'adulte, d'être eux-mêmes violentés ou de reproduire ce schéma de violence sur leur conjoint**.

Les violences conjugales coûtent chaque année **1 milliard d'euros** à l'État : les victimes consultent davantage leur médecin traitant, sont davantage hospitalisées et prennent plus de médicaments.

- **Les répercussions sur la santé physique et mentale sont nombreuses** : dépression, état de stress post-traumatique, abus de substances diverses, etc.
- Les violences ont tendance à **débuter ou à redoubler pendant les périodes de grossesse**. Les risques pour la femme et l'enfant sont importants : hypertension artérielle, prématurité, saignements vaginaux, etc.
- Les **enfants témoins des violences** voient leur santé se détériorer : troubles des conduites, état dépressif, angoisses, etc.

### 3.4 Le manque de formation des professionnels

Les médecins généralistes sont peu informés de l'ampleur du phénomène. Les professionnels sont en détresse pour soutenir les patientes victimes : démunis, isolés, ils ont peur d'aggraver la situation, et craignent des retombées judiciaires.

## 4 Les mesures de lutte contre les violences faites aux femmes

En 2021, les rapports d'inspection sur les féminicides ont conduit le Premier ministre à demander la mise en œuvre de **six nouvelles mesures** :

- pour le renforcement des dispositifs de protection des victimes :
  - 3 000 Téléphones Grave Danger ;
  - renforcement du recours au bracelet antirapprochement ;
- pour un meilleur suivi des auteurs de violences conjugales :
  - contrôle des acquisitions et détentions d'armes ;
  - création d'un fichier des auteurs de violences conjugales ;
- pour une coordination accrue des acteurs locaux en charge des dispositifs de lutte contre les violences faites aux femmes :
  - renforcement de la gouvernance locale de la politique de lutte contre les violences conjugales ;
  - renforcement de la mission interministérielle en faveur de la protection des femmes victimes de violences.

Culture sanitaire et sociale

# 21 La sexualité, la contraception et l'IVG

## 1 La sexualité

Selon l'OMS, « la **santé sexuelle** est un état de bien-être physique, émotionnel, mental et social associé à la sexualité. Elle ne consiste pas uniquement en l'absence de maladie, de dysfonction ou d'infirmité. »

L'âge du 1er rapport sexuel en France est, en moyenne, 17 ans.

La sexualité ne se limite pas au fait d'avoir des rapports sexuels. Elle englobe :

- Le fait d'avoir des relations sexuelles en toute sécurité, sans contrainte, discriminations ou violence, et qui apportent du plaisir.
- Des aspects identitaires, car elle comprend le sexe biologique, l'intimité, la reproduction, l'orientation sexuelle, le genre, etc.
- Les pensées, fantasmes, désirs, croyances, pratiques, et les relations.

Les hommes et les femmes n'ont ni la même vision ni les mêmes attentes de leur sexualité. **La sexualité des Français est liée à des stéréotypes de genre très forts** :

- Une partie des hommes considèrent qu'une fois le consentement de leur partenaire acquis, il n'a plus à être questionné.
- 73 % des femmes considèrent que les hommes auraient plus de besoins.
- Les hommes sont plus nombreux que les femmes à réaliser des actes sexuels « sans sentiment ».

## 2 La contraception

La **contraception** est l'ensemble des moyens utilisés pour provoquer une infécondité temporaire ou permanente.

### 2.1 Les méthodes contraceptives

Les **méthodes progestatives** contiennent une hormone et les **méthodes œstroprogestatives** en contiennent deux. Certaines contraceptions sont sans hormones.

Les méthodes contraceptives sont très nombreuses

- La pilule contraceptive : prescrite par un médecin, elle est la méthode la plus connue par les femmes. Il s'agit d'un comprimé à prendre quotidiennement, pendant 21 ou 28 jours selon les types de pilules.

- La **pilule du lendemain** est une contraception d'urgence, utilisée en cas d'oubli de pilule ou de rupture du préservatif.
- Le **dispositif intra-utérin (DIU), aussi appelé stérilet**, est placé directement dans l'utérus. Certains peuvent contenir des hormones. L'avantage de cette méthode est sa longue durée d'action (4 à 10 ans).
- Le **patch contraceptif** se colle directement sur la peau et se change chaque semaine, excepté la 4e, au cours de laquelle se déclenchent les règles.
- L'**implant contraceptif** est placé sous la peau et peut être laissé en place 3 ans.
- L'**anneau vaginal** se place dans le vagin pour une durée de trois semaines. Il s'agit d'une méthode œstroprogestative, prescrite par un médecin.
- Le **diaphragme** est une capsule en silicone qui se place à l'intérieur du vagin avant le rapport sexuel. Le dôme recouvre le col de l'utérus pour empêcher la fécondation. Il est indispensable de le garder 8 heures après le rapport. Cette méthode est non remboursée, ce qui la rend peu accessible, notamment aux jeunes.
- Le préservatif féminin et masculin, en latex ou polyuréthane, est à la fois un moyen de contraception et la seule protection contre les IST et le VIH. Le préservatif masculin est beaucoup plus répandu.

### 2.2 Problématiques actuelles

- De nombreux modes de contraception restent méconnus d'un grand nombre de femmes, surtout des adolescentes, ce qui expose les femmes à des grossesses non désirées.

> Les grossesses d'adolescentes sont une réalité. On parle de grossesse adolescente entre 13 et 19 ans. Chaque année, 4 500 naissances d'enfants de mères mineures sont recensées. 3 adolescentes sur 5 avortent.

- De nombreuses femmes prennent la pilule contraceptive sans considérer les risques qu'elle peut entraîner : la pilule a fait débat à cause d'accidents vasculaires cérébraux chez des adolescentes et jeunes femmes. Certains médecins sont également peu regardants : la pilule multiplie le risque d'AVC chez les fumeuses.
- Certains professionnels de santé dénoncent des prises régulières de la contraception d'urgence par des adolescentes.
- Les jeunes sont mal informés sur la contraception, et les garçons se sentent peu concernés par le sujet.

## 3 L'interruption volontaire de grossesse (IVG)

L'article L. 2212-1 du Code de la santé publique permet à toute femme enceinte qui ne veut pas poursuivre une grossesse de demander à un médecin l'interruption de celle-ci, qu'elle soit majeure ou mineure.

### 3.1 Les grandes dates de l'IVG en France

- 1975 : l'IVG est autorisée en France par la **loi Veil**.
- 1982 : la **loi Roudy** permet le remboursement de l'IVG par la Sécurité sociale.
- 1990 : l'IVG médicamenteuse est autorisée en milieu hospitalier.

- 1999 : la pilule du lendemain est en vente libre dans les pharmacies.
- 2001 : le délai légal pour avorter est allongé de 10 à 12 semaines de grossesse. Les mineures ont le droit d'avorter sans autorisation parentale, mais doivent toutefois être accompagnées par un adulte référent.
- 2002 : la pilule du lendemain est gratuite pour les mineures.
- 2004: l'IVG médicamenteuse est autorisée en médecine de ville.
- Mars 2013 : l'IVG est remboursée à 100% pour toutes les femmes.
- Janvier 2014: la notion de «détresse» est supprimée.
- La loi du 2 mars 2022 :
  - allonge le délai légal de recours à l'IVG de 12 à 14 semaines ;
  - étend la compétence de la pratique des IVG aux sages-femmes dans les hôpitaux ;
  - pérennise l'allongement du délai de recours à l'IVG médicamenteuse à 7 semaines ;
  - supprime le délai de réflexion de 2 jours imposé pour confirmer la demande d'IVG.

Avant la loi du 4 août 2014, la femme devait estimer que son état la plaçait dans une « situation de détresse ». Mme Najat Vallaud-Belkacem, ministre des Droits des Femmes de 2012 à 2014, a supprimé cette notion de détresse : seule la femme peut apprécier subjectivement les motifs de sa demande.

Le droit à l'avortement est fragile : en juin 2022, les États-Unis sont revenus sur la jurisprudence de 1973 qui garantissait ce droit au niveau fédéral. En conséquence, plusieurs États ont interdit ou limité le recours à l'IVG. Cette tendance se retrouve également en Europe, où Malte a prohibé l'IVG, et la Pologne et la Hongrie ont restreint ce droit.

Pour garantir le maintien de ce droit, la France adopte un positionnement fort en proposant d'inscrire dans la Constitution la liberté des femmes de mettre fin à leur grossesse.

**REPÈRES**

**Les méthodes d'IVG**

Il existe 2 méthodes d'IVG : l'IVG instrumentale (chirurgicale) pratiquée en établissement de santé ; l'IVG médicamenteuse pratiquée en établissement de santé, en cabinet de ville, en centre de planification ou en centre de santé.

## 3.2 État des lieux

- En 2021, 223 300 interruptions volontaires de grossesse (IVG) ont été pratiquées en France.
- Le nombre d'IVG est en baisse depuis 10 ans, grâce à l'accès à la contraception.
- Les IVG chez les jeunes femmes ont augmenté.
- Les femmes avortent en moyenne à 27,5 ans : elles se sentent plus libres de décider de ne pas poursuivre une grossesse imprévue, car les mentalités évoluent.
- 33 % des femmes avortent au moins une fois dans leur vie.
- Le nombre de femmes ayant recours à l'IVG plusieurs fois dans leur vie augmente.

# L'enfance et l'adolescence 22

## 1 L'enfance

L'**enfant** est « celui qui ne parle pas » (*infans* en latin) : il n'est pas assez mature, expérimenté et développé pour être totalement autonome.

Les parents et les institutions éducatives jouent un rôle prépondérant dans l'éducation.

### 1.1 Le développement de l'enfant

Le **développement** de l'enfant associe :

- la **croissance physique**,
- le **développement psychoaffectif** ;
- le **développement cognitif** (les capacités psychologiques et intellectuelles).

| Le stade sensori-moteur : 0 à 2 ans | Le stade préopératoire : 2 à 7 ans | Le stade des opérations concrètes : 7 à 12 ans | Le stade des opérations formelles : 11 à 15 ans |
|---|---|---|---|
| • L'enfant comprend le monde avec ses **5 sens**.<br>• Apparition de **conduites structurées**.<br>• L'enfant n'a pas l'accès au langage et n'est pas capable de **structurer sa pensée**. | • L'enfant acquiert le **langage** : la capacité de **réflexion** apparaît.<br>• Les gestes sont plus **coordonnés**.<br>• L'enfant prend conscience des notions de **quantité**, d'**espace**, du **temps**, etc. | • L'enfant parvient à **classer** les objets.<br>• Il a aquis la connaissance des notions de l'**espace** et du **temps**.<br>• Il devient plus **autonome** dans son quotidien : hygiène, habillement, déplacements, etc. | • La pensée se rapproche de celle de l'adulte.<br>• L'enfant développe sa pensée abstraite : capacité à réfléchir sur des réalités virtuelles et développer un raisonnement logique. |

▶ **Les stades du développement de l'enfant selon Jean Piaget**

### 1.2 Les structures d'accueil du « petit enfant »

Actuellement, la massification du travail féminin nécessite l'ouverture de structures de garde des enfants. Les possibilités d'accueil de la petite enfance sont variées : crèches, micro-crèches, jardins d'enfants, halte-garderie, assistantes maternelles, etc.

Les établissements peuvent relever du secteur public, associatif, mais aussi d'entreprises privées à but lucratif.

Le **coût élevé de la garde** est souvent problématique pour les jeunes parents. Les **assistantes maternelles** ne sont pas assez nombreuses pour couvrir les besoins actuels.

### 1.3 L'éducation et la sanction

La **sanction** correspond à une peine ou à une récompense (sanction positive) visant l'apprentissage des normes sociales et le respect des règles communes à tous. Elle est indispensable dans l'éducation.

La **socialisation** est l'apprentissage des codes sociaux. Cet apprentissage permet à l'enfant de se construire une identité et de pouvoir vivre avec les autres.

Pour être efficace, une sanction doit :

- Se fonder sur le **droit** : la sanction est posée en cas de non-respect de la loi.
- Être proportionnelle à la **gravité de l'acte** (elle doit être cohérente).
- Permettre la **compréhension** par l'enfant : sa vocation est de le **responsabiliser**.
- Instaurer une **privation** et générer de la **frustration** : l'enfant apprend qu'il ne peut pas tout obtenir.

### 1.4 L'enfant-roi ?

La place donnée à l'enfant dans notre société a changé :

- L'enfant est considéré comme une personne dotée d'une personnalité, d'une capacité à exprimer ses goûts, ses choix, etc.
- Le développement de l'individualisme a favorisé l'idée d'autonomie de l'enfant.

La conséquence de cette évolution est la confusion des places de l'enfant et de l'adulte. Mais, si l'enfant a des droits, il ne doit pas être considéré et traité comme un adulte, car s'il n'apprend pas à gérer sa frustration, il « pique des crises » régulièrement. Adolescent, il persiste dans son irresponsabilité : refus d'aider aux tâches ménagères, difficulté à réaliser le coût du quotidien, manque d'autonomie, etc. Il développe un égocentrisme important qui complique ses relations aux autres.

## 2 L'adolescence

L'**adolescence** est la période intermédiaire entre l'enfance et l'âge adulte. Elle commence vers 11-13 ans chez les filles et vers 12-14 ans chez les garçons. C'est une période de bouleversements profonds : transformation physique, psychologique et sociale. C'est une phase d'émancipation.

### 2.1 La puberté

La **puberté** désigne les transformations physiologiques qu'un individu connaît lors de sa croissance (maturation sexuelle).

Les adolescents connaissent des transformations physiques majeures :

- Chez les filles : croissance hormonale, développement de la poitrine, de la pilosité et survenue des premières règles.

- Chez les garçons : croissance soudaine, apparition d'une pilosité importante, mutation de la voix et survenue des premières éjaculations.

## 2.2 Les transformations psychologiques

- La **prise de conscience de sa personnalité et de son identité** : les adolescents développent des codes qui affirment leur identité : tenue vestimentaire, orientation politique, musicale, affirmation de certains comportements, etc.
- Les **difficultés d'estime de soi** : les adolescents sont souvent relativement « laids » (acné, cheveux gras, etc.) Ils ont souvent peur du regard des autres.
- Le **développement de la sexualité** : les adolescents sont remplis d'interrogations concernant ces nouvelles expériences.
- La **compréhension du monde et de ses réalités** : les adolescents découvrent le fonctionnement des rapports humains, des règles sociales, et se heurtent à l'injustice, l'intolérance, etc.

## 2.3 Une période de conflit ?

Le conflit semble nécessaire à l'acquisition de l'autonomie, à la construction de l'identité et à l'adaptation sexuelle :

- L'adolescent a besoin de rechercher **en dehors du cercle familial des « modèles »** auxquels il pourra s'identifier, pour composer sa propre personnalité.
- La bande de copains devient prépondérante : l'adolescent va s'identifier à un groupe partageant des goûts, une vision du monde, etc.
- **Les parents sont rejetés** : ils sont considérés comme incapables de comprendre leurs ressenti, émotions et préoccupations. Ils sont ceux qui imposent des règles strictes et freinent la liberté à laquelle aspire l'adolescent.
- Les **modifications affectives et émotionnelles** de l'adolescent **le déstabilisent** : il rejette avec agressivité son milieu familial pour s'en détacher.

# 23 La vieillesse et le vieillissement

L'amélioration des conditions de vie et les progrès de la médecine ont favorisé l'émergence d'une nouvelle classe d'âge : les « retraités ». Dans les pays développés le nombre de personnes âgées ne cesse d'augmenter : c'est le **vieillissement démographique**. La vieillesse entraîne une dégradation générale de l'état de santé.

## 1 Vieillesse et société

Le nombre de personnes âgées de 65 ans et plus est en augmentation.

L'allongement de l'espérance de vie est **dépeint comme un problème social** :

- dans la société de consommation, les personnes âgées sont considérées comme ayant achevé leur rôle social principal : le travail ;
- dans notre idéal de jeunesse, les « vieux » représentent le déclin des capacités physiques et intellectuelles ;
- le départ en retraite peut engendrer une exclusion de la vie économique, un sentiment d'inutilité et une perte progressive des liens sociaux.

Le « bon vieux » est représenté comme le retraité actif, s'impliquant dans la vie sociale : bénévolat, participation à l'éducation des petits-enfants, etc.

**Les médias véhiculent un idéal de jeunesse et de beauté** : avec les biotechnologies, la science semble en capacité de ralentir le vieillissement physique (chirurgie esthétique, Botox®, crèmes, etc.). Mais cette illusion fait disparaître les questions spirituelles et existentielles.

## 2 Problématiques actuelles

### 2.1 La maladie

**Avec l'âge, notre corps subit un ensemble d'évolutions**. La taille diminue d'en moyenne 10 cm entre 20 ans et 80 ans. La peau perd de son élasticité. Les fonctions cognitives s'altèrent. L'énergie physique diminue.

**Les personnes âgées connaissent des problèmes de santé réguliers et durables** :

- l'**affaiblissement des défenses immunitaires** surexpose à des maladies graves : cancers, maladies cardiovasculaires, Alzheimer et Parkinson ;
- le **handicap** augmente : baisse de la vision, de l'audition et altération des fonctions motrices nécessitent des appareillages ou des interventions chirurgicales.

Les coûts de santé concernant les personnes âgées sont très importants.

## 2.2 La dépendance et l'isolement

Les incapacités entraînent la **dépendance et** l'**isolement** :

- difficultés à assumer les tâches ménagères et domestiques comme les repas, les courses, le traitement du courrier ;
- difficultés à assumer son hygiène et ses soins quotidiens ;
- la perte de leur rôle familial (notamment de grand-parent « actif » dans l'éducation des petits-enfants) peut les mener à la solitude ;
- leurs proches, exerçant une activité professionnelle ou habitant loin de leurs parents, ne peuvent assurer un accompagnement régulier ;
- les femmes âgées subissent davantage la solitude à cause du veuvage.

***REPÈRES***

En 2003, la canicule avait entraîné le décès prématuré de plusieurs centaines de personnes âgées isolées. Les pouvoirs publics avaient entrepris une sensibilisation au sujet de l'isolement des personnes âgées.

## 2.3 La précarité des plus âgés

1 185 000 personnes âgées de 60 ans et plus sont reconnues dépendantes et sont bénéficiaires de l'allocation personnalisée d'autonomie (APA).

2,7 % des 60-79 ans sont dépendants, soit 273 000 personnes.

11,2 % des 80 ans et plus sont dépendants (soit 277 000 individus) et 2,5 % sont fortement dépendants (62 000 individus).

Depuis les années 1960, les personnes vieillissantes sont exposées à la précarité :

- Le taux d'emploi des seniors (55-65 ans) en France est l'un des plus faibles d'Europe (45 % environ), à cause des discriminations ; 24,5 % des personnes âgées de 61 ans sont inactives.
- Les femmes âgées bénéficient parfois d'une pension de réversion, mais cela ne couvre par leurs besoins.
- Le coût des prises en charge en maison de retraite est élevé, ce qui en limite l'accessibilité pour les plus démunis.

## 2.4 Les retraites

Notre système de retraite a récemment été réformé : un **allongement de la durée de travail** est instauré afin de permettre le maintien de notre couverture retraite.

Les retraites d'aujourd'hui sont financées par les actifs d'aujourd'hui : le nombre de personnes âgées ne cessant d'augmenter, les actifs ne pourront plus supporter à eux seuls l'ensemble des besoins.

**REPÈRES**

Afin de pérenniser notre système de retraite, le gouvernement a engagé une nouvelle réforme des règles d'indemnisation qui entreront en vigueur en septembre 2023 et concerneront toutes les personnes nées à partir du 1er septembre 1961. L'âge de départ augmentera progressivement, à raison d'un trimestre par an, pour être reculé de 62 ans à 64 ans. La durée de cotisation sera portée à 43 ans, soit 172 trimestres.
Les personnes ayant des « carrières longues » pourront partir avant 64 ans (à 58 ans pour les personnes qui ont commencé à travailler à 16 ans). La réforme prévoit également que les aidants familiaux puissent bénéficier de leurs trimestres de cotisation même s'ils réduisent leur temps de travail pour aider un proche malade. Enfin, les périodes de congés parentaux (maternité, paternité, parental, adoption, éducation, enfant handicapé) seront valorisées.

## 3 Solutions et dispositifs de prise en charge

Depuis 2001, l'APA est mise en place pour soutenir les personnes de 60 ans et plus en perte d'autonomie.

- Les **prises en charge à domicile**, grâce aux services de soins infirmiers à domicile (SSIAD) et aux hospitalisations à domicile (HAD), permettent le maintien de la personne dans son environnement, et un coût réduit pour la Sécurité sociale.
- Des **aides à domicile sont proposées** (portage de repas, aide ménagère, soins infirmiers et médicaux, etc.). Un plan de développement des services à la personne a favorisé ces emplois : auxiliaire sociale, aides médico-psychologiques.
- Les **maisons de retraite** assurent hébergement, soutien social et médical.
- Les **résidences autonomie se développent** : elles proposent des appartements indépendants dans une structure adaptée et dotée en personnel soignant et éducatif.
- Les filières de **soins gériatriques** se multiplient.
- Le **dépistage précoce** est renforcé pour Alzheimer et Parkinson.
- Les services de **soins palliatifs** se sont répandus.
- Les **associations de 3e âge** proposent des activités culturelles et sportives.

**REPÈRES**

**L'allocation de solidarité aux personnes âgées**

Elle remplace, depuis le 1er janvier 2006, le « minimum vieillesse ». Accordée sous conditions de ressources, elle assure un minimum de revenus aux personnes d'au moins 65 ans. Une partie de l'ASPA peut être récupérée au moment du décès du bénéficiaire et réduire d'autant les biens transmis aux héritiers.

# Notions fondamentales en sciences humaines et sociales 24

## 1 Les notions issues de la psychologie

### 1.1 Les domaines de la psychologie

La psychologie étudie les phénomènes de l'esprit et les comportements. Elle se divise en plusieurs domaines, dont les principaux sont :

- La **psychologie cognitive** qui étudie la mémoire, le langage, le raisonnement, les capacités de perception et d'attention de l'être humain
- La **psychologie clinique** qui étudie le comportement singulier de l'individu dans les situations qu'il traverse au cours de son existence.
- La **psychologie sociale** qui étudie les effets de l'environnement sur les comportements individuels et collectifs (relations en société, développement des groupes, etc.).

### 1.2 Notions fondamentales de la psychologie cognitive

- Le traitement de l'information désigne les processus par lesquels l'information sensorielle (les stimuli) est transformée, traitée et utilisée par l'être humain.
- La perception désigne les mécanismes par lesquels l'individu prend connaissance de son environnement. Cette perception se construit grâce au traitement de l'information.
- Les représentations sont des connaissances stockées dans la mémoire et qui sont mobilisées par les individus pour appréhender l'environnement et les situations.
- L'attention est la capacité mentale à se concentrer sur un objet.
- La mémoire est l'ensemble des mécanismes permettant de stocker et récupérer des informations et des expériences passées.

### 1.3 Notions fondamentales de la psychologie clinique

- La pulsion est un état d'excitation qui oriente l'organisme vers un objet
- Les mécanismes de défense sont inconsciemment mis en place par le Moi, pour lutter contre l'angoisse et les exigences des pulsions
- L'identification est le processus par lequel une personne se transforme en assimilant un attribut d'une autre personne. Ces processus permettent la construction identitaire.
- Le conscient est la capacité à identifier les propres limites de son corps, ses sensations, ses perceptions, et de les différencier de ceux des autres.
- L'inconscient contient le pôle pulsionnel et les éléments refoulés par la personne.

### 1.4 Notions issues de la psychologie sociale

L'Homme est un être social. Les humains sont **interdépendants** : ils ne peuvent vivre isolés d'un groupe, et ajustent leur comportement en fonction de l'environnement et des personnes qui les entourent. Ils façonnent leur identité grâce à des **processus de socialisation**, qui leur permettent d'apprendre les normes et les valeurs du groupe dans lequel ils évoluent. Les **liens sociaux** sont rendus possibles par la communication. En partageant les mêmes valeurs et le même langage, l'individu va éprouver un **sentiment d'appartenance** au groupe.

## 2 Les notions issues de la sociologie et de l'anthropologie

La sociologie et l'anthropologie culturelle sont complémentaires : la sociologie étudie les faits sociaux humains ; l'anthropologie étudie les spécificités culturelles.

### 2.1 Le regard sociologique

- La **dynamique des groupes** désigne le fonctionnement d'un groupe, dans lequel chacun s'adapte pour préserver l'équilibre collectif. Un groupe se construit ses propres **normes**. Le **groupe d'appartenance** est le groupe dans lequel vit l'individu.
- La **classe sociale** définit la place que tient l'individu dans le système de production. Les membres d'une même classe sociale partagent souvent des valeurs et des normes, contribuant à renforcer leur **sentiment d'appartenance**.
- Le **rôle social** est la manière dont les individus incarnent leur rôle en fonction des attendus du groupe et de la société (incarner son rôle de père de famille, de dirigeant d'une entreprise, etc.). Chaque individu joue plusieurs rôles.
- Le **conflit social** est l'affrontement entre des groupes antagonistes au sein de la société (les grèves par exemple). Ces rapports de force structurent le monde social.
- L'**agent de socialisation** est l'ensemble des institutions qui exercent une influence intégrative sur l'individu (la Famille, l'École, le Travail, etc.).
- Le **changement social** désigne les transformations durables des institutions, du fonctionnement de l'organisation sociale, des normes, valeurs et modes de vie.

Ainsi, la sociologie s'attache à comprendre la manière dont se structurent les différents groupes sociaux. Elle analyse la manière dont les institutions façonnent les comportements individuels et collectifs, les groupes, les jeux de pouvoir, et l'évolution de la société.

## 2.2 Le regard anthropologique

- La **culture** est l'ensemble des manières d'agir et de penser (normes, croyances) dans une société ou un groupe, à une époque donnée. Elle permet de fixer l'identité, constitue un repère. Elle évolue lentement, principalement au contact d'autres cultures.
- L'**anthropologie** considère que la **Nature** de l'Homme est de se construire une culture. Ainsi, Nature et Culture se confondent : la culture ne peut pas être « contre-nature ».
- L'**interculturalité** regroupe l'ensemble des relations entre des cultures différentes, (rencontres, confrontations). Impliquant des échanges réciproques, elle est fondée sur le dialogue, le respect mutuel et le souci de préserver l'identité culturelle de chacun.
- Le **relativisme culturel** est le fait de considérer **que** chaque culture est un ensemble cohérent qui ne peut être compris à partir des éclairages d'une autre culture
- L'**ethnocentrisme** est une sorte de mépris des normes, codes et valeurs de l'autre. Cette pensée entraîne des préjugés et des incompréhensions de la culture de l'autre.

# Entraînement

1. Les ESAT accueillent des enfants en situation de handicap.
   - ❑ **a.** Vrai
   - ❑ **b.** Faux

2. Les CCAS sont des :
   - ❑ **a.** Centres communautaires d'aide sociale
   - ❑ **b.** Centres communaux d'action sociale
   - ❑ **c.** Contrats coordonnés d'aide sanitaire

3. L'allocation de base est donnée par la Caisse d'allocations familiales :
   - ❑ **a.** Dès le premier enfant
   - ❑ **b.** À compter du 2$^{e}$ enfant
   - ❑ **c.** À compter du 3$^{e}$ enfant

4. Le service civique a été créé par la loi du 10 mars 2010 par Martin Hirsch.
   - ❑ **a.** Vrai
   - ❑ **b.** Faux

5. En 2022, le nombre de personnes tuées sur la route s'élève à :
   - ❑ **a.** 3 263
   - ❑ **b.** 3 541
   - ❑ **c.** 3 634

6. En 2017, l'alcool en France est responsable de :
   - ❑ **a.** 43 000 décès directs
   - ❑ **b.** 47 000 décès directs
   - ❑ **c.** 49 000 décès directs

7. En 2019, 780 salariés sont morts des suites d'un accident du travail en France, soit 1,7 fois plus que la moyenne européenne.
   - ❑ **a.** Vrai
   - ❑ **b.** Faux

8. La « maladie du soda » est également appelée la « maladie du foie gras ».
   - ❑ **a.** Vrai
   - ❑ **b.** Faux

9. La « maladie du soda » concernerait :
   - ❑ **a.** 4 millions de Français soit 8 % de la population
   - ❑ **b.** 6 millions de Français soit 12 % de la population
   - ❑ **c.** 10 millions de Français, soit 16 % de la population

10. Le burnout peut être reconnu comme maladie professionnelle.
    - ❑ **a.** Vrai
    - ❑ **b.** Faux

11. En 2019, le salaire net médian est de :
    - ❑ **a.** 1 567 euros par mois
    - ❑ **b.** 1 772 euros par mois
    - ❑ **c.** 1 850 euros par mois
    - ❑ **d.** 1 936 euros par mois

12. Aux États-Unis, les femmes ont obtenu le droit de vote en :
    - ❑ **a.** 1917
    - ❑ **b.** 1920
    - ❑ **c.** 1938

**13.** Parmi les 20 000 enfants atteints du diabète en France, 20 % ont déclaré leur diabète avant l'âge de 4 ans.

❑ **a.** Vrai ❑ **b.** Faux

**14.** Le tabac est responsable de :

❑ **a.** 20 % des maladies cardio-vasculaires

❑ **b.** 25 % des maladies cardio-vasculaires

❑ **c.** 50 % des maladies cardio-vasculaires

**15.** Les CHRS sont des :

❑ **a.** Centres hospitaliers de recherche sanitaire

❑ **b.** Centres d'hébergement et de réinsertion d'urgence

❑ **c.** Centres pour le handicap et la réinsertion sociale

**16.** 30 % des chutes accidentelles à grande hauteur d'enfants ont lieu alors qu'un adulte était présent dans le logement au moment de la chute.

❑ **a.** Vrai ❑ **b.** Faux

**17.** En France, 75 % des pauvres vivent dans les grandes villes.

❑ **a.** Vrai ❑ **b.** Faux

**18.** Les Accord de Paris en faveur de l'environnement ont été adoptées :

❑ **a.** En 2014 ❑ **b.** En 2015 ❑ **c.** En 2016

**19.** Pharmacodépendance et toxicomanie sont des synonymes.

❑ **a.** Vrai ❑ **b.** Faux

**20.** En 2022, le ministre de la Santé en France est :

❑ **a.** Agnès Buzyn ❑ **b.** François Braun ❑ **c.** Olivier Véran

**21.** L'hépatite B est une infection virale qui s'attaque :

❑ **a.** À l'estomac ❑ **b.** Au foie ❑ **c.** Aux reins

**22.** La maladie de Pick est :

❑ **a.** Une infection sexuellement transmissible

❑ **b.** Une maladie neurodégénérative

❑ **c.** Une infection virale impliquée dans le cancer du sein

**23.** En 2021, 5 013 personnes ont découvert leur séropositivité.

❑ **a.** Vrai ❑ **b.** Faux

**24.** En France, les femmes donnant naissance à un enfant avant 25 ans sont plus nombreuses que celles donnant naissance après 35 ans.

❑ **a.** Vrai ❑ **b.** Faux

**25.** Depuis le 1er juillet 2021, les hommes bénéficient d'un congé de paternité de :

❑ **a.** 14 jours ❑ **b.** 21 jours ❑ **c.** 28 jours

**26.** Le PACS rend solidaire en cas d'achat à crédit.

❑ **a.** Vrai ❑ **b.** Faux

**27.** En cas d'accouchement sous X, l'enfant abandonné ne peut pas être adopté pendant :

❑ **a.** 1 mois ❑ **b.** 2 mois ❑ **c.** 6 mois ❑ **d.** 1 an

**28.** Précarité et pauvreté sont des synonymes.

❑ **a.** Vrai ❑ **b.** Faux

**29.** Le contrat unique d'insertion est :

❑ **a.** Un contrat de professionnalisation spécifique pour les personnes éloignées de l'emploi

❑ **b.** Un CDD à temps partiel visant à faciliter le retour à l'emploi

❑ **c.** Un CDD de 6 mois minimum, ou un CDI, permettant au salarié de bénéficier d'une formation qualifiante financée par l'employeur

**30.** Le monoxyde de carbone est :

❑ **a.** Une drogue ingérée par inhalation

❑ **b.** Un gaz asphyxiant indétectable

❑ **c.** Un gaz utilisé dans l'industrie chimique

**31.** Seules les personnes mariées et pacsées peuvent adopter un enfant pupille de l'État.

❑ **a.** Vrai ❑ **b.** Faux

**32.** En 2021, 55 % des 7-14 ans ont un téléphone portable.

❑ **a.** Vrai ❑ **b.** Faux

**33.** La pension de veuvage est accordée :

❑ **a.** Aux personnes de moins de 45 ans

❑ **b.** Aux personnes de moins de 55 ans

❑ **c.** Aux personnes de plus de 60 ans

**34.** La France occupe le 3e rang mondial de l'espérance de vie la plus élevée.

❑ **a.** Vrai ❑ **b.** Faux

**35.** La France à un IDH plus élevé que la Corée du Sud.

❑ **a.** Vrai ❑ **b.** Faux

**36.** En France, les personnes issues de la classe ouvrière représentent :

❑ **a.** 1 % conseillers régionaux

❑ **b.** 3 % des membres de l'Assemblée nationale

❑ **c.** 5 % des élus municipaux

**37.** 50 % des jeunes sortis du système scolaire occupent un emploi à durée déterminée.

❑ **a.** Vrai ❑ **b.** Faux

**38.** Le prélèvement à la source de l'impôt sur le revenu, entré en vigueur le 1er janvier 2019, ne concerne que les salariés.

❑ **a.** Vrai ❑ **b.** Faux

**39.** Un salarié licencié ne peut plus bénéficier de sa mutuelle d'entreprise.

❑ **a.** Vrai ❑ **b.** Faux

**40.** L'aliment le plus dangereux pour la santé en cas de péremption ou de mauvaise condition de conservation est :

❑ **a.** Le poisson ❑ **b.** L'œuf ❑ **c.** La viande

**41.** En France, la durée moyenne pour adopter un enfant pupille de l'État est de :

❑ **a.** 2 ans ❑ **b.** 4 ans ❑ **c.** 5 ans ❑ **d.** 8 ans

**42.** En 2022, l'espérance de vie la plus élevée dans le monde est de :

❑ **a.** 84,2 ans, détenue par le Japon

❑ **b.** 85, 2 ans, détenue par les États-Unis

❑ **c.** 82,6 ans, détenue par l'Espagne

**43.** Le compte d'engagement citoyen :

❑ **a.** Permet de bénéficier d'avantages lors du départ à la retraite

❑ **b.** Offre des avantages en matière de formation professionnelle continue

❑ **c.** Recense les activités de bénévole, de volontaire ou de maître d'apprentissage

**44.** La durée maximale d'indemnisation d'un demandeur d'emploi de moins de 53 ans est de :

❑ **a.** 840 jours ❑ **b.** 450 jours ❑ **c.** 730 jours

**45.** En 2022, le prix moyen du litre d'essence en France est de :

❑ **a.** 1,79 euro ❑ **b.** 1,86 euro ❑ **c.** 1,93 euro

**46.** Une entreprise peut interdire les signes religieux :

❑ **a.** Uniquement en cas de contact de leurs salariés avec des clients

❑ **b.** Uniquement à certains services de l'entreprise

❑ **c.** Uniquement si l'interdiction est précisée dans le règlement intérieur

**47.** 8 femmes sur 10 ont déjà été confrontées au sexisme au travail mais 56 % des personnes ayant dénoncé ces faits n'ont pas été crues.

❑ **a.** Vrai ❑ **b.** Faux

**48.** Les TIAC sont :

❑ **a.** Des territoires indépendants aménagés collectivement

❑ **b.** Des Toxi-infections alimentaires collectives

❑ **c.** Des Transports Individuels adaptés de compensation

**49.** Le bicarbonate de soude est efficace pour lutter contre :

❑ **a.** L'eczéma

❑ **b.** Les brûlures d'estomac

❑ **c.** Les aphtes

❑ **d.** Les virus

**50.** Lors d'un accident, la priorité est :

❑ **a.** Alerter ❑ **b.** Secourir ❑ **c.** Protéger ❑ **d.** Soigner

**51.** La méthode des 5 M est utilisée :

❑ **a.** Pour prévenir les transmissions virales

❑ **b.** Pour résoudre des problèmes liés à l'organisation du travail

❑ **c.** Pour motiver les salariés

**52.** En 2022, les ventes en ligne se situent 19 % au-dessus du niveau pré-pandémique.

❑ **a.** Vrai ❑ **b.** Faux

**53.** L'adoption d'un enfant par un couple homosexuel est possible en France depuis :

❑ **a.** 2010 ❑ **b.** 2012 ❑ **c.** 2014 ❑ **d.** 2016

**54.** En 2022, le président du Parlement européen est :
- ❑ **a.** Antonio Tajani
- ❑ **b.** Jean Claude Juncker
- ❑ **c.** Roberta Metsola

**55.** Le pourcentage d'enfants et adolescents scolarisés sévèrement et très sévèrement harcelé est de :
❑ **a.** 3 % ❑ **b.** 5 % ❑ **c.** 7 %

**56.** En 2016, la Réforme territoriale a réduit le nombre de régions :
- ❑ **a.** De 22 à 13 régions
- ❑ **b.** De 24 à 16 régions
- ❑ **c.** De 20 à 14 régions

**57.** Entre 2000 et 2015, les décisions judiciaires d'expulsions pour impayés ont augmenté de :
❑ **a.** 30 % ❑ **b.** 50 % ❑ **c.** 80 %

**58.** 65 % des Français recourent à des médicaments sans ordonnance.
❑ **a.** Vrai ❑ **b.** Faux

**59.** La majorité des IVG sont non médicamenteuses.
❑ **a.** Vrai ❑ **b.** Faux

**60.** L'apnée du sommeil touche plus de Français que l'insomnie.
❑ **a.** Vrai ❑ **b.** Faux

# CORRIGÉS

| | | | | | |
|---|---|---|---|---|---|
| **1.** b. | **2.** b. | **3.** b. | **4.** a. | **5.** b. | **6.** c. |
| **7.** a. | **8.** a. | **9.** b. | **10.** a. | **11.** c. | **12.** b. |
| **13.** b. | **14.** b. | **15.** b. | **16.** b. | **17.** b. | **18.** b. |
| **19.** a. | **20.** b. | **21.** b. | **22.** b. | **23.** a. | **24.** b. |
| **25.** c. | **26.** a. | **27.** b. | **28.** b. | **29.** c. | **30.** b. |
| **31.** b. | **32.** a. | **33.** b. | **34.** b. | **35.** b. | **36.** a. |
| **37.** b. | **38.** b. | **39.** b. | **40.** b. | **41.** c. | **42.** a. |
| **43.** c. | **44.** c. | **45.** b. | **46.** a. et c. | **47.** a. | **48.** b. |
| **49.** a., b. et c. | **50.** c. | **51.** b. | **52.** a. | **53.** b. | **54.** c. |
| **55.** b. | **56.** a. | **57.** c. | **58.** b. | **59.** b. | **60.** b. |

# Communiquer à l'écrit et à l'oral

Partie 5

# 1 Les connecteurs logiques

## 1 Tableau des connecteurs logiques

On peut citer les connecteurs suivants :

| | |
|---|---|
| addition | et, de plus, puis, en outre, non seulement … mais encore, de surcroît, ainsi que, également, d'une part … d'autre part, par ailleurs. |
| alternative | ou, soit … soit, tantôt … tantôt, ou … ou, ou bien, seulement … mais encore, l'un … l'autre, d'un côté … de l'autre. |
| but | afin que, pour que, de peur que, en vue que, de façon à ce que |
| cause | car, en effet, effectivement, comme, par, parce que, puisque, attendu que, vu que, étant donné que, grâce à, à cause de, par suite de, en égard à, en raison de, du fait que, dans la mesure où, sous prétexte que, c'est que, cela vient du fait que, dès lors que. |
| comparaison | comme, de même, de même que, ainsi que, autant que, aussi … que, si … que, de la même façon que, semblablement, pareillement, plus que, moins que, non moins que, selon, selon que, suivant que, comme si, à l'égal de, à la manière de, à mesure que, tandis que. |
| concession | malgré, en dépit de, quoique, bien que, alors que, quel que soit, même si, ce n'est pas que, certes, bien sûr, évidemment, il est vrai que, toutefois, cependant. |
| conclusion | en conclusion, pour conclure, en guise de conclusion, en somme, bref, ainsi, donc, en résumé, en un mot, par conséquent, finalement, enfin, en définitive. |
| condition, supposition | si, au cas où, à condition que, pourvu que, à moins que, en admettant que, pour peu que, à supposer que, en supposant que, dans l'hypothèse où, dans le cas où, probablement, sans doute, apparemment. |
| conséquence | donc, aussi, dès lors, partant, alors, ainsi, ainsi donc, par conséquent si bien que, d'où, en conséquence, conséquemment, par suite, c'est pourquoi, de sorte que, en sorte que, de façon que, de manière que, si bien que, tant et si bien que. |
| classification, énumération | d'abord, tout d'abord, de prime abord, en premier lieu, premièrement, en deuxième lieu, en second lieu, deuxièmement, après, ensuite, de plus, quant à, en troisième lieu, puis, en dernier lieu, pour conclure, enfin. |
| explication | savoir, à savoir, c'est-à-dire, soit. |
| illustration | par exemple, ainsi, comme ainsi, c'est ainsi que, c'est le cas de, notamment, entre autres, en particulier, à l'image de, comme l'illustre, comme le souligne. |

| | |
|---|---|
| justification | car, c'est-à-dire, en effet, parce que, puisque, en sorte que, ainsi, c'est ainsi que, non seulement … mais encore, du fait de. |
| liaison | alors, ainsi, aussi, d'ailleurs, en fait, en effet, de surcroît, de mêmc, également, puis, ensuite, de plus, en outre. |
| opposition | mais, cependant, or, en revanche, alors que, pourtant, par contre, tandis que, néanmoins, au contraire, pour sa part, d'un autre côté, en dépit de, malgré, au lieu de, d'une part… d'autre part, quoique, alors que, bien que, encore que, loin que, quelque que, tandis que. |
| restriction | cependant, toutefois, néanmoins, pourtant, mis à part, ne … que, en dehors de, hormis, à défaut de, excepté, sauf, uniquement, simplement. |
| temps | quand, lorsque, comme, avant que, après que, alors que, lors de, dès lors que, depuis que, tandis que, en même temps que, pendant que, au moment où, aussitôt que, tant que. |

## 2 Leur importance

Vous ne pouvez pas réaliser un résumé si vous n'avez pas en tête des éléments de ce tableau. Ils vous permettront d'enchaîner logiquement votre pensée. En effet, trop de résumés ressemblent à une succession de remarques, ce qui est un travers éliminatoire. De plus, ils permettent de mettre en évidence une idée en un minimum de mots.

**Ex. :** « Marc a beaucoup travaillé, Paul n'a rien fait. » (9 mots)

« Marc a beaucoup travaillé contrairement à Paul. » (7 mots)

Ces deux mots peuvent vous paraître dérisoires, mais ce ne sera pas le cas par la suite. Vous comprendrez mieux lorsque vous serez à la partie Résumé. De plus, il est nettement perceptible dans le premier énoncé qu'il manque quelque chose pour lier ces deux propositions, alors que ce n'est pas le cas dans le second.

## 3 Attention au mode à utiliser !

Après certains connecteurs, il faut utiliser les temps du subjonctif, c'est le cas pour : bien que, avant que, encore que, quoique, quel que, si… que, tout… que, qui que, où que, avant que, jusqu'à ce que, non que, trop… pour que, le plus… que, afin que, de peur que, pour que, de crainte que.

# 2 Le style

## 1 La ponctuation

### 1.1 Ne pas oublier ni les points, ni les virgules

Un travail agréable à lire est un travail **ponctué correctement**. Trop souvent, des paragraphes de cinq lignes ne forment qu'une phrase. Relisez-vous ! Si vous ne savez pas ponctuer, dites-vous que lorsque vous reprenez votre respiration, il faudrait peut-être mettre un point.

### 1.2 La longueur des phrases

Lorsque les phrases sont trop longues, le correcteur a tendance à perdre de vue le sujet ou le verbe. Par conséquent, il doit relire. Pour vous, c'est une mauvaise chose. Ne tombez pas dans l'excès inverse en faisant des phrases trop courtes et enfantines. Rappelez-vous que toute phrase contient au moins un **verbe conjugué** dans la proposition principale. Cela fait aussi partie des erreurs rencontrées fréquemment au début des formations.

## 2 Le vocabulaire

### 2.1 Les synonymes

En français, chaque mot a un sens précis. Aussi, soyez vigilant dans le choix de vos synonymes : ils ne peuvent pas tous être substituables.

### 2.2 Les paronymes

Parfois, dans vos copies, vous employez des mots qui ont des sonorités proches mais qui ne sont pas ceux que vous souhaitiez écrire, car vous ne faites pas toujours attention.

### 2.3 Les ambiguïtés

Vous ne pouvez pas vous permettre de laisser planer une ambiguïté, qu'elle soit lexicale ou syntaxique. Vous devez être précis et bien choisir vos termes en fonction de votre intention et du contexte.

> **Ex. :** « Marc poste un paréo de Guadeloupe. »
> Est-il allé à la poste en Guadeloupe ou le paréo en est-il originaire ?

En quelques lignes, vous ne pouvez pas vous permettre de faire des répétitions. Pour cela, il faut développer votre vocabulaire en cherchant des synonymes qui ne changent pas le sens de la phrase et utiliser des pronoms.

# 3 Le style

## 3.1 Les « que »

Vos phrases ne doivent pas être trop lourdes : si vous avez tendance à mettre trop de « que », c'est souvent la conséquence de phrases trop longues.

> **Ex. :** « la lettre qui est écrite » devient « la lettre écrite ».
>
> Souvenez-vous que vos mots sont comptés. Pour vous entraîner, reportez-vous à l'exercice 3 à la fin de ce chapitre.

## 3.2 Le registre familier

Vous devez éviter le registre familier.

> **Ex. :** « T'as pas mal aux guibolles ? »
>
> Dans une copie, vous ne pouvez pas élider une voyelle, mettre une négation incomplète ou un mot argotique.

## 3.3 Éviter les mots inutiles

« Il semblerait que », « il est inutile de dire que », « au niveau de », « on peut voir que », « il convient de noter que » : si vos mots n'apportent rien, supprimez-les.

Ces mots peuvent être des locutions comme ci-dessus, mais aussi des redondances.

> **Ex. :** « Au jour d'aujourd'hui » ou « l'avenir est sombre, il semble obscur ».
>
> Dans le dernier exemple, la seconde partie de la phrase n'apporte rien.

Votre copie doit être plaisante à lire et vos propos accessibles dès la première lecture. Pour ce faire, votre écrit doit être clair, percutant et efficace. Il serait bon d'énoncer une idée par phrase.

Un autre conseil pour acquérir du style : lisez.

# 3 L'oral

## 1 La présentation

### 1.1 L'hygiène

Quand vous vous adressez à quelqu'un, votre image influence la perception qu'il se fait de vous. Pour que ce soit favorablement, vous devez avoir une hygiène corporelle irréprochable : être propre, ne pas avoir les cheveux gras ou les ongles sales. C'est la moindre des choses pour de futurs personnels soignants.

### 1.2 La tenue

Bien que l'habit ne fasse pas le moine, vos vêtements en disent long sur vous. Portez des habits repassés et appropriés pour un entretien. Il n'est pas nécessaire non plus de venir en costume. Cependant, évitez de porter un short et des tongs, vous n'allez pas à la plage. Vous devez avoir l'air sérieux.

### 1.3 La posture

Il faut se tenir droit afin de donner une image positive. Si vous êtes avachi sur votre chaise, vous donnez une image négative. C'est la même chose si les bras sont croisés, car c'est une façon de mettre une barrière entre vous et votre interlocuteur, de vous protéger et de vous fermer aux autres. Or, dans votre futur métier, vous devrez vous montrer ouvert.

En ce qui concerne vos mains, elles ne doivent pas s'agiter dans tous les sens ou triturer un objet, mais appuyer vos propos pour insister sur des arguments par exemple.

### 1.4 Le visage

Il est très désagréable d'avoir un ruminant devant soi, aussi ne mâchez pas de chewing-gum : cela peut être assez vulgaire, effet non recherché pour un entretien.

Soyez souriant, mais bien entendu, ne souriez pas de façon exagérée ou lors de moments inappropriés.

Le regard est également important : il doit être franc et non fuyant. Cherchez le contact visuel et évitez de regarder partout autour.

# 2 L'expression

## 2.1 Intelligible

Votre élocution doit être claire et compréhensible. Si vous marmonnez dans votre barbe, votre interlocuteur ne comprendra pas ce que vous dites. Il en ira de même si vous parlez trop vite. Ne parlez pas non plus trop lentement : les personnes en face de vous ne sont pas déficientes.

## 2.2 Ni langage familier ni langage pédant

Vous devez bannir le langage familier (voir le chapitre précédent). Vous n'êtes pas accoudé au comptoir d'un bar. N'employez pas non plus des tournures de phrases ou un vocabulaire que vous ne maîtrisez pas. Soyez simple mais efficace.

## 2.3 Les tics de langage

Autre conseil, évitez les tics de langage : « alors », « voilà », « en fait », « quoi ». Ne parasitez pas votre discours par des « euh » : certes, ils vous donnent le temps de la réflexion, mais ce n'est guère élégant.

## 2.4 Le ton

Il faut que vous soyez convaincu par ce que vous dites. Parfois des étudiants tiennent des propos très justes sur un ton hésitant, ce qui est dommage. Toutefois, ne soyez pas péremptoire, il faut savoir garder la mesure.

## 2.5 À l'écoute

Vous devez être à l'écoute de l'autre, réactif et tenir compte des propos de vos interlocuteurs. En effet, vous devez être capable de rebondir sur leur intervention, quitte à passer du coq à l'âne, sans pour autant paraître déstabilisé.

**Conseil**

Le meilleur conseil que l'on puisse vous donner est de vous enregistrer, puis de vous observer ou de vous écouter avec un œil ou une oreille critique. De cette façon, vous verrez ou entendrez tous vos défauts en communication orale.

# Entraînement

## Exercice 1

Dans le texte suivant, retrouvez les connecteurs logiques.

**Document 1**

Ce qui suffirait pour démontrer que le comique est un des plus clairs signes sataniques de l'homme et un des nombreux pépins contenus dans la pomme symbolique, est l'accord unanime des physiologistes du rire sur la raison première de ce monstrueux phénomène. Du reste, leur découverte n'est pas très profonde et ne va guère loin. Le rire, disent-ils, vient de la supériorité. Je ne serais pas étonné que devant cette découverte le physiologiste se fût mis à rire en pensant à sa propre supériorité. Aussi, il fallait dire : le rire vient de l'idée de sa propre supériorité. Idée satanique s'il en fut jamais ! Orgueil et aberration ! Or, il est notoire que tous les fous des hôpitaux ont l'idée de leur propre supériorité développée outre mesure. Je ne connais guère de fous d'humilité. Remarquez que le rire est une des expressions les plus fréquentes et les plus nombreuses de la folie. [...] J'ai dit qu'il y avait symptôme de faiblesse dans le rire ; et, en effet, quel signe plus marquant de débilité qu'une convulsion nerveuse, un spasme involontaire comparable à l'éternuement, et causé par la vue du malheur d'autrui ? Ce malheur est presque toujours une faiblesse d'esprit. Est-il un phénomène plus déplorable que la faiblesse se réjouissant de la faiblesse ? Mais il y a pis. Ce malheur est quelquefois d'une espèce très inférieure, une infirmité dans l'ordre physique. [...] Cependant, le rire est parti, irrésistible et subit. Il est certain que si l'on veut creuser cette situation on trouvera au fond de la pensée du rieur un certain orgueil inconscient.

Charles Baudelaire, *De l'essence du rire*, 1855

## Exercice 2

Dans l'extrait suivant, replacez les connecteurs « parce que », « comme si », « bien que », « nonobstant », « mais », « afin que », « en conséquence » et « quant ».

**Document 2**

... Vendredi comprît un peu ce que j'allais faire, je le rappelai vers moi en lui montrant l'oiseau ; c'était, au fait, un perroquet, ... je l'eusse pris pour un faucon. Je lui désignai donc le perroquet, puis mon fusil, puis la terre au-dessous du perroquet, pour lui indiquer que je voulais l'abattre et lui donner à entendre que je voulais tirer sur cet oiseau et le tuer. ... je fis feu ; je lui ordonnai de regarder, et sur-le-champ il vit tomber le perroquet. ... tout ce que je lui avais dit, il demeura encore là comme un effaré. Je conjecturai qu'il était épouvanté ainsi ... il ne m'avait rien vu mettre dans mon fusil, et qu'il pensait que c'était une source merveilleuse de mort et de destruction propre à tuer hommes, bêtes, oiseaux, ou quoi que ce fût, de près ou de loin. Son étonnement fut tel, que de longtemps il n'en put revenir ; et je crois que si je l'eusse laissé faire il m'aurait adoré moi et mon fusil. ... au fusil lui-même, il n'osa pas y toucher de plusieurs jours ; ... lorsqu'il en était près il lui parlait et l'implorait. ... il eût pu lui répondre. C'était, je l'appris dans la suite, pour le prier de ne pas le tuer.

Daniel Defoe, *Aventures de Robinson Crusoé*, édition de Borel et Varenne, 1836

## Exercice 3

Trouvez les connecteurs qui conviennent.

1. Il a eu une note médiocre ............ son manque de travail, mais il a pu la rattraper grâce à une note d'oral.
2. ............ à son voisin, il a été studieux.
3. ............ il y a quelque temps, il suffisait d'avoir la moyenne, aujourd'hui il faut être le meilleur.
4. ............ je suis sortie hier, ............ ce matin je travaillais.
5. ............ j'arriverai, nous irons promener.
6. ............ j'ai une promotion, j'irais la fêter.
7. Il a travaillé jusqu'au bout ............ il n'en avait pas besoin.
8. ............ se prendre les pieds dans le tapis, il l'avait remis comme il faut.
9. ............ il soit compétent, il doute de lui-même.
10. ............ il réussisse, il doit se concentrer.
11. Je dois me dépêcher ............ le bus ne m'attendra pas.

## Exercice 4

Ponctuez ce texte et remettez les majuscules.

**Document 3**

Tous les hommes sont menteurs inconstants faux bavards hypocrites orgueilleux et lâches méprisables et sensuels toutes les femmes sont perfides artificieuses vaniteuses curieuses et dépravées le monde n'est qu'un égout sans fond où les phoques les plus informes rampent et se tordent sur des montagnes de fange mais il y a au monde une chose sainte et sublime c'est l'union de deux de ces êtres si imparfaits et si affreux on est souvent trompés en amour souvent blessé et souvent malheureux mais on aime et quand on est sur le bord de sa tombe on se retourne pour regarder en arrière et on se dit j'ai souffert souvent je me suis trompé quelquefois mais j'ai aimé c'est moi qui ai vécu et non pas un être factice créé par mon orgueil et mon ennui.

Alfred de Musset, *On ne badine pas avec l'amour*

## Exercice 5

Indiquez si ces phrases sont justes ou fausses et, si nécessaire, corrigez-les.

1. Des saletés obstruent les tuyaux d'évacuation des eaux de pluie.
2. Après avoir entendu les pleurs des enfants, elle se sent oppressée.
3. La lumière permet d'éclaircir la pièce.
4. Ils ont pénétré dans l'immeuble par infraction.
5. Cette école a connu l'épidémie de grippe.
6. Je me suis induit de crème.

**7.** Ce champignon est venimeux.

**8.** Quel avènement ce festival !

**9.** Elle a recouvré la parole après un choc psychologique.

**10.** En décembre, elle a épuré son compte.

## Exercice 6

Supprimez les « que » dans les phrases suivantes.

**1.** Il faut que je travaille pour que je puisse gagner de l'argent qui me permettra d'acheter une voiture qui sera bleu turquoise.

**2.** Je pense que j'irai voir ce film qui fait la une en ce moment.

**3.** L'association qu'il a créée récemment et à laquelle il a donné un nom qui est farfelu, est d'une utilité qui est publique.

**4.** L'ordinateur qui est d'une grande marque a une coque qui est amusante.

**5.** Il attend qu'il vienne par le train qui est en retard.

**6.** Le livre que j'ai lu dernièrement m'a plu parce qu'il a beaucoup d'humour.

## Exercice 7

Trouvez des synonymes du mot « travailler ».

**1.** Je travaille pour réaliser une couverture.

**2.** Tu travailles pour aider l'association.

**3.** Marc travaille ses leçons pour le concours.

**4.** Papa travaille à son potager pour ramasser quatre salades.

**5.** Je travaille sur les finitions de mon livre.

**6.** Il travaille dans le milieu médical.

**7.** Passer les concours, ça me travaille.

## Exercice 8

Supprimez les répétitions en utilisant les pronoms si nécessaire.

**1.** L'élève note ses leçons sur le cahier puis il apporte le cahier à la maison.

**2.** La voiture vue à la télévision est une voiture électrique, et cette voiture bénéficie du bonus.

**3.** La table sur laquelle je travaille est une table très encombrée.

**4.** Le coussin est confortable, d'ailleurs c'est le coussin avec lequel je dors.

## Exercice 9

Montrez les ambiguïtés de ces phrases.

**1.** Paul observe Marie avec des jumelles.

**2.** L'infirmière ferme la porte.

**3.** L'avocat semble mauvais.

**4.** Les parents observent les garçons ; ils parlent beaucoup.

**5.** Marie salue un voisin dans son jardin.

**6.** Emma pense à la fille de Léa, dont elle regrette l'absence.

## Exercice 10

Dans le texte suivant, supprimez ce qui est inutile et arrangez le style et la ponctuation.

« Au niveau de mes études, je suis actuellement en classe de prépa au concours d'infirmier, je cherche un taf en rapport avec pour avoir de quoi dire lors de l'entretien et que ça confirme mon choix d'études. Vous pourrez constater que je suis hyper motivée, j'espère que vous serez d'accord pour me prendre. »

# Corrigés

## Exercice 1

Dans le texte suivant, les connecteurs logiques sont **en gras**.

**Document 1**

Ce qui suffirait pour démontrer que le comique est un des plus clairs signes sataniques de l'homme et un des nombreux pépins contenus dans la pomme symbolique, est l'accord unanime des physiologistes du rire sur la raison première de ce monstrueux phénomène. **Du reste**, leur découverte n'est pas très profonde et ne va guère loin. Le rire, disent-ils, vient de la supériorité. Je ne serais pas étonné que devant cette découverte le physiologiste se fût mis à rire en pensant à sa propre supériorité. **Aussi**, il fallait dire : le rire vient de l'idée de sa propre supériorité. Idée satanique s'il en fut jamais ! Orgueil et aberration ! **Or**, il est notoire que tous les fous des hôpitaux ont l'idée de leur propre supériorité développée outre mesure. Je ne connais guère de fous d'humilité. Remarquez que le rire est une des expressions les plus fréquentes et les plus nombreuses de la folie. [...] J'ai dit qu'il y avait symptôme de faiblesse dans le rire ; **et, en effet**, quel signe plus marquant de débilité qu'une convulsion nerveuse, un spasme involontaire comparable à l'éternuement, et causé par la vue du malheur d'autrui ? Ce malheur est presque toujours une faiblesse d'esprit. Est-il un phénomène plus déplorable que la faiblesse se réjouissant de la faiblesse ? **Mais** il y a pis. Ce malheur est quelquefois d'une espèce très inférieure, une infirmité dans l'ordre physique. [...] **Cependant**, le rire est parti, irrésistible et subit. **Il est certain que** si l'on veut creuser cette situation on trouvera au fond de la pensée du rieur un certain orgueil inconscient.

Charles Baudelaire, *De l'essence du rire*, 1855

## Exercice 2

Les connecteurs correctement replacés sont **en gras**.

**Document 2**

**Afin que** Vendredi comprît un peu ce que j'allais faire, je le rappelai vers moi en lui montrant l'oiseau ; c'était, au fait, un perroquet, **bien que** je l'eusse pris pour un faucon. Je lui désignai donc le perroquet, puis mon fusil, puis la terre au-dessous du perroquet, pour lui indiquer que je voulais l'abattre et lui donner à entendre que je voulais tirer sur cet oiseau et le tuer. **En conséquence** je fis feu ; je lui ordonnai de regarder, et sur-le-champ il vit tomber le perroquet. **Nonobstant** tout ce que je lui avais dit, il demeura encore là comme un effaré. Je conjecturai qu'il était épouvanté ainsi **parce qu**'il ne m'avait rien vu mettre dans mon fusil, et qu'il pensait que c'était une source merveilleuse de mort et de destruction propre à tuer hommes, bêtes, oiseaux, ou quoi que ce fût, de près ou de loin. Son étonnement fut tel, que de longtemps il n'en put revenir ; et je crois que si je l'eusse laissé faire il m'aurait adoré moi et mon fusil. **Quant** au fusil lui-même, il n'osa pas y toucher de plusieurs jours ; **mais** lorsqu'il en était près il lui parlait et l'implorait **comme s**'il eût pu lui répondre. C'était, je l'appris dans la suite, pour le prier de ne pas le tuer.

Daniel Defoe, *Aventures de Robinson Crusoé*, édition de Borel et Varenne, 1836

## Exercice 3

Les connecteurs qui conviennent sont indiqués **en gras**.

1. Il a eu une note médiocre **à cause de** son manque de travail, mais il a pu la rattraper grâce à une note d'oral.
2. **Contrairement** à son voisin, il a été studieux.
3. **Alors qu**'il y a quelque temps, il suffisait d'avoir la moyenne, aujourd'hui il faut être le meilleur.
4. **Certes**, je suis sortie hier, **mais** ce matin je travaillais.
5. **Quand** j'arriverai, nous irons promener.
6. **Si** j'ai une promotion, j'irais la fêter.
7. Il a travaillé jusqu'au bout **même s**'il n'en avait pas besoin.
8. **Avant de** se prendre les pieds dans le tapis, il l'avait remis comme il faut.
9. **Bien qu**'il soit compétent, il doute de lui-même.
10. **Pour qu**'il réussisse, il doit se concentrer.
11. Je dois me dépêcher **car** le bus ne m'attendra pas.

## Exercice 4

La ponctuation et les majuscules sont **en gras**.

**Document 3**

Tous les hommes sont menteurs**,** inconstants**,** faux**,** bavards**,** hypocrites**,** orgueilleux et lâches**,** méprisables et sensuels **;** toutes les femmes sont perfides**,** artificieuses**,** vaniteuses**,** curieuses et dépravées **;** le monde n'est qu'un égout sans fond où les phoques les plus informes rampent et se tordent sur des montagnes de fange ; mais il y a au monde une chose sainte et sublime, c'est l'union de deux de ces êtres si imparfaits et si affreux. **O**n est souvent trompés en amour, souvent blessé et souvent malheureux ; mais on aime, et quand on est sur le bord de sa tombe, on se retourne pour regarder en arrière et on se dit : j'ai souffert souvent, je me suis trompé quelquefois ; mais j'ai aimé. **C**'est moi qui ai vécu, et non pas un être factice créé par mon orgueil et mon ennui.

Alfred de Musset, *On ne badine pas avec l'amour*

Le point-virgule est une pause dont la force se situe entre la virgule et le point.

## Exercice 5

1. Des saletés **obstruent** les tuyaux d'évacuation des eaux de pluie. Juste.
2. Après avoir entendu les pleurs des enfants, elle se sent **oppressée**. Juste.
3. La lumière permet **d'éclaircir** la pièce. Faux : **éclairer**.
4. Ils ont pénétré dans l'immeuble par **infraction**. Faux : **effraction**.
5. Cette école a connu **l'épidémie** de grippe. Juste.
6. Je me suis **induit** de crème. Faux : **enduit**.
7. Ce champignon est **venimeux**. Faux : **vénéneux**.
8. Quel **avènement** ce festival ! Faux : **événement**.
9. Elle a **recouvré** la parole après un choc psychologique. Juste.
10. En décembre, elle a **épuré** son compte. Faux : **apuré**.

Vous devez faire attention de ne pas écrire un mot pour un autre. Pour éviter cela, vous pouvez établir une liste de paronymes*.

## Exercice 6

1. Je dois travailler pour gagner de l'argent afin d'acheter une voiture bleu turquoise.
2. J'irai voir ce film à la une en ce moment.
3. L'association, créée récemment avec un nom farfelu, est d'une utilité publique.
4. L'ordinateur d'une grande marque a une coque amusante.
5. Il attend sa venue par ce train en retard.
6. Le livre lu dernièrement m'a plu à cause de son humour.

Vous pouvez utiliser des infinitifs plutôt qu'un verbe conjugué, ainsi que des nominalisations**. Quand il s'agit de propositions relatives, comme « qui est bleu turquoise », donnez directement l'adjectif. Ces deux moyens vous permettent d'alléger et de synthétiser vos phrases et ainsi de respecter le nombre de mots demandés dans l'épreuve du résumé.

* paronymes : mots aux sonorités assez proches.

** nominalisation : emploi du nom associé au verbe, ex. : « venue » pour « venir ».

## Exercice 7

1. œuvrer
2. donner un coup de main
3. étudier
4. cultiver
5. peaufiner
6. exercer
7. préoccuper

Les synonymes doivent être bien choisis, car ils sont à utiliser dans un contexte précis. Ils ne sont pas tous interchangeables.

## Exercice 8

1. L'élève note ses leçons sur le cahier puis il l'apporte à la maison.
2. La voiture vue à la télévision est électrique et elle bénéficie du bonus.
3. La table sur laquelle je travaille est très encombrée.
4. Le coussin est confortable, d'ailleurs je dors avec.

Ces phrases sont moins lourdes et l'utilisation des pronoms permet d'employer moins de mots, ce qui s'avérera très important pour la suite.

## Exercice 9

1. Paul utilise-t-il des jumelles pour observer Marie ou observe-t-il Marie qui détient des jumelles ?
2. L'infirmière ferme-t-elle la porte ou l'infirmière, d'un tempérament ferme, porte-t-elle une chose ou une personne (désignée au féminin) ?
3. Cet avocat est-il un fruit ou un professionnel du droit ?
4. Lesquels parlent beaucoup : les parents ou les garçons ?
5. Qui est dans son jardin : Marie ou le voisin ?
6. De qui Emma regrette-t-elle l'absence : de Léa ou de sa fille ?

## Exercice 10

Préparant actuellement le concours d'infirmier, je recherche un stage afin de pouvoir argumenter lors de l'entretien. De plus, cela confirmerait mon choix d'études. Je suis très motivée et j'espère que vous donnerez une suite favorable à ma demande.

# MATHÉMATIQUES

Partie 6

# 1 La numération

## 1 Nombres et chiffres

Les chiffres en mathématiques sont l'équivalent des lettres de l'alphabet en français.

Il y a dix chiffres :

0, 1, 2, 3, 4, 5, 6, 7, 8 et 9.

Ces dix chiffres permettent d'écrire tous les nombres.

**Exemple :** 5 239 est un nombre composé de 4 chiffres : 5, 2, 3 et 9.

### 1.1 Nombres entiers

Un **nombre entier** est un nombre qui est composé d'un chiffre ou une suite de chiffres que l'on peut écrire **sans virgule**, par exemple 5 ; 13 ou 236.

Dans notre système de numération, chaque chiffre a une valeur différente selon sa position dans le nombre.

▶ **Tableau de numération**

| Millions | | | Milliers | | | | | |
|---|---|---|---|---|---|---|---|---|
| Centaines | Dizaines | Unités | Centaines | Dizaines | Unités | Centaines | Dizaines | Unités |
| | | | | | | | | |

Quand un nombre entier est composé d'une suite de plusieurs chiffres, on les regroupe par paquet de trois en commençant par les unités.

**Exemple :** on n'écrit pas 3256859 mais 3 256 859.

**Remarque**

Un nombre **entier naturel** est un nombre **positif**.

Un nombre **entier relatif** est un nombre **positif ou négatif**, car il est positionné par rapport à zéro (relatif à zéro).

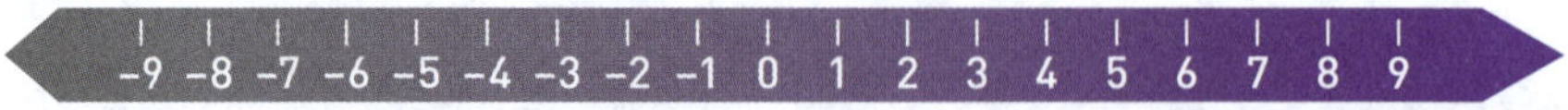


**! Attention** Tout nombre entier naturel peut s'écrire sous la forme d'un nombre décimal. En effet, le nombre entier 12 peut s'écrire 12,00 et peut être alors considéré comme un nombre décimal.

## 1.2 Nombres décimaux

Un **nombre décimal** est un nombre composé d'une suite de plusieurs chiffres qui sont séparés par une **virgule**, par exemple 1,3 ; 5,02 ou 236,236.

Les nombres décimaux permettent d'écrire des nombres compris entre deux nombres entiers.

**Exemples :** 10,32 est compris entre 10 et 11. 42,53 est compris entre 42 et 43.

**Remarque**

Dans un nombre décimal, la **partie entière** est située à gauche de la virgule, la **partie décimale** est située à droite de la virgule.

**▶ Tableau de numération**

| Milliers | Centaines | Dizaines | Unités | Dixièmes | Centièmes | Millièmes |
|---|---|---|---|---|---|---|
| | 1 | 2 | 6, | 3 | 1 | 5 |

**Exemple**

126,315 est un nombre décimal. Sa partie entière est 126 unités et sa partie décimale est 0,315 ou 315 millièmes.

# 2 Arrondi

On peut décomposer un nombre décimal **abcd,efg** ainsi :

| Milliers | Centaines | Dizaines | Unités | Dixièmes | Centièmes | Millièmes |
|---|---|---|---|---|---|---|
| a | b | c | d, | e | f | g |

**Exemple :** soit le nombre 2 435,326. Ce nombre se décompose de la manière suivante :

| Milliers | Centaines | Dizaines | Unités | Dixièmes | Centièmes | Millièmes |
|---|---|---|---|---|---|---|
| 2 | 4 | 3 | 5, | 3 | 2 | 6 |

Arrondir un nombre à une précision demandée (millier, centaine, etc.), c'est donner la valeur la plus proche de ce nombre en « supprimant » tous les chiffres plus petits, c'est-à-dire ceux qui sont à la droite de la précision demandée.

Pour que le résultat soit le plus juste possible, on tient compte de la valeur du chiffre plus petit immédiatement à droite :

- Si ce chiffre est égal à 0 ou 1 ou 2 ou 3 ou 4, on garde la valeur de la précision.
- Si ce chiffre est égal à 5 ou 6 ou 7 ou 8 ou 9, on ajoute 1 à la valeur de la précision.

### Précision demandée

Arrondir à l'unité près → aucun chiffre après la virgule.
Arrondir au dixième près → 1 chiffre après la virgule.
Arrondir au centième près → 2 chiffres après la virgule.
Arrondir au millième près → 3 chiffres après la virgule.

### Exemple

On veut arrondir 2 435,326 à l'**unité près** (pas de chiffres derrière la virgule).
Je dois donc m'arrêter à 2 435 où **5** est la valeur de la précision.
Après cette valeur, il y a le chiffre 3 (donc < 5), on garde la valeur de la précision 5.

**Conclusion** : 2 435,326 arrondi à l'unité est **2 435**.

**Précisions** :

au millième près : 2 435,326
au centième près : 2 435,33
au dixième près : 2 435,3
à la dizaine près : 2 440
à la centaine près : 2 400
au millier près : 2 000

# L'addition

# 2

> On appelle **somme**, le résultat d'une addition.

Quand on effectue une addition, on peut additionner dans l'ordre que l'on veut. Mais il est préférable de mettre le plus grand nombre en premier puis d'aller en décroissant.

> **Exemple :** 25 + 65,02 + 12 = 25 + 12 + 65,02 = 12 + 25 + 62,02 = 12 + 62,05 + 25…
>
> Avec le conseil : 62,05 + 25 + 12.

## 1 Nombres entiers

$$\begin{array}{rcccc} & 3 & 0 & 2 & 5 \\ + & & 2 & 8 & 5 \\ + & & & 2 & 5 \\ \hline \end{array}$$

Pour poser une addition, on place d'abord les nombres les uns en dessous des autres en alignant bien les chiffres des unités, des dizaines, des centaines, etc., **les uns en dessous des autres**, puis on place le signe + et on trace un trait comme ci-contre.

285 + 3 025 + 25 = 3 025 + 285 + 25

Puis on additionne les chiffres des unités (colonne de droite) : 5 + 5 + 5 = 15

$$\begin{array}{rcccc} & 3 & 0 & \mathbf{2^1} & \mathbf{5} \\ + & & 2 & 8 & \mathbf{5} \\ + & & & 2 & \mathbf{5} \\ \hline & & & & \mathbf{5} \end{array}$$

On pose 5 sous la colonne et on place 1 en retenue dans la colonne des dizaines.

$$\begin{array}{rcccc} & 3 & \mathbf{0^1} & \mathbf{2^1} & 5 \\ + & & 2 & \mathbf{8} & 5 \\ + & & & \mathbf{2} & 5 \\ \hline & & & \mathbf{3} & 5 \end{array}$$

Colonne des dizaines : 1 + 2 + 8 + 2 = 13

On pose 3 sous la colonne et on place 1 en retenue dans la colonne des centaines.

$$\begin{array}{rcccc} & 3 & \mathbf{0^1} & 2 & 5 \\ + & & \mathbf{2} & 8 & 5 \\ + & & & 2 & 5 \\ \hline & & \mathbf{3} & 3 & 5 \end{array}$$

Colonne des centaines : 0 + 1 + 2 = 3

$$\begin{array}{rcccc} & 3 & 0 & 2 & 5 \\ + & & 2 & 8 & 5 \\ + & & & 2 & 5 \\ \hline & 3 & 3 & 3 & 5 \end{array}$$

On pose 3 sous la colonne des centaines.

Colonne des milliers : 3 + 0 (il y a rien devant 285) + 0 (il y a rien devant 25)

On pose 3 sous la colonne des milliers

3025 + 285 + 25 = **3335**

## 2 Nombres décimaux

Le principe de l'addition avec des décimaux est le même que le principe de l'addition avec les nombres entiers : **il faut mettre les uns en dessous des autres les chiffres de même rang** (dizaine, unité, dixième, centième, etc.), il faut **mettre les virgules les unes en dessous des autres**.

$$\begin{array}{rcccccc} & 3 & 0, & 9 & 8^1 & \mathbf{6} \\ + & 2 & 9, & 5 & & \\ + & & 1, & 0 & 2 & \mathbf{5} \\ \hline & & & & & \mathbf{1} \end{array}$$

On pose 30,986 + 29,5 + 1,025 = ?

On additionne les chiffres des millièmes (colonne de droite) : 6 + 5 = 11

On pose 1 sous la colonne et on place 1 en retenue dans la colonne des centièmes.

$$\begin{array}{rcccccc} & 3 & 0, & \mathbf{9^1} & \mathbf{8^1} & 6 \\ + & 2 & 9, & 5 & & \\ + & & 1, & 0 & \mathbf{2} & 5 \\ \hline & & & & \mathbf{1} & 1 \end{array}$$

Colonne des centièmes : 1 + 8 + 2 = 11

On pose 1 sous la colonne et on place 1 en retenue dans la colonne des dixièmes.

$$\begin{array}{rcccccc} & 3 & 0^1, & \mathbf{9^1} & 8^1 & 6 \\ + & 2 & 9, & \mathbf{5} & & \\ + & & 1, & \mathbf{0} & 2 & 5 \\ \hline & & & \mathbf{5} & 1 & 1 \end{array}$$

Colonne des dixièmes : 1 + 9 + 5 + 0 = 15

On pose 5 sous la colonne et on place 1 en retenue dans la colonne des unités.

$$\begin{array}{rcccccc} & 3^1 & \mathbf{0^1}, & 9 & 8^1 & 6 \\ + & 2 & \mathbf{9}, & 5 & & \\ + & & \mathbf{1}, & 0 & 2 & 5 \\ \hline & & \mathbf{1}, & 5 & 1 & 1 \end{array}$$

On met la virgule (sous les virgules de l'addition)

Colonne des unités : 1 + 0 + 9 + 1 = 11

On pose 1 sous la colonne et on place 1 en retenue dans la colonne des dizaines.

$$\begin{array}{rcccccc} & \mathbf{3^1} & 0^1, & 9 & 8^1 & 6 \\ + & \mathbf{2} & 9, & 5 & & \\ + & & 1, & 0 & 2 & 5 \\ \hline & \mathbf{6} & 1, & 5 & 1 & 1 \end{array}$$

Colonne des dizaines : 1 + 3 + 2 = 6

30,986 + 29,5 + 1,025 = **61,511**

# La soustraction 3

On appelle **différence**, le résultat d'une soustraction.

## 1 Nombres entiers

$$\begin{array}{rcccc} & 1 & 5 & 2 & {}_{1}3 \\ - & & 6 & 2_{1} & 5 \\ \hline & & & & 8 \end{array}$$

Pour poser une soustraction, on place d'abord le plus grand nombre au-dessus en alignant bien les chiffres des unités, des dizaines, des centaines etc., **les uns en dessous des autres**, puis on place le signe « – » et on trace un trait comme ci-contre.

On pose 1 523 – 625 = ?

$$\begin{array}{rcccc} & 1 & 5 & {}_{1}2 & {}_{1}3 \\ - & & {}_{1}6 & 2_{1} & 5 \\ \hline & & & 9 & 8 \end{array}$$

Puis on soustrait les chiffres des unités (colonne de droite) :

3 – 5 → impossible. Il faut ajouter une dizaine au niveau du 3 (1re retenue) et 1 au niveau du 2 (2e retenue) au niveau de la 2e ligne/colonne des dizaines.

**!** **Attention** La 1re retenue au niveau du 3 le transforme en 13 et la 2e retenue au niveau du 2 se rajoute à 2 pour donner 3 !

$$\begin{array}{rcccc} & 1 & 5 & {}_{1}2 & {}_{1}3 \\ - & & {}_{1}6 & 2_{1} & 5 \\ \hline & & 8 & 9 & 8 \end{array}$$

Colonne des unités : 13 – 5 = 8. On pose 8 en bas de la colonne des unités.

Colonne des dizaines : 2 – 3 → impossible donc on fait comme dans la 1re étape : 12 – 3 = 9. Il ne faut pas oublier de mettre une retenue au 6 de la colonne des centaines. On pose 9 en bas de la colonne des dizaines.

Deux dernières colonnes : 15 – (6 + 1) = 8. On pose 8 en bas de la colonne des centaines.

1 523 – 625 = **898**.

**?** **Conseil** Pour vérifier son calcul, faire 898 + 625 pour retrouver 1 523.

## 2 Nombres décimaux

Le principe de la soustraction avec des décimaux est le même que le principe de la soustraction avec les nombres entiers : **il faut mettre les uns en dessous des autres les chiffres de même rang** (dizaine, unité, dixième, centième, etc.), il faut **mettre les virgules les unes en dessous des autres**.

On pose 1 025,21 – 816,14.

Puis on soustrait les chiffres des centièmes (colonne de droite) :

| | | | | | | | |
|---|---|---|---|---|---|---|---|
| | 1 | 0 | 2 | 5 | , | 2 | $_1$**1** |
| – | | 8 | 1 | 6 | , | 1$_1$ | **4** |
| | | | | | | | **7** |

1 – 4 → impossible. Il faut ajouter une dizaine au niveau du 1 (1re retenue) et 1 au niveau du 1 (2e retenue) au niveau de la 2e ligne/colonne des dixièmes.

Colonne des centièmes : 11 – 4 = 7.

On pose 7 en bas de la colonne des centièmes.

| | | | | | | | |
|---|---|---|---|---|---|---|---|
| | 1 | 0 | 2 | $_1$5 | , | **2** | $_1$1 |
| – | | 8 | 1 | 6 | , | **1**$_1$ | 4 |
| | | | | | , | **0** | 7 |

Colonne des dixièmes : 2 – 2 = 0.

On pose 0 en bas de la colonne des dixièmes.

On pose la virgule, en dessous des autres virgules.

| | | | | | | | |
|---|---|---|---|---|---|---|---|
| | 1 | 0 | 2 | $_1$**5** | , | **2** | $_1$1 |
| – | | 8 | 1$_1$ | **6** | , | **1**$_1$ | 4 |
| | | | | **9** | , | **0** | 7 |

Colonne des unités : 5 – 6 → impossible donc on fait comme dans la 1re étape : 15 – 6 = 9.

On pose 9 en bas de la colonne des unités.

| | | | | | | | |
|---|---|---|---|---|---|---|---|
| | 1 | 0 | **2** | $_1$5 | , | 2 | $_1$1 |
| – | | 8 | **1**$_1$ | 6 | , | 1$_1$ | 4 |
| | | | **0** | **9** | **,** | **0** | 7 |

Colonne des dizaines : 2 – 2 = 0.

On pose 0 en bas de la colonne des dizaines.

Deux dernières colonnes : 10 – 8 = 2.

On pose 2 en bas de la colonne des centaines.

| | | | | | | | |
|---|---|---|---|---|---|---|---|
| | **1** | **0** | 2 | $_1$5 | , | 2 | $_1$1 |
| – | | **8** | 1$_1$ | 6 | , | 1$_1$ | 4 |
| | | **2** | **0** | **9** | **,** | **0** | 7 |

1 025,21 – 816,14 = **209,07**.

**Conseil** Pour vérifier son calcul, faire 209,07 + 816,14 pour retrouver 1 025,21.

## 3 Suite d'additions et de soustractions

Cela concerne des nombres entiers ou décimaux, ou les deux. Ce genre de calculs se voit souvent dans les problèmes.

**Conseil** Faire la somme de tout ce qui s'ajoute et la somme de tous ce qui s'enlève. Puis faire la soustraction des deux résultats précédents.

# La multiplication

# 4

On appelle **produit**, le résultat d'une multiplication.

## 1 Multiplier deux nombres entiers

$$\begin{array}{rrr} 4 & 5 & 2 \\ \times & 3 & 2 \\ \hline & & 4 \end{array}$$

On pose 452 x 32 = ?

On place le nombre qui a le plus de chiffres (452) en haut.

$$\begin{array}{rrr} 4^1 & 5 & 2 \\ \times & 3 & 2 \\ \hline & 0 & 4 \end{array}$$

On commence par multiplier le chiffre des unités avec CHACUN des chiffres du nombre d'en haut en commençant par les unités puis en progressant jusqu'aux dizaines, centaines, milliers.

$$\begin{array}{rrrl} 4^1 & 5 & 2 & \\ \times & 3 & 2 & \\ \hline 9 & 0 & 4 & \leftarrow 2 \times 452 \end{array}$$

$$\begin{array}{rrr} 4 & 5 & 2 \\ \times & 3 & 2 \\ \hline 9 & 0 & 4 \\ & 6 & 0 \end{array}$$

Si on doit multiplier le chiffre des dizaines, on écrit un 0 de décalage, puis on multiplie le chiffre des dizaines avec chacun des chiffres du nombre d'en haut.

$$\begin{array}{rrr} 4^1 & 5 & 2 \\ \times & 3 & 2 \\ \hline 9 & 0 & 4 \\ 5 & 6 & 0 \end{array}$$

$$\begin{array}{rrrrrl} & & 4^1 & 5 & 2 & \\ & & \times & 3 & 2 & \\ \hline & & 9 & 0 & 4 & \\ + & 1 & 3 & 5 & 6 & 0 \leftarrow 3 \times 452 \\ \hline & 1 & 4 & 4 & 6 & 4 \leftarrow 904 + 13\,560 \end{array}$$

On additionne les deux lignes.

452 × 32 = **14 464**

Mathématiques

## 2 Multiplier un nombre entier et un nombre décimal

On pose 0,73 × 23 = ?

On ne se préoccupe pas encore de la virgule, on note simplement le nombre de chiffres après la virgule. On effectue toutes les étapes de la multiplication comme ci-dessus : on place le nombre qui a le plus de chiffres (0,73) en haut.

| | | | | | | |
|---|---|---|---|---|---|---|
| **2 chiffres après la virgule →** | | | $0^{21}$ | , | 7 | 3 |
| | | | × | | 2 | 3 |
| 3 × 73 → | | | 2 | | 1 | 9 |
| 2 × 73 → | + | 1 | 4 | | 6 | 0 |
| 219 + 1 460 → | | 1 | 6 | | 7 | 9 |
| **2 chiffres après la virgule →** | | 1 | 6 | , | 7 | 9 |

On commence par multiplier le chiffre des unités avec TOUS les chiffres du nombre d'en haut en commençant par les unités etc.
On additionne les deux lignes.
On compte le nombre de chiffres après la virgule : 2
On reporte la virgule au résultat de façon à avoir le même nombre de chiffres après la virgule que dans le nombre décimal de départ.
0,73 × 23 = 16,79.

## 3 Multiplier deux nombres décimaux

On pose 21,025 × 2,3 =

On ne se préoccupe pas de la virgule. On effectue toutes les étapes de la multiplication : on place le nombre qui a le plus de chiffres (21,025) en haut. On commence par multiplier le chiffre des unités avec TOUS les chiffres du nombre d'en haut en commençant par les unités etc.

Je compte le nombre de chiffres après la virgule dans la 1re ligne : **3**.

Je compte le nombre de chiffres après la virgule dans la 2e ligne : **1**.

On additionne les deux lignes.

| | | | | | | | |
|---|---|---|---|---|---|---|---|
| **3 chiffres après la virgule →** | | 2 | 1 | , | 0 | $2^{11}$ | 5 |
| **1 chiffre après la virgule →** | × | | | | 2 | , | 3 |
| 3 × 21 025 → | | | 6 | 3 | 0 | 7 | 5 |
| 2 × 21 025 → | + | 4 | 2 | 0 | 5 | 0 | 0 |
| 63 075 + 420 500 → | | 4 | 8 | 3 | 5 | 7 | 5 |
| **3 + 1 = 4 chiffres après la virgule →** | 4 | 8 | , | 3 | 5 | 7 | 5 |

Je reporte la virgule au résultat de façon à avoir le même nombre de chiffres après la virgule que dans les nombres décimaux de départ.

## 4 Multiplier un nombre naturel par 10 ; 100 ou 1 000

Il n'est pas nécessaire de poser ces opérations, il suffit d'ajouter autant de zéros à la fin du nombre que les zéros contenus par le multiplicateur. S'il y a une virgule, on la décale d'autant de rangs vers la droite que de zéros dans le multiplicateur.

**Exemples**

**1)** 39 × **10** = 39**0**

**2)** 256 × **100** = 25**600**

**3)** 12 × **1 000** = 12**000**

**4)** 2**,5** × **10** = **25**

**5)** 32**,256** × **100** = 3 225**,6**

**6)** 0**,0025** × **1 000** = 2**,5**

## 5 Multiplier un nombre naturel par 0,1 ; 0,01 ou 0,001

Il n'est pas nécessaire de poser ces opérations.

**! Attention** Il faut savoir que : 0,1 = 1/10 ; 0,01 = 1/100 et 0,001 = 1/1 000.

Cela revient à diviser respectivement par 10, 100 ou 1 000. Il faut toutefois garder cette écriture « 38 × 0,1 = 38/10 = 3,8 » pour montrer la logique du calcul !

**Exemples**

**1)** 38 **× 0,1** = 38/**10** = 3,8

**2)** 423 **× 0,01** = 423/**100** = 4,23

**3)** 3 **× 0,001** = 3/**1 000** = 0,003

**4)** 3,5 **× 0,1** = 3,5/**10** = 0,35

**5)** 4,23 **× 0,01** = 4,23/**100** = 0,0423

**6)** 35,25 **× 0,001** = 35,25/**1 000** = 0,03525

**Remarque**

Si on a une suite de multiplications (plus de 2), on ne peut pas multiplier tout d'un coup comme on pourrait le faire avec des additions ou des soustractions. **Il faut faire une multiplication à la fois**.

**Exemple**

25 × 10 × 0,345 × 137 = ?

On doit faire trois opérations pour avoir le résultat.

25 × 10 = 250 ; 0,345 × 137 = 47,265 et 250 × 47,265 = 11 816,25

**Il n'y a pas d'ordre dans le choix des opérations**. On aurait pu faire :

25 × 137 = 3 425 ; 0,345 × 10 = 3,45 et 3 425 × 3,45 = 11 816,25

Ou : 25 × 0,345 = 8,625 ; 137 × 10 = 1 370 et 8,625 × 1 370 = 11 816,25

# 5 La division

On appelle **quotient**, le résultat d'une division.
Quand on divise 235 par 22 : 235 est le **dividende** et 22 est le **diviseur**.

## 1 Diviser deux nombres entiers (quotient entier)

On pose : $1\,024 \div 4 = ?$

**Étape 1** : Division de 10 par 4 et calcul du reste (**quotient 2 reste 2**)

| | | | | | |
|---|---|---|---|---|---|
| | 1 | 0 | 2 | 4 | 4 |
| − | | **8** | | | **2** |
| | | **2** | | | |

**Étape 2** : On descend 2. Division de 22 par 4 avec calcul du reste (**quotient 5 reste 2**)

| | | | | | |
|---|---|---|---|---|---|
| | 1 | 0 | 2 | 4 | 4 |
| − | | 8 | ↓ | | 2 **5** |
| | | 2 | **2** | | |
| − | | **2** | **0** | | |
| | | | **2** | | |

**Étape 3** : On descend 4. Division de 24 par 4 et calcul du reste (**quotient 6, reste 0**)

| | | | | | |
|---|---|---|---|---|---|
| | 1 | 0 | 2 | 4 | 4 |
| − | | 8 | ↓ | ↓ | 2 5 **6** |
| | | 2 | 2 | | |
| − | | 2 | 0 | | |
| | | | 2 | **4** | |
| − | | | **2** | **4** | |
| | | | | **0** | |

**Conclusion** : Dans la division de 1 024 par 4, le **quotient est 256** et le reste 0.

## 2 Diviser deux nombres entiers (quotient décimal)

On pose : $327 \div 5 = ?$

**Étape 1** : Division de 32 par 5 et calcul du reste (**quotient 6 reste 2**).

| | | | | |
|---|---|---|---|---|
| | 3 | 2 | 7 | 5 |
| − | **3** | **0** | | **6** |
| | | **2** | | |

**Étape 2** : On descend 7. Division de 27 par 5 avec calcul du reste (**quotient 5 reste 2**).

```
    3 2 7 | 5
  - 3 0 ↓ |-----
  -----   | 6 5
      2 7 |
    - 2 5 |
    ------|
        2 |
```

**Étape 3** : Tous les chiffres on été descendus, **on descend un zéro**, **on met une virgule au niveau du quotient**. Division de 20 par 5 et calcul du reste (**quotient 4, reste 0**).

```
    3 2 7     | 5
  - 3 0 ↓     |---------
  -----     | | 6 5, 4
      2 7   | |
    - 2 5   ↓ |
    ----------|
        2 0   |
      - 2 0   |
      --------|
          0   |
```

**Conclusion** : Dans la division de 327 par 5, le **quotient est 65,4** et le reste 0.

## 3 Diviser un nombre décimal par un nombre entier

On pose : 45,75 ÷ 25 = ?

**Étape 1** : Division de 45 par 25 et calcul du reste (**quotient 1 reste 20**).

```
    4 5, 7 5 | 2 5
  - 2 5      |------
  --------   | 1
    2 0      |
```

**Étape 2** : On descend 7 **qui est derrière la virgule, on met une virgule au niveau du quotient**. Division de 207 par 25 avec calcul du reste (**quotient 8 reste 7**).

```
    4 5, 7 5 | 2 5
  - 2 5  ↓   |------
  --------   | 1, 8
    2 0  7   |
  - 2 0  0   |
  --------   |
         7   |
```

**Étape 3** : On descend 5. Division de 75 par 25 et calcul du reste (**quotient 3, reste 0**).

```
    4 5, 7 5 | 2 5
  - 2 5  ↓   |---------
  --------  || 1, 8 3
    2 0  7  ||
  - 2 0  0  ↓|
  -----------|
         7 5 |
       - 7 5 |
       ------|
           0 |
```

**Conclusion** : Dans la division de 45,75 par 25, le **quotient est 1,83** et le reste 0.

## 4 Diviser un nombre entier par un nombre décimal

On pose : 8,31 ÷ 1,5 = ?

**Étape 0** : je ne peux pas diviser avec un nombre décimal, il faut le transformer en nombre entier.

Dans 1,5, il y a 1 chiffre après la virgule, je dois le multiplier par 10 : 1,5 × 10 = 15.

Mais attention, je dois aussi multiplier le dividende par 10 ! 8,31 × 10 = 83,1.

Maintenant, je peux faire la division : 83,1 ÷ 15 = ?

**Étape 1** : division de 83 par 15 et calcul du reste (**quotient 5 reste 8**).

```
  8 3, 1 | 1 5
- 7 5    |-----
------   | 5
    8    |
```

**Étape 2** : On descend 1 **qui est derrière la virgule, on met une virgule au niveau du quotient**. Division de 81 par 15 avec calcul du reste (**quotient 5 reste 6**).

```
  8 3, 1 | 1 5
- 7 5  ↓ |-----
-------- | 5, 5
    8  1 |
  - 7  5 |
  ------ |
       6 |
```

**Étape 3** : On ne veut pas de reste, alors on descend 0 (Bien entendu, on a déjà mis la virgule au niveau du quotient !). Division de 60 par 15 et calcul du reste (**quotient 4, reste 0**).

```
  8 3, 1     | 1 5
- 7 5  ↓     |------
--------  |  | 5, 5 4
    8  1  |  |
  - 7  5  ↓  |
  ---------- |
       6  0  |
     - 6  0  |
     ------- |
          0  |
```

**Conclusion** : dans la division de 8,31 par 1,5, le **quotient est 5,54** et le reste 0.

> **Conseil** Pour vérifier son calcul, faire 5,54 × 15 pour retrouver 83,1.

## 5 Diviser un nombre naturel par 10 ; 100 ou 1 000

On enlève autant de zéros à la fin du nombre que les zéros contenus par le diviseur. S'il y a une virgule, on la décale d'autant de rangs vers la gauche que de zéros dans le diviseur.

**Exemples**

**1)** 43 / **10** = 4,**3** **2)** 129 / **100** = 1,**29** **3)** 17 / **1000** = 0,**017**
**4)** 3,8 / **10** = 0,**38** **5)** 3 200 / **100** = **32**

## 6 Diviser un nombre naturel par 0,1 ; 0,01 ou 0,001

! **Attention** Il faut savoir que : 0,1 = 1/10 ; 0,01 = 1/100 et 0,001 = 1/1 000.

**Cela revient à multiplier respectivement par 10 ; 100 ou 1 000**.

**Exemples**

**1)** 27/**0,1** = 27 × **10** = 270 **2)** 136/**0,01** = 136 × **100** = 13 600
**3)** 8/**0,001** = 8 × **1 000** = 8 000

Mathématiques

# 6 Les fractions

## 1 Introduction

Les fractions vont être utilisées dans les calculs se portant sur les 4 opérations.

Le quotient de a par b (a et b étant des entiers et b est différent de 0) est noté :

$$\frac{\mathbf{a}}{\mathbf{b}} = \frac{\textbf{numérateur}}{\textbf{dénominateur}}$$

### 1.1 Comment lire une fraction ?

- 2/7 et $\frac{2}{7}$, c'est la même chose.

  Se lit deux-septième.

- 1/2 se lit un-demi ;
- 1/3 se lit un-tiers ;
- 1/4 se lit un-quart.

### 1.2 Quelques propriétés

$$\frac{a}{a} = 1 \ ; \frac{0}{a} = 0 \ ; \frac{a}{b} = a \times \frac{1}{b} \ ; \frac{a}{b} = \frac{c}{d} \Leftrightarrow a \times d = b \times c$$

## 2 Additionner ou soustraire deux fractions

**! Attention** Il faut avoir le **même dénominateur** !

- 1er cas : on a le même dénominateur

$$\frac{a}{c} + \frac{b}{c} = \frac{a+b}{c} \text{ et } \frac{a}{c} - \frac{b}{c} = \frac{a-b}{c}$$

> **Exemple :** Calculer $\frac{4}{5} + \frac{3}{5}$.
>
> On a le même dénominateur, on peut donc faire la somme des numérateurs.
>
> $$\frac{4}{5} + \frac{3}{5} = \frac{4+3}{5} = \frac{7}{5}$$

- 2e cas : on n'a pas le même dénominateur

Il faut trouver un dénominateur commun à b et d (b × d en est un, par exemple).

$$\frac{a}{b} + \frac{c}{d} = \frac{a \times d + c \times b}{b \times d} \text{ et } \frac{a}{b} - \frac{c}{d} = \frac{a \times d - c \times b}{b \times d}$$

**Exemple :** Calculer $\frac{4}{5} - \frac{1}{2}$.

Il faut trouver un dénominateur commun. Le premier dénominateur qui nous vient à l'esprit est 10.

$$\frac{4}{5} - \frac{1}{2} = \frac{4 \times 2}{5 \times 2} - \frac{1 \times 5}{2 \times 5} = \frac{8}{10} - \frac{5}{10} = \frac{8-5}{10} = \frac{3}{10}$$

## 3 Multiplier deux fractions

$$\frac{a}{b} \times \frac{c}{d} = \frac{a \times c}{b \times d}$$

Dans ce cas de figure, nous pouvons faire des simplifications. Mais **uniquement quand il y a des multiplications entre les fractions** !

$$\frac{a}{c} \times \frac{c}{d} = \frac{a}{e} \times \frac{e}{d} = \frac{a}{d}$$

**Exemple :** Calculer $\frac{3}{7} \times \frac{7}{5}$.

On devrait faire le produit des numérateurs et le produit des dénominateurs. Mais on regarde tout d'abord si on peut simplifier.

$$\frac{3}{\cancel{7}} \times \frac{\cancel{7}}{5} = \frac{3}{5}$$

**Remarque**

Dans ce cas, nous pouvons arriver au résultat « sans effort », par simplifications successives.

## 4 Diviser deux fractions

On multiplie par l'inverse de la fraction qui est au dénominateur.

**Soit la fraction située au dénominateur $\frac{c}{d}$, son inverse est $\frac{d}{c}$.**

$$\frac{\frac{a}{b}}{\frac{c}{d}} = \frac{a}{b} \times \frac{d}{c} = \frac{a \times d}{b \times c}$$

**Exemple :** Calculer $\frac{5}{6} \div \frac{2}{3}$.

On peut aussi simplifier avant de calculer.

$$\frac{5}{6} \div \frac{2}{3} = \frac{5}{6} \times \frac{3}{2} = \frac{5}{2 \times 3} \times \frac{3 \times 1}{2} = \frac{5 \times 1}{2 \times 2} = \frac{5}{4}$$

**Attention** L'inverse de $\frac{c}{d}$ est $\frac{d}{c}$. L'opposé de $\frac{c}{d}$ est $-\frac{c}{d}$.

# 5 Fraction irréductible

## 5.1 Quelques définitions

- Une fraction irréductible est une fraction que l'on ne peut pas simplifier.
- Un nombre premier admet exactement deux diviseurs : 1 et lui-même.

**Exemple de fraction irréductible**

$\frac{7}{5}$ est une fraction irréductible, car 7 et 5 n'ont pas de diviseur commun, sauf 1.

## 5.2 Décomposition en produit de facteurs premiers

Cette décomposition est très utile pour simplifier une fraction ou un produit de fractions.

### *a. Simplifier une fraction*

**Exemple :** $\frac{84}{16} = \frac{2 \times 2 \times 3 \times 7}{2 \times 2 \times 2 \times 2} \rightarrow \frac{\cancel{2} \times \cancel{2} \times 3 \times 7}{\cancel{2} \times \cancel{2} \times 2 \times 2} = \frac{21}{4}$

Si le nombre est pair, on divise par 2, puis on continue ainsi de suite par 2. Si ce n'est plus divisible par 2, on prend 3, puis 5, 7, etc. On obtient **ainsi une fraction irréductible**.

### *b. Simplifier un produit de fractions*

**Exemple :** $\frac{25}{12} \times \frac{6}{15} \times \frac{30}{9} = \frac{\cancel{5} \times 5 \times \cancel{2} \times \cancel{3} \times \cancel{3} \times \cancel{2} \times 5}{\cancel{2} \times \cancel{2} \times \cancel{3} \times \cancel{3} \times \cancel{5} \times 3 \times 3} = \frac{5 \times 5}{3 \times 2} = \frac{25}{9}$

Il est plus intéressant de simplifier dès le début qu'après avec $\frac{4\,500}{1\,620}$, le résultat du produit au numérateur et au dénominateur.

# La proportionnalité et les pourcentages

# 7

## 1 Proportionnalité

Dans bon nombre de questions, on retrouve la proportionnalité ainsi qu'un calcul élémentaire : « la règle de trois » ou « produit en croix ». Cette règle permet de résoudre des problèmes de pourcentages, d'échelles, de vitesses, de distances et conversions d'unités.

### 1.1 Définition

Deux **grandeurs** sont **proportionnelles** lorsque les valeurs de l'une peuvent être obtenues en multipliant les valeurs de l'autre par un nombre fixe appelé coefficient de proportionnalité.

#### Exemple : la consommation d'essence d'une automobile

| Distance (km) | 100 | 200 | 400 | 1 |
|---|---|---|---|---|
| Consommation d'essence (L) | 5 | 10 | 20 | 0,05 |

Quand la distance est multipliée par 2, la consommation d'essence l'est aussi.

La consommation d'essence est donc **proportionnelle à la distance**. La consommation d'essence et la distance sont deux **grandeurs proportionnelles**.

#### Remarque

Par colonne, on peut passer de la 1$^{re}$ ligne (distance) à la 2$^{e}$ ligne (consommation d'essence) en multipliant par 0,05 (qui est la consommation d'essence pour un km). On dit que le **coefficient de proportionnalité** est 0,05.

### 1.2 Déterminer une quatrième proportionnelle

Quand nous avons un tableau à 4 cellules et nous ne connaissons que 3 éléments sur 4, il faut chercher la **quatrième proportionnelle**.

| Distance (km) | 100 (a) | 175 (b) |
|---|---|---|
| Consommation d'essence (L) | 5 (c) | ? (d) |

**Produit en croix ou règle de trois** :

Si deux grandeurs sont constituées de deux valeurs, respectivement (a, b) et (c, d), et si elles sont proportionnelles, alors :

Mathématiques

$$\frac{\mathbf{a}}{\mathbf{c}} = \frac{\mathbf{b}}{\mathbf{d}} \quad \text{ou} \quad \frac{\mathbf{c}}{\mathbf{a}} = \frac{\mathbf{d}}{\mathbf{b}}$$

En effectuant la règle de trois, on obtient une égalité équivalente : $\mathbf{a} \times \mathbf{d} = \mathbf{b} \times \mathbf{c}$

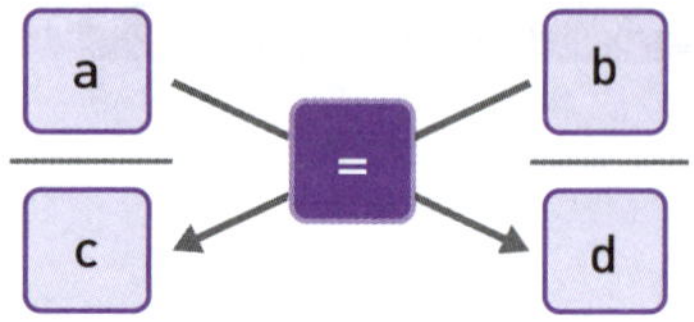


| Distance (km) | 100 | 175 |
|---|---|---|
| Consommation d'essence (L) | 5 | **d** |

$$100 \times \mathbf{d} = 5 \times 175 \text{ donc } \mathbf{d} = \frac{5 \times 175}{100} = 8{,}75 \text{ L}$$

## 1.3 Les problèmes de vitesse/débit

### Exemple

Pour remplir un bassin, on utilise un simple robinet qui a un débit de 90 L/min. Sachant qu'il est plein après 45 min, quel est le volume (V) du bassin ?

| Volume en L | Temps en min |
|---|---|
| 90 | 1 |
| V | 45 |

$V = 45 \times 90 = 45/90 =$ **4 050 litres**

## 1.4 Le problème type « des ouvriers »

C'est ce que l'on appelle la **proportionnalité inverse**.

**Exemple :** 30 ouvriers ont creusé une tranchée en 96 heures. Combien de temps 24 de ces ouvriers auraient-ils mis pour effectuer le même travail ?

Bien entendu, **dans ce cas, on ne peut pas faire le produit en croix** ! Regardez pourquoi :

30 ouvriers $\rightarrow$ 96 h donc $x = \dfrac{96 \times 24}{30} = 76{,}8$ h.

24 ouvriers $\rightarrow x$

Vous voyez qu'il y a un problème, car en considérant que tous les ouvriers travaillent de la même façon individuellement, ce n'est pas logique que 24 ouvriers fassent le même travail en moins de temps qu'avec plus d'ouvriers (96 h) ; ils devraient logiquement prendre plus de temps pour faire le même travail.

**Proportionnalité inverse** : on passe de 30 ouvriers à 24 ouvriers,

donc $30 \times x = 24$

$$x = \frac{24}{30} = \frac{4}{5}$$

On divise 96 h par ce coefficient **:** $\dfrac{96}{\frac{4}{5}} = 96 \times \dfrac{5}{4} = 24 \times 5 = 120$ h.

**Il faut 120 heures à 24 ouvriers pour creuser la tranchée.**

## 2 Pourcentages

On utilise les pourcentages dans deux situations différentes :

- **Soit pour exprimer le rapport d'une partie à un tout**

**Exemple :** 75 % d'enfants d'une crèche sont des filles.

- **Soit pour exprimer une évolution (augmentation ou réduction)**

**Exemples : 1)** Le prix des carottes a augmenté de 5 %.
**2)** Pour les soldes, une paire de chaussures aura un rabais de 10 %.

### 2.1 Calculer le pourcentage d'une grandeur

**On applique la règle de trois en se rapportant à 100.**

**Exemple :** une entreprise de 210 employés comporte 84 femmes. Quel est le pourcentage de femmes dans cette entreprise ?

| | | |
|---|---|---|
| **Nombre d'employés** | 210 | 100 |
| **Nombre de femmes** | 84 | $x$ |

$x = \dfrac{84 \times 100}{210} = 40$ %. (On peut en déduire : 100 – 40 = 60 % d'hommes.)

**On multiplie directement par le pourcentage considéré.**

**Exemple :** que vaut 15 % de 45 ?
$45 \times 15\ \% = 45 \times \dfrac{15}{100} = \dfrac{675}{100} = 6{,}75$.

### 2.2 Calculer une évolution

**Attention** Une évolution peut être positive avec une augmentation à la clé, mais elle peut aussi être négative, avec une diminution.

#### *a. Calculer une augmentation*

Pour augmenter une quantité de t %, il suffit de la multiplier par $\left(1 + \dfrac{t}{100}\right)$.

**Exemple :** soit 20 € le prix initial ($P_i$) d'un CD. Quel sera son prix final ($P_f$) après une augmentation de 30 % ?

$$P_f = P_i + P_i \times \frac{30}{100} = P_i\left(1 + \frac{30}{100}\right) = 20 \times \frac{2\,600}{100} = 26\ €$$

Toute valeur multipliée par un nombre supérieur à 1 subit une augmentation. On peut donc dire $\mathbf{P_f = P_i \times 1{,}30}$ si on a une augmentation de 30 %.

**Attention** **Des pourcentages de hausses successives ne s'ajoutent pas.**

Mathématiques

**Exemple :** nous avons 2000 € qui vont subir deux hausses successives de chacune 50 %.

$$P_f = 2000 \times 1{,}5 \times 1{,}5 = 2000 \times 2{,}25 = 4500 \text{ €}.$$

En revanche, 50 % + 50 % = 100 % et $P_f = 2000 \times \left(1 + \frac{100}{100}\right) = 2000 \times 2 =$ 4000 €.

### b. Calculer une réduction (remise)

Pour diminuer une quantité de t %, il suffit de la multiplier par $\left(1 - \frac{t}{100}\right)$.

**Exemple :** soit 20 € le prix initial ($P_i$) d'un CD. Quel sera son prix final ($P_f$) après une baisse de 30 % ?

$$P_f = P_i - P_i \times \frac{30}{100} = P_i\left(1 - \frac{30}{100}\right) = 20 \times \frac{70}{100} = \frac{70}{5} = 14 \text{ €}.$$

Toute valeur multipliée par un nombre compris entre 0 et 1 subit une baisse. On peut donc dire $\mathbf{P_f = P_i \times 0{,}70}$ si on a une baisse de 30 %.

**!** Attention **Des pourcentages de baisses successives ne s'ajoutent pas.**

**Exemple :** nous avons 2000 € qui vont subir deux baisses successives de chacune 50 %.

$$P_f = 2000 \times 0{,}5 \times 0{,}5 = 2000 \times 0{,}25 = \frac{2000}{4} = 500 \text{ €}.$$

En revanche, 50 % + 50 % = 100 % et $P_f = 2000 \times \left(1 - \frac{100}{100}\right) = 2000 \times 0 = 0$ €.

### c. Taux d'évolution

Pour calculer le taux d'évolution d'une valeur :

$$\frac{\text{Valeur}_{\text{finale}} - \text{Valeur}_{\text{initiale}}}{\text{Valeur}_{\text{initiale}}} \times 100$$

**Si la valeur est positive, il y a eu une augmentation.**

**Si la valeur est négative, il y a eu une baisse.**

**Exemple : a.** Un bébé qui pesait 2,800 kg à la naissance pèse 2,660 kg à 3 jours.

Calculer le taux d'évolution du poids du bébé entre les deux pesées.

$$\frac{2{,}660 - 2{,}800}{2{,}800} \times 100 = -0{,}05 \times 100 = -5 \text{ \%}$$

Le bébé a perdu 5 % de son poids en 3 jours.

**b.** Une femme enceinte dit avoir pris 11 kg. Son poids en début de grossesse était de 53 kg. Calculer le pourcentage correspondant à sa prise de poids.

Valeur finale = 53 + 11 = 64 kg ; Valeur initiale = 53 kg.

$$\frac{64 - 53}{53} \times 100 \approx 0{,}21 \times 100 = +21 \text{ \%}$$

Le poids de cette femme a augmenté de 21 %.

# Les unités de mesure

# 8

## 1 Unités de masse

**L'unité usuelle est le gramme (g)**. Ses multiples sont le kilogramme (kg), l'hectogramme (hg), le décagramme (dag) et ses sous-multiples sont le décigramme (dg), le centigramme (cg), le milligramme (mg), le microgramme (µg) et le nanogramme (ng).

**▶ Sous forme de tableau**

| kg | hg | dag | g | dg | cg | mg | | | µg | | | ng |
|---|---|---|---|---|---|---|---|---|---|---|---|---|
| | | | | | | | | | γ | | | |
| | | | | 0, | 2 | 3 | 5 | | | | | |
| | | | | | 2 | 3, | 5 | | | | | |

**Ce qu'il faut savoir** :

1 kg = 1 000 g

1 hg = 100 g

1 dag = 10 g

1 dg = 0,1 g = $10^{-1}$ g

1 cg = 0,01 g = $10^{-2}$ g

1 mg = 0,001 g = $10^{-3}$ g

1 µg = $10^{-6}$ g

1 ng = $10^{-9}$ g

**Cas particulier de γ** (gamma) : cette unité est employée pour la prescription de produits tels que l'adrénaline, la dopamine. Elle correspond au µg par kg et par min (µg/kg/min).

**Conversion** : 0,235 dg = 23,5 mg.

**! Attention** Convertir dans la même unité avant d'effectuer une opération.

## 2 Unités de volume et de capacité

### 2.1 Volume

**L'unité usuelle est le mètre cube ($m^3$)**. Son multiple est le décamètre cube ($dam^3$), et ses sous-multiples sont le décimètre cube ($dm^3$), le centimètre cube ($cm^3$) et le millimètre cube ($mm^3$). Ainsi que les **unités de capacité** avec le kilolitre (kL), l'hectolitre (hL), le décalitre (daL), le litre (L), le décilitre (dL), le centilitre (cL), le millilitre (mL) et le microlitre (µL).

### ▶ Sous forme de tableau

| dam³ | | | m³ | | | dm³ | | | cm³ | | | mm³ | | |
|---|---|---|---|---|---|---|---|---|---|---|---|---|---|---|
| | | | | | kL | hL | daL | L | dL | cL | mL | | | µL |
| | | | | | | | | | | | cc | | | |
| | | | | | | | | | | 1 | 2, | 5 | 3 | |
| | | | | | | | | | | 1 | 2 | 5 | 3 | 0 |

**Ce qu'il faut savoir** :

1 dam³ = 1 000 m³

1 dm³ = $10^{-3}$ m³

1 cm³ = $10^{-6}$ m³

1 cc = 1 cm³ = 1 mL

1 mm³ = $10^{-9}$ m³

1 µL = $10^{-6}$ L

**Attention** La correspondance, pour passer du volume à la capacité, est : 1 L = 1 dm³.

Le volume est une grandeur à trois dimensions, c'est pour cela que l'on a trois colonnes sous chaque unité.

**Conversion** : 12,53 mL = 12,53 cc = 12 530 µL = 12 530 mm³.

**En pratique** :

Une cuillère à café = 5 mL

Une cuillère à dessert = 10 mL

Une cuillère à soupe = 15 mL

## 2.2 Volume et débit

Les gouttes (dose ou débit) peuvent s'écrire en chiffres romains.

| | | | | | | |
|---|---|---|---|---|---|---|
| 1 = I | 2 = II | 3 = III | 4 = IV | 5 = V | 6 = VI | 7 = VII |
| 8 = VIII | 9 = IX | 10 = X | 50 = L | 100 = C | 500 = D | 1 000 = M |

Le débit d'une perfusion classique s'exprime en gouttes par minute. Pour les solutés standards : 1 mL = 20 gouttes.

Il peut y avoir une double conversion, car l'unité de débit est une grandeur composée qui dépend de l'unité de volume et de l'unité de durée utilisées.

**Exemple :** On veut faire passer une perfusion de 0,250 L en 2 heures. Quel doit être le débit de perfusion en mL/min et en gouttes/min ?

$$\text{Débit} = \frac{0{,}25 \times 1\,000 \text{ mL}}{2 \times 60 \text{ min}} = \frac{250}{120} = \frac{25}{12} \approx \mathbf{2{,}08\ mL/min}.$$

$$\text{Débit} = \frac{25}{12} \times 20 \approx \mathbf{41\ gouttes/min} \text{ par défaut ou 42 gouttes/min par excès,}$$

soit XLI gouttes/min ou XLII gouttes/min.

### 2.3 Les Unités Internationales (UI)

Certains produits médicamenteux, tels l'héparine ou l'insuline, sont dosés en unités internationales (UI). Elles sont utilisées afin de disposer d'un référentiel international commun pour éviter les erreurs dues à l'utilisation de données propres aux fabricants et aux laboratoires.

Les prescriptions sont ainsi établies en UI. Les fabricants indiquent une correspondance UI/vol.

Chaque médicament mesuré en UI a une correspondance volumique qui lui est propre.

Les insulines sont dosées à 100 UI/mL.

L'héparine est généralement dosée à 1 mL = 50 mg = 5 000 UI.

## 3 Calories

L'unité employée en nutrition est la **kilocalorie** (1 kcal = 1 000 calories) ou le kilojoule (kJ) sachant que 1 kcal = 4,18 kJ.

Les calories sont apportées par les aliments sous forme de :
- protéines : 1 gramme de protéine apporte 4 kcal ou 17 kJ,
- glucides : 1 gramme de glucide apporte 4 kcal ou 17 kJ,
- lipides : 1 gramme de lipide apporte 9 kcal ou 37 kJ.

**Exemple :** 100 g de chocolat contiennent 5 g de protéines ; 34 g de lipides et 56 g de glucides. Calculer sa valeur calorique.

5 g de protéine = $5 \times 4 = 20$ kcal ; 34 g de lipides = $34 \times 9 = 306$ kcal et 56 g de glucides = $56 \times 4 = 224$ kcal.

$20 + 306 + 224 = 550$ kcal.

**La valeur calorique de ce chocolat est de 550 kcalories**.

## 4 Unités de temps

**L'unité usuelle est la seconde (s).** Ses multiples sont le jour (j), l'heure (h) et la minute (min).

**Ce qu'il faut savoir** :
1 an = 12 mois = 52 semaines
= 365 jours
1 semestre = 6 mois
1 trimestre = 3 mois
1 an = 2 semestres = 4 trimestres
1 mois = 4 semaines
1 semaine = 7 jours
1 jour = 24 heures
1 heure = 60 minutes = 3 600 sec
1 minute = 60 secondes

**RÈGLE**

Si on vous demande un résultat en heure minute seconde :

- les heures ne doivent pas dépasser 23 heures, car au-delà cela correspond à des jours ;
- les minutes ne doivent pas dépasser 59 minutes, car au-delà cela correspond à des heures ;
- les secondes ne doivent pas dépasser 59 secondes, car au-delà cela correspond à des minutes.

Si c'est le cas, il faut réajuster.

**Exemple :** 1 heure 36 minutes oui, mais pas 1 heure 75 minutes !
75 minutes = (60 + 15) minutes donc 75 minutes = 1 heure 15 minutes.
Et on en déduit 1 heure 75 minutes = 2 heures 15 minutes.

### 4.1 Convertir le temps

Concernant le temps, faire des divisions successives tout en gardant le reste.

**! Attention**
Il ne faut surtout pas simplifier la division avant de l'effectuer : on veut convertir des minutes en heures minutes :
126 min ÷ 60 min : 2 reste 6 donc 2 heures 6 minutes. Si on simplifie par 2 (le dividende et le diviseur) avant de diviser :
63 min ÷ 30 min : 2 reste 3. C'est différent !

**Exemple :** Convertir 4 256 s en heures minutes secondes.
Il y a assez de secondes pour avoir des heures. On divise par 3 600 s :
4 256/3 600 = 1 reste 656 s. Pour avoir la part en minutes, on divise le reste par 60 s : 656/60 = 10 reste 56 s. **4 256 s = 1 h 10 min 56 s**.

| | |
|---|---|
| 4 2 5 6 | 3 6 0 0 |
| − 3 6 0 0 | **1 h** |
| 6 5 6 s | |

| | |
|---|---|
| 6 5 6 | 6 0 |
| − 6 0 0 | **1 0 min** |
| **5 6** s | |

! Attention 2,36 h ≠ 2 h 36 min ! Pour convertir en heures minutes secondes :
2,36 h = 2 h (0,36 × 60) min = 2 h 21,6 min = 2 h 21 min.
(0,6 × 60) s = 2 h 21 min 36 s.

## 4.2 Additionner le temps

Il faut additionner les unités entre elles, c'est-à-dire les secondes avec les secondes, les minutes avec les minutes, etc. Si c'est nécessaire, il faut réajuster le résultat comme le stipule la règle ci-dessus.

**Exemple :** 1 h 15 min 30 s + 53 min 45 s

| | | | | | | | |
|---|---|---|---|---|---|---|---|
| | 1 h | 15 min | 30 s | | | | |
| + | | 53 min | 45 s | | | | |
| | 1 h | 68 min | 75 s | → | 1 h | (60 + 8) min | (60 + 15) s ↓ |
| | **2 h** | **09 min** | **15 s** | ← | 1+1 = 2 h | 8 + 1 = 9 min | 15 s |

## 4.3 Soustraire le temps

Il faut soustraire les unités entre elles, c'est-à-dire les secondes avec les secondes, les minutes avec les minutes, etc. **Si c'est nécessaire, il faut récupérer du temps pour pouvoir soustraire** : si l'on n'a pas assez de secondes, on prend 1 minute pour faire 60 secondes ; si l'on n'a pas assez de minutes, on prend une heure que l'on convertit en 60 minutes, etc.

**Exemple :** 1 h 15 min 30 s – 53 min 45 s

**1re étape** : je n'ai pas assez de secondes, je convertis une minute **(1)**.

**2e étape** : je n'ai pas assez de minutes, je convertis une heure **(2)**.

**3e étape** : je peux effectuer la soustraction **(3)**.

| | | | | | | | |
|---|---|---|---|---|---|---|---|
| | 1 h | 15 min | 30 s | **(1)** | 1 h | 15-1 = 14 min | 30 + 60 **= 90 s** |
| – | | 53 min | 45 s | **(2)** | 1 – 1 = 0 h | 14 + 60 **= 74 min** | 90 s |
| **(3)** | | **74 min** | **90 s** | | | | |
| – | | 53 min | 45 s | | | | |
| | | **21 min** | **45 s** | | | | |

Mathématiques

## 4.4 Multiplier le temps

Il faut réajuster après l'opération si c'est nécessaire.

**Exemple :** (3 heures 26 minutes 10 secondes) × 3

3 × 10 s = 30 s ; 26 min × 3 = 78 min = (60 + 18) min = 1 h 18 min ; 3 h × 3 = 9 h

(3 h 26 min 10 s) × 3 = (9 + 1) h 18 min 30 s = 10 h 18 min 30 s

## 4.5 Diviser le temps

**Exemple :** un satellite artificiel a effectué 3 révolutions autour de la Terre en 4 h 24 min 12 s. Quelle est la durée d'une révolution ?

| | | | | | | |
|---|---|---|---|---|---|---|
| 4 h | | 24 min | 12 s | 3 | | |
| − 3 h | | ↓ | | **1 h** | **28 min** | **4 s** |
| 1 h | → | 60 + 24 = 84 min | ↓ | | | |
| | − | 84 min | | | | |
| | | 0 | 12 s | | | |
| | | | − 12 s | | | |
| | | | 0 | | | |

On procède toujours par étapes :

Diviser les heures : 4 h/3 = 1 h reste 1 h, que l'on convertit en 60 minutes. 60 + 24 = 84 minutes que l'on divise par 3 : 84/3 = 28 min reste 0. Diviser ensuite les secondes : 12 s/3 = 4 s reste 0.

# Les calculs de doses, la concentration et la dilution 9

Le calcul des doses est une partie importante à connaître dans la poursuite des études en IFSI. Cela présuppose la connaissance des unités de mesures (poids, capacité, volume, temps et débit), ainsi que la maîtrise de la proportionnalité et des pourcentages.

## 1 Débit

Le débit correspond à l'écoulement du volume d'un liquide pendant une unité de temps. On peut l'assimiler à une vitesse : c'est la **vitesse d'écoulement d'un liquide**.

$$\textbf{Débit} = \frac{\textbf{Volume (en gouttes ou en mL)}}{\textbf{Durée (en min ou h)}}$$

**Exemple :** Le médecin a prescrit une perfusion intraveineuse de 500 mL de sérum glucosé 10 % à passer en 24 heures. Quel sera le débit de la perfusion en mL/h, mL/min et gouttes/min ?

$$D = \frac{V}{t} = \frac{500}{24} = \mathbf{20{,}8\ mL/h}$$

$$20{,}8 \div 60 = \mathbf{0{,}347\ mL/min}$$

$$0{,}347 \times 20 \approx 6{,}94 \text{ gouttes/min donc } \textbf{7 gouttes/min}$$

## 2 Concentration

**La concentration** est la masse de produit dissout (soluté) dans l'unité de volume d'une solution (solvant). On parle de **concentration massique**.

$$\textbf{Concentration} = \frac{\textbf{Masse de produit}}{\textbf{Volume de solution}}$$

L'unité de la concentration est généralement exprimée en **poids par unité de volume** : g/L, mg/mL, etc.

Mais on peut également l'exprimer sous forme de **pourcentages** : (pour cent : % ; pour mille : ‰ ; pour dix mille ‱). Une solution dosée à **5 %** signifie qu'il y a **5 g de produit dans 100 mL de solution**.

**Exemple :**

- Calculez la concentration massique en g/L d'une solution de 4,5 kg de NaCl dont le volume atteint 15 000 ml.

$$\text{Concentration} = \frac{4\,500 \text{ g}}{15 \text{ L}} = 300 \text{ g/L}$$

- Un sérum physiologique contient 0,90 % de chlorure de sodium. Quelle est la concentration massique en chlorure de sodium de ce sérum en g/L ? Il y a 0,9 g de chlorure de sodium dans 100 mL de solution de sérum, ce qui équivaut à :

$$\text{Concentration} = \frac{0{,}9 \text{ g}}{100 \times 10^{-3} \text{ L}} = \frac{0{,}9 \text{ g}}{0{,}1 \text{ L}} = 9 \text{ g/L}$$

# 3 Dilution

**La dilution** est un procédé consistant à obtenir une solution finale de concentration inférieure à celle de départ, soit par l'ajout de solvant, soit par prélèvement d'une partie de la solution puis en complétant avec du solvant pour garder le même volume.

**Un solvant** est une substance qui a la propriété de dissoudre, de diluer ou d'extraire d'autres substances sans les modifier chimiquement et sans lui-même se modifier. L'eau est le solvant le plus courant.

**Exemple :** vous diluez du sucre (soluté) dans un café (où l'eau est le solvant).

## 3.1 Dilution par ajout de solvant

Cela signifie ajouter du solvant à une solution déjà existante.

| Solution | Est souvent appelée |
|---|---|
| État initial, solution de départ, solution initiale (avec concentration initiale et volume initial) | Solution « mère » |
| État final, solution après modification, solution finale (avec concentration finale et volume final) | Solution « fille » |

**Conséquence d'une dilution sur la concentration** : la concentration massique de la solution fille est toujours inférieure à celle de la solution mère. C'est logique, car en ajoutant du solvant, on augmente d'une part le volume de la solution mais on baisse d'autre part la concentration de la solution.

**PROPRIÉTÉ IMPORTANTE**

Lors d'une dilution, la masse de soluté dissout ne change pas, puisque l'on n'ajoute que du solvant.
Donc : $\textbf{masse}_{\text{mère}} = \textbf{masse}_{\text{fille}}$
et $\textbf{Concentration}_{\text{mère}} \times \textbf{Volume}_{\text{mère}} = \textbf{Concentration}_{\text{fille}} \times \textbf{Volume}_{\text{fille}}$

**! Attention** Les unités de la concentration et du volume doivent être identiques de chaque côté de l'égalité.

**Exemple :** vous disposez de 250 mL d'une solution de vinaigre à 33 %. Trouvant que cette solution est trop concentrée, vous y ajoutez 500 mL d'eau. Calculez la concentration de la solution finale.

**On connaît 3 paramètres, on veut calculer le 4ᵉ :**

$C_m = 33\ \%$ ; $V_m = 250$ mL ; $C_f = ?$ et $V_f = 250 + 500 = 750$ mL.

Bien entendu, le volume fille ($V_f$) est constitué du volume de départ ($V_m$) plus ce que l'on ajoute.

$$33 \times 250 = C_f \times 750 \Leftrightarrow C_f = \frac{33 \times 250}{750} = \frac{3 \times 11 \times 25}{750} = 11\ \%$$

La concentration de la solution finale (solution fille) est de 11 %.

**! Attention** Du côté mère, nous avons la $C_m$ en % et le $V_m$ en mL, on doit retrouver ces mêmes unités du côté fille !

Augmenter un volume en le multipliant **n fois** fait baisser la concentration en la divisant **n fois**.

**Exemple :** reprenons l'exemple ci-dessus où le volume est passé de 250 mL à 750 mL, il a été multiplié par 3. La concentration va donc être divisée par 3 : 33 %/3 = 11 %.

### 3.2 Dilution par prélèvement

C'est ce que l'on appelle faire une dilution au 10e, au 100e, au 1 000e, etc. Diluer au 100e une solution consiste à diviser par 100 la concentration de la solution mère.

**Exemple :** vous devez réaliser la dilution d'une solution mère à $C_m = 1{,}25$ g/L afin d'obtenir une solution fille à $C_f = 0{,}0125$ g/L. Vous ne disposez que d'une fiole jaugée de 20 mL pleine de cette solution mère et d'une pipette graduée. Comment procéder ?

La dilution sera de $C_m/C_f = 1{,}25/0{,}0125$ soit 1/100e. On prélève à la pipette 1/100e de la solution mère, c'est-à-dire 20/100 = 0,2 mL. On vide la fiole de solution mère, on introduit les 0,2 mL précédemment prélevés au fond, puis on remplit d'eau distillée jusqu'à obtenir à nouveau un volume de 20 mL (il faut ajouter 19,8 mL d'eau distillée à 0,2 mL pour avoir 20 mL).

## 4 Calculs de doses

Ces calculs sont utilisés pour les prescriptions médicales. Il faut, dans certains cas, prendre en compte le poids du patient pour calculer la dose précise qu'il faut lui délivrer.

**Il y a deux types de calculs de doses** : le débit d'une perfusion en fonction de la dose (à voir dans la fiche du débit) et le calcul de dose pour une prescription journalière, par exemple, par voie orale ou par injection (voie parentérale).

**La règle de trois et la conversion sont primordiales**.

**Exemples :**

- M.-J., 65 kg, doit recevoir un traitement par antibiotique 4 mg/kg/jour en deux injections intramusculaires. Calculer la quantité en mg reçue par M.-J. à chaque injection. Avec la règle de trois, on va calculer la dose journalière d'antibiotique : dose journalière = 4 × 65 = 260 mg par jour. Par injection : 260/2 = 130 mg.
- Une boîte de paracétamol dosé à 1 g contient 8 comprimés. M. W. doit prendre 500 mg de paracétamol deux fois par jour.

a) Combien de comprimés lui donner à chaque prise ?

1 comprimé → 1 000 mg.

**½ comprimé → 500 mg. Cela fait 1/2 comprimé par prise**.

b) Quelle sera la durée de la boîte ?

500 mg × 2 = 1 000 mg/jour ou 1 comprimé/jour. La boîte contenant 8 comprimés, sa durée sera de **8 jours**.

# Entraînement

**1.** Complétez

| | Arrondi à la centaine | Arrondi à la dizaine | Arrondi à l'unité | Arrondi au dixième | Arrondi au centième | Arrondi au millième |
|---|---|---|---|---|---|---|
| **202,325** | | | | | | |
| **75,4855** | | | | | | |
| **662,8985** | | | | | | |
| **5,8892** | | | | | | |

**2.** Posez et calculez :

55,5 + 100,5 + 4,4 = ; 2010 + 198 + 92 = ; 1,05 + 1 250,01 + 368 =

**3.** Complétez et résolvez ces opérations :

**a.**
4 , 2
\+ 5

**b.**
3 , 9
\+ 1 2

**c.**
1 5
\+ 9 , 9

**d.**
2 3
\+ 1 9 , 1

**e.**
1 2 , 0 2
\+ □ □ □ □ □
1 9 , 0 2

**f.**
3 5 6
\+ □ □ □ □ □
3 6 6 , 9

**g.**
1 2 , 2 0 1
\+ □ □ □ □ □ □
1 3 , 2 0 1

**4.** Posez et calculez :

155,10 – 100,5 – 4,4 = ?

2010 – 198 – 92 = ?

1,05 + 1 250,01 – 368,943 + 21,25 – 10,250 = ?

**5.** À un péage d'autoroute, 4 727 véhicules sont passés dans la matinée et 5 122 dans l'après-midi.

Quel est le nombre total de véhicules passés dans la journée ?

Sur ce nombre, 1 359 véhicules étaient des poids lourds.

Combien y avait-il de voitures de tourisme ?

**6.** Posez et calculez :

316 × 123 = ?    708,23 × 121 = ?    62,02 × 2,1123 = ?

**7.** Monsieur Ernest achète une encyclopédie en 12 volumes. Chaque volume contient 650 pages, pèse 1,2 kg et coûte 20 €.

**a.** Combien va-t-il dépenser ? **b.** Combien pèse l'encyclopédie complète ?

**8.** Un boxeur pèse 97,3 kg à 4 mois d'un combat. Il fait un régime qui lui permet de perdre 3 kg/mois jusqu'au jour du combat. Quel poids va-t-il perdre pendant son régime ?

**9.** Posez et calculez : 3 160 ÷ 40 = ; 82,29 ÷ 2,11 = ; 3,68 ÷ 16 = ; 58 ÷ 16 =

**10.** La consommation en lait d'un groupe de crèches est de 52 bouteilles de lait par jour. Celles-ci sont expédiées par cartons de 8 bouteilles.

**a.** Combien faut-il commander de cartons par jour pour satisfaire la consommation du groupe de crèches ?

**b.** Le lait étant de type longue conservation et les commandes de plusieurs jours pouvant être groupées, combien de cartons doit-on commander pour satisfaire la consommation en lait du groupe de crèches durant une période de 14 jours ?

**11.** Une usine fabrique 302 automobiles par jour. Elles sont ensuite installées sur des camions qui peuvent transporter jusqu'à 7 voitures. Combien de camions chargés à bloc peuvent partir chaque jour ?

**12.** Calculez et donnez les résultats sous forme de fractions irréductibles ou de nombre entier quand c'est le cas : A = 1/12 + 3/12 ; B = 19/7 – 5/7 ; C = 1/2 × 7/8 ; D = 3 ÷ 1/5

**13.** Calculez 3/4 de 48.

**14.** Une infirmière gagne 1 245 €. Elle dépense 1/3 de son salaire pour sa nourriture, 3/10 pour son loyer et 1/5 pour sa voiture.

**a.** Quelle fraction de son revenu mensuel représente ce qui lui reste à la fin du mois ?

**b.** Calculez la somme qui lui reste.

**15.** Calculez : 15 % de 450 et 22 % de 26

**16.** Trois infirmiers ont pris 30 jours pour s'occuper de tous les patients d'un hôpital. Combien de jours auraient pris 5 aides soignantes pour s'occuper de tous les patients dans les mêmes conditions ?

**17.** Un article de 52 € subit une augmentation de 10 % puis une baisse de 10 %. Quel est le prix final de cet article ?

**18.** Combien coûte un article après une remise de 30 % sachant que son prix initial est de 125 €.

**19.** Calculez : 2 h 31 min × 2 ; 3 h 29 min/3.

**20.** Convertissez en heures minutes secondes : 3 601 s ; 526 s et 159 s.

**21.** Calculez : 5 h 26 min 12 s – 4 h 30 min 25 s

**22.** Calculez la valeur énergétique en kcalories du produit laitier, connaissant les valeurs suivantes :

| | Glucides (en g) | Protides (en g) | Lipides (en g) |
|---|---|---|---|
| Produit laitier | 1 | 24 | 22 |

**23.** Calculez la quantité de produit actif, en gramme(s), contenue dans :

**a.** Un flacon de 500 mL de sérum glucosé dosé à 2,5 %.

**b.** Un flacon de 40 mL d'Hex. transcutanée dosée à 1,5 %.

**c.** Un tube de 40 g de gel dosé à 2,5 %.

ENTRAÎNEMENT

**24.** Vous disposez d'un flacon de N. de 1,5 mL contenant 75 mg de principe actif. Vous devez injecter 65 mg. Quel volume prélèverez-vous ?

**25.** Transformez les concentrations suivantes en g/L.

**a.** Du jus concentré à 25 %. **b.** De l'eau sucrée à 14 %.

**26.** Transformez les concentrations suivantes en pourcentages.

**a.** 5 g/100 mL **c.** 40 mg/mL
**b.** 300 g/L **d.** 0,001 g/mL

**27.** Quelle masse de soluté doit-on utiliser pour faire 100 mL d'une solution concentrée à 25 g/L ?

❑ **a.** 0,025 g ❑ **d.** 25 g
❑ **b.** 0,25 g ❑ **e.** 1 g
❑ **c.** 2,5 g

**28.** Quel volume de solution obtiendra-t-on si l'on désire avoir une concentration de 50 g/L et que l'on utilise 5 g de soluté ?

❑ **a.** 0,001 L ❑ **d.** 10 mL
❑ **b.** 0,01 L ❑ **e.** 100 mL
❑ **c.** 0,1 mL

**29.** Un antibiotique est donné à Marie, 30 kg, à la dose quotidienne de 50 mg pour 5 kg de poids, répartie en 3 prises. Le médicament se présente sous la forme de comprimés dosés à 5 cg, conditionnés en boîtes de 20 comprimés. Combien de comprimés lui donner à chaque prise ?

❑ **a.** 1 ❑ **b.** 2 ❑ **c.** 3 ❑ **d.** 4 ❑ **e.** 5

**30.** Vous devez administrer du R. à raison de 0,5 mg/kg/24 heures en 3 prises à M. Jean âgé de 18 ans et pesant 60 kg. Chaque comprimé est dosé à 10 mg.

**A.** Quelle quantité de R. ce patient reçoit-il par 24 heures en mg ?

❑ **a.** 30 ❑ **b.** 300 ❑ **c.** 3 ❑ **d.** 0,3 ❑ **e.** 0,003

**B.** Quelle quantité de R. en mg administre-t-on à chaque prise ?

❑ **a.** 0,01 ❑ **b.** 0,1 ❑ **c.** 0,5 ❑ **d.** 1 ❑ **e.** 10

**C.** Combien de comprimé administre-t-on à chaque prise ?

❑ **a.** ½ ❑ **b.** 1 ❑ **c.** 1,5 ❑ **d.** 2 ❑ **e.** 3

**31.** Une solution de potasse est concentrée à 60 g/L. Quel volume d'eau faut-il ajouter à 400 $cm^3$ de cette solution pour la diluer à une concentration de 18 g/L ? Arrondir.

❑ **a.** 150 $cm^3$ ❑ **d.** 833 $cm^3$
❑ **b.** 633 $cm^3$ ❑ **e.** 933 $cm^3$
❑ **c.** 733 $cm^3$

**32.** Pour obtenir 150 mL d'une solution d'alcool à 6 % en volume, on utilise une fiole de 25 mL d'alcool de concentration inconnue que l'on dilue. Quelle est cette concentration ?

❑ **a.** 10 % ❑ **b.** 26 % ❑ **c.** 36 % ❑ **d.** 46 % ❑ **e.** 50 %

# Corrigés

**1.**

| | Arrondi à la centaine | Arrondi à la dizaine | Arrondi à l'unité | Arrondi au dixième | Arrondi au centième | Arrondi au millième |
|---|---|---|---|---|---|---|
| **202,325** | 200 | 200 | 202 | 202,3 | 202,33 | 202,325 |
| **75,4855** | 100 | 80 | 75 | 75,5 | 75,49 | 75,486 |
| **662,8985** | 700 | 660 | 663 | 662,9 | 662,90 | 662,899 |
| **5,8892** | 0 | 10 | 6 | 5,9 | 5,89 | 5,889 |

**2.** 55,5 + 100,5 + 4,4 = **160,4** ; 2010 + 198 + 92 = **2300** ; 1,05 + 1250,01 + 368 = **1619,06**

$$\begin{array}{r} 10^1 0^1,5 \\ +\ 55,5 \\ +\ 4,4 \\ \hline \mathbf{160,4} \end{array} \qquad \begin{array}{r} 20^2 1^1 0 \\ +\ 198 \\ +\ 92 \\ \hline \mathbf{2300} \end{array} \qquad \begin{array}{r} 12^1 50,01 \\ +\ 368\phantom{,00} \\ +\ 1,05 \\ \hline \mathbf{1619,06} \end{array}$$

**3.**

$$\text{a. } \begin{array}{r} 4,2 \\ +\ 5\phantom{,0} \\ \hline \mathbf{9,2} \end{array} \qquad \text{b. } \begin{array}{r} 3,9 \\ +\ 12\phantom{,0} \\ \hline \mathbf{15,9} \end{array} \qquad \text{c. } \begin{array}{r} 15\phantom{,0} \\ +\ 9,9 \\ \hline \mathbf{24,9} \end{array}$$

$$\text{d. } \begin{array}{r} 23\phantom{,0} \\ +\ 19,1 \\ \hline \mathbf{42,1} \end{array} \qquad \text{e. } \begin{array}{r} 12,02 \\ +\ \boxed{\mathbf{07,00}} \\ 19,02 \end{array} \qquad \text{f. } \begin{array}{r} 356\phantom{,0} \\ +\ \boxed{\mathbf{10,9}} \\ 366,9 \end{array}$$

$$\text{g. } \begin{array}{r} 12,201 \\ +\ \boxed{\mathbf{1,000}} \\ 13,201 \end{array}$$

**4.** 155,10 – 100,5 – 4,4 = **50,20** ; 2010 – 198 – 92 = **1720**

$$\begin{array}{r} 100,5 \\ +\ 4,4 \\ \hline 104,9 \end{array} \qquad \begin{array}{r} 155,{}_1 10 \\ -\ 104_1,90 \\ \hline \mathbf{50,20} \end{array} \qquad \begin{array}{r} 1^1 9^1 8 \\ +\ 92 \\ \hline 290 \end{array} \qquad \begin{array}{r} 20{}_1 10 \\ -\ 2_1 90 \\ \hline \mathbf{1720} \end{array}$$

1,05 + 1250,01 – 368,943 + 21,25 – 10,250 = **893,117**

$$\begin{array}{r} 1250,0^1 1 \\ +\ 1,05 \\ +\ 21,25 \\ \hline 1272,31 \end{array} \qquad \begin{array}{r} 368^1,943 \\ +\ 10,250 \\ \hline 379,193 \end{array} \qquad \begin{array}{r} 12{}_1 7{}_1 2,3{}_1 1{}_1 0 \\ -\ 3_1 7_1 9,1_1 9_1 3 \\ \hline \mathbf{893,117} \end{array}$$

**5.** 4727 + 5122 = **9849. Le nombre total de véhicules passés dans la journée est 9849. Sur ce nombre, 1359 véhicules étaient des poids lourds.**

9849 – 1359 = **8490** ; il y avait **8490 voitures de tourisme**.

$$\begin{array}{r} 4\;7\;2\;7 \\ +\;5\;1\;2\;2 \\ \hline \mathbf{9\;8\;4\;9} \end{array} \qquad \begin{array}{r} 9\;8\;{}_1 4\;9 \\ -\;1\;3_1\;5\;9 \\ \hline \mathbf{8\;4\;9\;0} \end{array}$$

**6.** 316 × 123 = **38868** 708,23 × 121 = **85695,83** 62,02 × 2,1123 = **131,004846**

$$\begin{array}{r} 3\;1^{11}\;6 \\ \times\;1\;2\;3 \\ \hline 9\;4\;8 \\ 6^1\;3\;2\;0 \\ +\;3\;1\;6\;0\;0 \\ \hline \mathbf{3\;8\;8\;6\;8} \end{array} \qquad \begin{array}{r} 7\;0^1\;8,\;2\;3 \\ \times\;1\;2\;1 \\ \hline 7\;0^1\;8\;2\;3 \\ 1\;4^1\;1\;6\;4\;6\;0 \\ +\;7\;0\;8\;2\;3\;0\;0 \\ \hline \mathbf{8\;5\;6\;9\;5,\;8\;3} \end{array} \qquad \begin{array}{r} 2,\;1\;1\;2\;3 \\ \times\;6\;2,\;0\;2 \\ \hline 4^1\;2\;2\;4\;6 \\ 0^1\;0\;0\;0\;0\;0 \\ 4^1\;2\;2\;4\;6\;0\;0 \\ +\;1\;2^1\;6\;7\;3\;8\;0\;0\;0 \\ \hline \mathbf{1\;3\;1,\;0\;0\;4\;8\;4\;6} \end{array}$$

**7. a.** 12 × 20 = **240.**

**Il va dépenser 240 €.**

**b.** 12 × 1,2 = **14,4.**

**L'encyclopédie complète pèse 14,4 kg.**

$$\begin{array}{r} 2\;0 \\ \times\;1\;2 \\ \hline 4\;0 \\ +\;2\;0\;0 \\ \hline \mathbf{2\;4\;0} \end{array} \qquad \begin{array}{r} 1\;2 \\ \times\;1,\;2 \\ \hline 2\;4 \\ +\;1\;2\;0 \\ \hline \mathbf{1\;4,\;4} \end{array}$$

**8.** 3 × 4 = 12. Pendant son régime, il va perdre **12 kg.**

**9.** 3160 ÷ 40 = 316 ÷ 4 = **79** ; 3,68 ÷ 16 = **0,23** ; 82,29 ÷ 2,11 = 8229 ÷ 211 = **39** ; 58 ÷ 16 = **3,625**

$$\begin{array}{r|l} 3\;1\;6 & 4 \\ \hline -\;2\;8\downarrow & \mathbf{7\;9} \\ \hline 3\;6 & \\ -\;3\;6 & \\ \hline 0 & \end{array} \qquad \begin{array}{r|l} 3,\;6\;8 & 1\;6 \\ \hline -\;0\downarrow & \mathbf{0,\;2\;3} \\ \hline 3\;6 & \\ -\;3\;2 & \\ \hline 4\;8 & \\ -\;4\;8 & \\ \hline 0 & \end{array} \qquad \begin{array}{r|l} 8\;2\;2\;9 & 2\;1\;1 \\ \hline -\;6\;3\;3\downarrow & \mathbf{3\;9} \\ \hline 1\;8\;9\;9 & \\ -\;1\;8\;9\;9 & \\ \hline 0 & \end{array} \qquad \begin{array}{r|l} 5\;8 & 1\;6 \\ \hline -\;4\;8\downarrow & \mathbf{3,\;6\;2\;5} \\ \hline 1\;0\;0 & \\ -\;9\;6 & \\ \hline 4\;0 & \\ -\;3\;2 & \\ \hline 8\;0 & \\ -\;8\;0 & \\ \hline 0 & \end{array}$$

**10. a.** 52 ÷ 8 = **6,5**. Il faut commander 6 + 1 = **7 cartons** pour satisfaire le groupe de crèches.

**b.** Nombre de bouteilles pour 14 jours : 52 × 14 = 728.

Nombre de cartons : 728 ÷ 8 = **91. Il faut commander 91 cartons.**

$$\begin{array}{r|l} 5\ 2 & 8 \\ -\ 4\ 8\ \downarrow & \mathbf{6,\ 5} \\ \hline 4\ 0 & \\ -\ 4\ 0 & \\ \hline 0 & \end{array} \qquad \begin{array}{r} 5\ 2 \\ \times\ \ 1\ 4 \\ \hline 2\ 0\ 8 \\ +\ 5\ 2\ 0 \\ \hline \mathbf{7\ 2\ 8} \end{array} \qquad \begin{array}{r|l} 7\ 2\ 8 & 8 \\ -\ 7\ 2\ \downarrow & \mathbf{9\ 1} \\ \hline 0\ 8 & \\ -\ \ \ 1 & \\ \hline 0 & \end{array}$$

**11.** 302 ÷ 7 = 43 camions reste 1 voiture.

Chaque jour, peuvent sortir **43** camions chargés à bloc.

**12.** S'il n'y a pas le même dénominateur, il faut le chercher. Ne pas oublier de simplifier au maximum la fraction pour avoir une fraction irréductible.

$A = \frac{1+3}{12} = \frac{4}{12} = \frac{\cancel{4} \times 1}{\cancel{4} \times 3} = \mathbf{\frac{1}{3}}$ $\qquad B = \frac{19-5}{7} = \frac{14}{7} = \frac{2 \times \cancel{7}}{1 \times \cancel{7}} = \mathbf{2}$

$C = \frac{1}{2} \times \frac{7}{8} = \frac{1 \times 7}{2 \times 8} = \mathbf{\frac{7}{16}}$ $\qquad D = 3 \div \frac{1}{5} = 3 \times \frac{5}{1} = \mathbf{15}$

**13.** Je vous conseille de simplifier, avant de faire l'opération :

$\frac{3}{4} \times 48 = \frac{3}{4} \times 4 \times 12 = 3 \times 12 = 36$ ; Ou : $3 \times 48 = 144$ et $144 \div 4 = 36$

**14. a.** Faire la somme des fractions (même dénominateur) :

$$\frac{1}{3} + \frac{3}{10} + \frac{1}{5} = \frac{1 \times 10}{3 \times 10} + \frac{3 \times 3}{10 \times 3} + \frac{1 \times 6}{5 \times 6} = \frac{10+9+6}{30} = \frac{25}{30} = \frac{5 \times 5}{5 \times 6} = 5/6$$

5/6$^{e}$ de son salaire est dépensé. Il lui reste, à la fin du mois (le total du salaire étant 6/6) : 6/6 – 5/6 = (6 – 5)/6 = **1/6$^{e}$** de son salaire.

**b.** 1 245 × 1/6 = 1 245/6 = **207,5**. Il lui reste 207,50 €.

**15.** 15 % de 450 : 450 × 15/100 = 45 × 15/10 = 675/10 = **67,5**

22 % de 26 : 26 × 22/100 = 572/100 = **5,72**

**16. Attention : proportionnalité inverse !**

3 infirmiers → 30 j donc $x = \frac{30}{\frac{5}{3}} = 30 \times \frac{3}{5} = \mathbf{18\ j}$

5 infirmiers → $x$

**Dans les mêmes conditions, 5 aides soignantes feront le travail en 18 jours**.

**17. Le prix final de cet article est de 51,48 €**.

Un article de 52 € subit une augmentation de 10 % (× 1,1) puis une baisse de 10 % (× 0,9).

**52 × 1,1 × 0,9 = 52 × 0,99 = 51,48 €**

**18. Le prix final de cet article est de 87,50 €**.

Rabais = 125 × 30/100 = 125 × 3/10 = 375/10 = 37,50 €

Nouveau prix : 125 – 37,50 = **87,50 €**

**19.** 2 h 31 min × 2 = (2 h × 2) + (31 min × 2) = 4 h 62 min = 4 h (60 + 2) min
= (4 + 1) h 02 min = **5 h 02 min**

3 h 29 min / 3 = **1 h 09 min 40 s**

| | | | | |
|---|---|---|---|---|
| 3 h | 29 min | | | 3 |
| – 3 h | ↓ | | | **1 h 09 min 40 s** |
| 0 | 29 min | | | |
| – | 27 min | | | |
| | **2 min** | → | **120 s** | |
| | | **–** | **120 s** | |
| | | | **0** | |

**20.** 3 601 s = 3 600 s + 1 s = **1 h 00 min 01 s**

526/60 = 8 reste 46 = **0 h 08 min 46 s**

159/60 = 2 reste 39 = **0 h 02 min 39 s**

| | | |
|---|---|---|
| 5 2 6 | 6 0 | |
| – 4 8 0 | **8** | |
| **4 6** | | |

| | | |
|---|---|---|
| 1 5 9 | 6 0 | |
| – 1 2 0 | **2** | |
| **3 9** | | |

**21.** 5 h 26 min 12 s – 4 h 30 min 25 s = **55 min 47 s**

| | | | | | | | |
|---|---|---|---|---|---|---|---|
| | 5 h | 26 min | 12 s | **(1)** | 5 h | 26 – 1 = 25 min | 12 + 60 = **72 s** |
| – | 4 h | 30 min | 25 s | **(2)** | 5 – 1 = 4 h | 25 + 60 = **85 min** | 72 s |
| **(3)** | 4 h | **85 min** | **72 s** | | | | |
| – | 4 h | 30 min | 25 s | | | | |
| | | 55 min | 47 s | | | | |

(1) je convertis une minute en 60 secondes pour pouvoir faire la soustraction.

(2) je convertis 1 heure en 60 minutes pour pouvoir faire la soustraction.

(3) je peux soustraire.

**22.** Sachant que :

- protéines : 1 gramme de protéine apporte 4 kcal,
- glucides : 1 gramme de glucide apporte 4 kcal,
- lipides : 1 gramme de lipide apporte 9 kcal.

| | Glucides (en g) | Protides (en g) | Lipides (en g) | Total |
|---|---|---|---|---|
| Produit laitier | 1 | 24 | 22 | |
| Kcal | **1 × 4 = 4** | **24 × 4 = 96** | **22 × 9 = 198** | **4 + 96 + 198 = 298** |

**23.** **a.** 2,5 % : 2,5 g → 100 mL ; 2,5 × 5 = **12,5 g dans 500 mL.**

**b.** 1,5 % : 1,5 g → 100 mL ; (40 × 1,5)/100 = (40 + 20)/100 = **0,6 g dans 40 mL.**

**c.** 2,5 % : 2,5 g → 100 mL or 100 mL = 100 g donc 2,5 g → 100 g et dans 40 g il y aura (2,5 × 40)/100 = (80 + 20)/100 = **1 g.**

Mathématiques

**24.**

| | | |
|---|---|---|
| 75 mg | → | 1,5 mL |
| 65 mg | → | ? mL |

= (65 × 1,5)/75 = (65 + 32,5)/75 = **1,3 mL**

**25.** **a.** 25 % : 25 g → 100 mL donc 25/0,1 = **250 g/L**.
**b.** 14 % : 14 g → 100 mL donc 14/0,1 = **140 g/L**.

**26.** **a.** 5 g/100 mL = **5** % ;
**b.** 300 g/L = 30 g/100 mL = **30** %.
**c.** 40 mg/mL = 0,04 g/mL = 4 g/100 mL = **4** %.
**d.** 0,001 g/mL = 0,1 g/100 mL = **0,1** %.

**27. Réponse c**.
Avec la formule : C = m/V donc ici 25 g/L = m/0,1 L.
On en déduit masse = 25 × 0,1 = **2,5 g**.
Avec la règle de trois :

| | | |
|---|---|---|
| 25 g | → | 1 L |
| ? g | → | 100 mL |

| | | | |
|---|---|---|---|
| 25 g | → | 1 L | 25 × 0,1 = **2,5 g** |
| ? g | → | 0,1 L | |

**28. Réponse e**.
C = m/V donc V = m/C = 5/50 = 0,1 L = **100 mL**.

**29. Réponse b**. Attention dose quotidienne en fonction du poids :
- Pour 30 kg, il faut administrer (30 × 50)/5 = 30 × 10 = 300 mg/jour.
- En trois prises : 300/3 = 100 mg/prise.
- 5 cg = 50 mg ; 100/50 = **2 comprimés à chaque prise**.

**30.** **A. Réponse a**. 0,5 × 60 = **30 mg/24 heures**.
**B. Réponse e**. En trois prises, 30/3 = **10 mg**.
**C. Réponse b**. 10 mg = **1 comprimé**.

> **! Attention** Dans les exercices suivants, vérifiez que vous avez bien les mêmes unités de chaque côté de l'égalité. Si ce n'est pas le cas, faites la conversion appropriée.

**31. Réponse e**. État initial : $C_i$ = 60 g/L et $V_i$ = 400 $cm^3$.
État final : $C_f$ = 18 g/L et $V_f$ = ? ; $C_i \times V_i = C_f \times V_f$ donc $V_f = (C_i \times V_i)/C_f$ = (60 × 400)/18 = (10 × 400)/3 = 4 000/3
$V_f \approx 1\,333$ $cm^3$. Mais attention, ce n'est pas fini ! On a au départ 400 $cm^3$ et au final 1 333 $cm^3$, 1 333 – 400 = **933 $cm^3$ que l'on a rajouté**.

**32. Réponse c**.
État initial : $C_i$ = ? % et $V_i$ = 25 mL.
État final : $C_f$ = 6 % et $V_f$ = 150 mL.
$C_i \times V_i = C_f \times V_f$ donc $C_i = (C_f \times V_f)/V_i$ = (6 × 150)/25 = 6 × 6 = **36** %.

# Lexique Anglais/Français

Partie 7

# 1 Organes, appareils et systèmes

The cardiovascular system • L'appareil cardiovasculaire
The heart • Le coeur
The lungs • Les poumons
To breathe • Respirer
To choke • to stifle•Étouffer
The chest • La poitrine
Blood/to bleed • Le sang/saigner
A blood vessel • Un vaisseau sanguin
An artery • Une artère
A vein • Une veine
The digestive system • L'appareil digestif
The mouth • La bouche
The lips • Les lèvres
The gums • Les gencives
The tongue • La langue
A tooth/teeth • Une dent/dents
The jawbone • La mâchoire
The digestive tract • L'appareil digestif
The throat • La gorge
The tonsils • Les amygdales
The stomach • L'estomac
The liver • Le foie
The spleen • La rate
The urinary tract • Le canal urinaire
A kidney • Un rein
Kidney stones • Calculs rénaux
The bladder • La vessie
The testicles • Les testicules
Urine • L'urine
Renal failure • Insuffisance rénale
Dialysis • La dialyse
An eye • Un oeil
The orbit • L'orbite
The apple • La prunelle
The lens • Le cristallin
The spine • Colonne vertébrale
An elbow • Un coude
A wrist • Un poignet
A hand • Une main
A fist • Un poing
A leg • Une jambe
A thigh • Une cuisse
A knee • Un genou
A kneecap • Une rotule
A shinbone • Un tibia
Visual acuity • L'acuité visuelle
Nervous system • Système nerveux
The brain • Le cerveau
A muscle • Un muscle
A torn muscle • Une déchirure musculaire
A joint • Une articulation
A ruptured tendon • Un claquage
The spinal cord • La moelle épinière
The bone marrow • La moelle osseuse
A nerve • Un nerf
The skeleton • Le squelette
A limb • Un membre
A bone • Un os
The height • La taille
The skull • Le crâne
The neck • Le cou
The forehead • Le front
The chin • Le menton
The nose • Le nez
A nostril • Une narine
The backbone • La colonne vertbrale
A collarbone • Une clavicule
The waist • La taille
A rib • Une côte
The back • Le dos
A bip • Une hanche
A shoulder blade • Une omoplate
The rib cage • La cage thoracique
The thumb • Le pouce
A fingernail • Un ongle
An ankle • Une cheville
A foot/feet • Un pied/pieds
A heel • Un talon
The sole • La plante de pied
A toe • Un orteil
A sinew • Un tendon
A calf • Un mollet

# 2 Genetic diseases/Les maladies génétiques

Infection • L'infection
To be infected with/by • Être infecté par
The infected people • Malades contaminés
An incubation period • Une période d'incubation
To be the prey to • Être victime de
To harbour a virus/to carry a virus • Être porteur d'un virus
To contract a disease • Contracter une maladie
To spare • Épargner
To repel an infection • Combattre une infection
To pass on a virus • Transmettre un virus

To catch • Attraper
To spread • Se propager
Disease/La maladie
Healthy • Sain, bien portant
Sound • Sain, robuste
Physical fitness • La forme physique
To be in poor health • Être en mauvaise santé
Heallh trouble • Ennuis de santé
Weakness • La faiblesse
A symptom • Un symptôme
To diagnose • Diagnostiquer
A diagnosis • Un diagnostic
An occupational disease • Une maladie professionnelle
To catch a disease • Attraper une maladie
To be bedridden • Être cloué au lit
The outcome • L'issue
Chronic • Chronique
Benign • Bénin
Curable/incurable • Curable/incurable
Contagious/catching • Contagieux
Fatal • Fatal
To be infected with • Être atteint de
An infection • Une infection
Illness • La maladie
To be ill (with) • Être malade (de)
To fall ill • Tomber malade
A sickness • Une maladie
The sick • Les malades
A sick person • Un malade
To be seasick • Avoir le mal de mer
Sickly • Maladif, souffreteux
To be ailing • Être souffrant
Unwell • Indisposé
To suffer from • Souffrir de
To worsen • S'aggraver
To be in critical condition • Être dans un état critique

## 3 Recovery/La guérison

To improve • S'améliorer
To make progress • Faire des progrès
To regain strength • Reprendre des forces
To pick up • Se remettre
To come along • Faire des progrès
To pull through • S'en sortir
To rest • Se reposer
To cure • Guérir
To recover from • Guérir de
A remission • Une rémission
To relapse/a relapse • Rechuter/rechute
To save • Sauver

## 4 Ailments/Les maux

To have a headache • Avoir mal à la tête
A stomachache • Un mal de ventre
A toothache • Un mal de dents
A stiff neck • Un torticolis
A high fever • Une forte fièvre
Sore/a sore • Endolori/une plaie
A pimple • Un bouton
A boil • Un furoncle
A blister • Une ampoule
A splinter • Une écharde
A bump • Une bosse
A scratch • Une égratignure
A bruise • Une contusion
Kidney trouble • Troubles rénaux
Nausea • Une migraine, une nausée
A side effect • Un effet secondaire
To swell • Enfler
Être pris de vertige • To feel dizzy
To throw up • Vomir
To feel sick • Avoir la nausée
To faint • S'évanouir
To be in a coma • Être dans le coma
To feel sick • Avoir la nausée
To faint • S'évanouir
Diarrhoea • La diarrhée

## 5 Non-contagious diseases/ Les maladies non contagieuses

Anémia • L'anémie
Diabetes • Le diabète
Rheumatism • Le rhumatisme
A heart failure • Une défaillance cardiaque
A heart attack • Une crise cardiaque
A stroke • Un AVC

A cérébral hemorrhage • Une hémorragie cérébrale

## 6 Pain/La douleur

Agony • La douleur atroce
To be in pain • Souffrir
Painful • Douloureux
Récurrent • Périodique
Excruciating • Atroce
Throbbing • Lancinant
Dull • Sourd
Unbearable • Insupportable
Agonising • Déchirant
Splitting • Épouvantable
Acute • Vif/vive
Sharp • Aigu
Shooting • Violent
A painkiller • Un analgésique
Suffering • Souffrances
To ache • Avoir mal
To hurt • Faire mal
To smart • Faire très mal
To sting • Piquer
To burn • Brûler
To itch • Démanger
To throb • Avoir des élancements
To complain • Se plaindre
A complaint • Une affection
To relieve • Soulager
A relief • Un soulagement
To ease • Atténuer
To soothe • Calmer
To allay • Apaiser

## 7 Genetic diseases/Les maladies génétiques

Birth defect • Une malformation
A retard • Un handicapé mental
Birth defect • Une malformation
A mongoloid child • Enfant trisomique
A retard • Un handicapé mental
A chromosomal disorder • Une maladie chromosomique
A geneticist • Un généticien
A genetic tracer • Marqueur génétique
A haemophiliac • Un hémophile
A mania • Un délire
Haemophilia/hemophilia • L'hémophilie

## 8 Mental disorders/Les troubles mentaux

Schizophrenia • La schizophrénie
Paranoïa • La paranoïa
A neurosis • Une névrose
A psychosis • Une psychose
Mad / insane • Fou
A lunatic • Un fou
A fit of epilepsy • Une crise d'épilepsie
Nervous breakdown • Une dépression nerveuse
To be depressed • Être déprimé
A fit of dépression • Un accès dépressif
Sleep disturbances • Troubles du sommeil
Decreased appetite • La perte d'appétit
A mood disorder • Troubles de l'humeur
Insomnia • Une insomnie
A mental illness • Une maladie mentale

## 9 Medical training/Les études médicales

To study medicine • Faire sa médecine
A medical student • Un étudiant en médecine
To go to medical school • Être étudiant en médecine
A registrar (UK) • Un interne
A senior physician • Un médecin qualifié
A medical degree • Un diplôme de médecine
A certified doctor • Un médecin diplômé

## 10 Inflammations/Les inflammations

To swell • Enfler
To drain an abcess • Vider un abcès

A bliter • Une ampoule
A carbuncle • Un furoncle
A cyst • Un kyste
Cirrhosis • La cirrhose
A sore • Une plaie
A sunburn • Un coup de soleil
A sunstroke • Une insolation
Hay fever • Le rhume des foins
Asthma • Asthme
Piles • Hémorroïdes

## 11 Injuries/Les blessures

To injure/an injury • Blesser/une blessure
To sustain an injury • Recevoir une blessure
A wound • Une blessure
To break a leg/one's leg • Se casser une jambe/la jambe
To be in a cast • Être plâtré
A wheelchair • Un fauteuil roulant
A trauma • Un traumatisme
To rupture oneself • Se faire une hernie
A slipped disc • Une hernie discale
To sprain an ankle • Se fouler une cheville
A gash • Une entaille
To twist • Se tordre
A scar • Une cicatrice
To sustain concussion • Être commotionné

## 12 Cancer/Le cancer

To have cancer • Avoir un cancer
Cancerous • Cancéreux
A cancer cell • Une cellule cancéreuse
A metastasis • Une métastase
A carcinogen • Un produit cancérigène
Coaltar • Le goudron
Cigarette smoking • La tabagie
Alcohol consumption • La consommation d'alcool
Radiation • Les radiations
A tumour • Une tumeur
A malignant growth • Une tumeur maligne
To be terminally ill • Être en phase terminale
To be resistant to drugs • Résister à un traitement
Radiation therapy • La radiothérapie
To be in remission • Être en rémission
Breast cancer • Cancer du sein
Skin cancer • Cancer de la peau
An early stage • Un stade primaire
An advance stage • Un stade avancé
A killer disease • Une maladie mortelle
A lethal virus • Un virus mortel
Tainted blood • Le sang contaminé
Leukaemia/leukemia • Leucémie
Cancer of the liver • Cancer du foie

## 13 Viral and bacteriological diseases/ Les maladies virales et bactériennes

A bacillus • Un bacille
A germ • Un microbe
Bacterium/bacteria • Bactérie(s)
A fungus/fungi • Un champignon(s)
A virus/viruses • Un virus/virus
To fight off a disease • Lutter contre une maladie
A vaccine • Un vaccin
Vaccination • La vaccination
A vaccination booster • Un rappel de vaccination
An epidemic • Une épidémie
To break out • Se déclarer, éclater
An outbreak • Une manifestation soudaine
To subside • Se calmer
To cough • Tousser
Tetanus • Tetanos
A protozoan disease • Parasitose
A parasite • Un parasite
Typhus • Le typhus
To weaken the body's immune System • Affaiblir les défenses immunitaires
An antigen • Un antigène
A viral disease • Une maladie virale
To be immune to • Être immunisé contre
To sneeze • Éternuer
To shiver • Grelotter
A cough • Une toux
To catch a chill • Prendre froid
To catch a cold • Attraper un rhume
A sore throat • Un mal de gorge
To be hoarse • Être enroué
The flu/influenza • La grippe

Bronchitis • La bronchite
Chickenpox • La varicelle
Hepatitis • L'hépatite
The mumps • Les oreillons
The measles • La rougeole
Mononucleosis • Une mononucléose
Multiple sclerosis • Sclérose en plaques
A venereal disease (VD) • La tuberculose
Sexually transmissible diseases (STD) • Maladie vénérienne
Diarrhoea • La diarrhée
Diphteria • La diphtérie
Meningitis • La méningite
Pneumonia • Une pneumonie
Food poisoning • Une intoxication alimentaire
Malaria • Le paludisme

## 14 Handicaps/Les handicaps

Contact lenses • Verres de contact
Hearing • L'ouïe
Impaired hearing • L'ouïe abîmée
Deafness • La surdité
The deaf and mute • Les sourds-muets
A speech defect • Un défaut d'élocution
To stutter • Bégayer
Deafness • La surdité
Deaf • Malentendant
Long-sighted • Hypermétrope, presbyte
Mental handicaps • Handicaps mentaux
To be handicapped/ to be disabled • Être handicapé
The mentally handicapped • Les handicapés mentaux
Crutches • Béquilles
The physically handicapped • Handicapés physiques
A disability • Un handicap
To be crippled • Être infirme
To be lame • Boiter
To amputate • Amputer
The visually impaired • Les malvoyants
Blindness • La cécité
The blind • Les non-voyants
Blind • Aveugle, non voyant
To be colour-blind • Être daltonien
To be short-sighted • Être myope
Far-sighted • Presbyte

## 15 Surgery/La chirurgie

To operate on somebody • Opérer quelqu'un
To have surgery • Subir une opération
An operating theatre • Un bloc opératoire
An operating room • Une salle d'opération
A gown • Une blouse
A cap • Un calot
A mask • Un masque
A needle • Une aiguille
Cotton wool • Le coton
Gauze • La gaze
A bandage • Une bande
A bedpan • Un bassin hygiénique
A température chart • Une feuille de température
A gurney • Un chariot
To remove • Enlever
A removal • Une ablation
To be under anaesthetic/ to be sedated • Être sous anesthésie
A monitoring device • Un appareil de contrôle
An intravenous infusion • Une intraveineuse
Blood pressure • La pression artérielle
The pulse rate • Fréquence du pouls
To sew • Coudre
Stitches • Agrafes, pts de suture
To be on a drip • Être sous perfusion
To deliver a child • Accoucher une femme
A Caesarean section • Une césarienne
Open-heart surgery • Une opération à cœur ouvert
A coronary bypass • Un pontage coronarien
A transplant • Une transplantation
An organ • Un organe
To transplant • Greffer
To deliver a child • Accoucher une femme
A Caesarean section • Une césarienne
To be in intensive care • Être en réanimation
An intensive care unit • Une unité de soins intensifs
To be in a stable condition • Être dans un état stationnaire
To be in a critical condition • Être dans un état critique
Physiotherapy • La kinésithérapie, la rééducation
A brain tumour • Tumeur au cerveau
Reconstructive work • Chirurgie réparatrice
Orthopedic surgery • La chirurgie orthopédique
To set a fracture • Réduire une fracture
A scar • Une cicatrice
To graft • Greffer
A graft • Greffe, greffon

Termination of pregnancy • IVG
A drip • Perfusion
To be drip-fed • Être alimenté par perfusion
A donor • Un donneur
To match • Être compatible
A recipent • Un receveur
Lifesaving • Vital

## 16 Hospitals/Les Hôpitaux

Twin-bedded room • Chambre à deux lits
Private room • Chambre à un lit
Prescription • Ordonnance
A university hospital • Un centre hospitalier universitaire (CHU)
A private hospital • Une clinique
The medical staff • Le personnel soignant
A ward • Un service
An intensive-care unit(ICU) • Un service de soins intensifs
An emergency room • Un service des urgences
A nursery • Une crèche
A rehabilitation centre • Un centre de rééducation
A lunatic asylum • Un hôpital psychiatrique
To be hospitalised • Être hospitalisé
An outpatient • Un malade ambulatoire

## 17 The medical staff/Le personnel médical

A doctor/a medical practitioner • Un docteur
A physician • Un médecin
A général practitioner (GP) • Un généraliste
A Health Service doctor (UK)/a panel doctor • Un médecin conventionné
A psychiatrist • Un psychiatre
Nurse on duty • Infirmière de garde
A neurologist • Un neurologue
A gynaecologist • Un gynécologue
An ophthalmologist • Un ophtalmologue
An ear nose and throat (ENT) specialist • Un otorhinolaryngologue
A heart specialist • Un cardiologue
A dermatologist • Un dermatologue
A paediatrician • Un pédiatre
An internist • Un spécialiste de médecine générale
A physiotherapist • Un kinésithérapeute
A psychologist • Un psychologue
A psychoanalyst • Un psychanalyste
A chemist • Un pharmacien
A dentist • Un dentiste
A surgeon • Un chirurgien
A brain surgeon • Un neurochirurgien
A midwife • Une sage-femme
A nurse • Une infirmière
A practical nurse • Une aide-soignante
A male nurse • Un infirmier
A visiting nurse • Infirmière libérale/à domicile
A paramedic • Un secouriste, un auxiliaire de soins
An ambulanceman • Un ambulancier
Registered nurse • Infirmière diplômée d'état (IDE)

## 18 Health care/Les soins médicaux

A patient • Un malade, un patient
To attend a patient • S'occuper d'un malade
To cure/to heal • Guérir
To send for the doctor/ to call in the doctor • Faire venir le médecin
To be on duty • Être de garde
To be off duty • Ne pas être de garde
To be on call • Être en visite
An office call • Une visite chez le médecin
A home visit • Un déplacement à domicile
A shift • Une garde
A night on call • Une garde de nuit
Call schedules • Horaires de garde
Medical care • Soins
To renew a prescription • Renouveler une ordonnance
To vaccinate • Vacciner
A vaccine • Un vaccin
To inoculate • Inoculer
A syringe • Une seringue
An injection • Une piqûre
To give a shot • Faire une piqûre
A therapy • Un traitement
A cure • Une guérison, un remède
Tensometer/blood pressure meter • Tensiomètre
Blood pressure • Tension artérielle
Pressure dressing • Pansement compressif
Surgical dressing / plaster • Pansement
Wet dressing • Pansement humide

Needle • Aiguille (hypodermique)
Suturing needle • Aiguille à suture
To be given first aid • Recevoir les premiers soins
To examine a patient • Examiner un malade
A check-up • Un bilan de santé
To feel the pulse • Prendre le pouls
To check the blood pressure • Vérifier la tension artérielle
To have a blood test • Subir une prise de sang
A smear • Un frottis
To treat • Administrer les soins
To administer a drug • Administrer un médicament
To have an X-ray • Passer une radio
To dress a wound • Panser une blessure
To apply a dressing • Mettre un pansement
To prescribe • Prescrire
To write a prescription • Faire une ordonnance
To claim back the cost of a prescription • Se faire rembourser par la sécurité sociale
Change of dressing • Renouvellement de pansement
To be on drugs • Être sous médicaments
To take medication • Être sous traitement
To stay on a drug • Poursuivre un traitement
To go ott a drug • Arrêter un traitement
A vitamin • Une vitamine
A pill • Une pilule
A tablet • Un comprimé
A syrup • Un sirop
An ointment • Une pommade
A sleeping pill • Un somnifère
Sting • Piqure
Puncture area • Point de ponction
Suspensory bandage • Suspensoir
Restraint jacket • Gilet de contention

## 19 Health system/Le système de santé

Referring physician • Médecin traitant
National health service doctor • Médecin conventionné
The Health Department • Le ministère de la Santé
Social insurance/sickness insurance • Assurance maladie
Invalidity insurance • Assurance invalidité
A maternity leave • Un congé de maternité
A sick leave • Un congé de maladie
Social security • La Sécurité Sociale (France), l'aide sociale (USA)
Social security benefits • Prestations de Sécurité Sociale
A cover • Une couverture sociale
To be uninsured • Ne pas être assuré
To cover costs • Couvrir les frais
A doctor's fees • Les honoraires d'un médecin
To charge a fee • Demander des honoraires
A patient's contribution • Un ticket modérateur
To bill the patient • Envoyer la note au malade
A negotiated fee • Un tarif conventionné

85493 - (I) - OSB 80° - 267 - BPA - API
Dépôt légal : août 2023
Imprimerie Chirat, 42540 Saint-Just-la-Pendue
*Imprimé en France*